シリーズ編集
野村総一郎 防衛医科大学校病院・病院長
中村 純 産業医科大学医学部精神医学・教授
青木省三 川崎医科大学精神科学・教授
朝田 隆 筑波大学医学医療系精神医学・教授
水野雅文 東邦大学医学部精神神経医学・教授

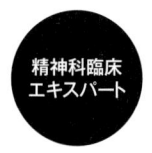

精神科臨床
エキスパート

誤診症例から学ぶ
認知症と
その他の疾患の鑑別

編集
朝田 隆
筑波大学医学医療系精神医学・教授

医学書院

〈精神科臨床エキスパート〉
誤診症例から学ぶ 認知症とその他の疾患の鑑別
発　行　2013年5月15日　第1版第1刷 ©

シリーズ編集　野村総一郎・中村　純・青木省三・
　　　　　　　朝田　隆・水野雅文

編　集　朝田　隆

発行者　株式会社　医学書院
　　　　代表取締役　金原　優
　　　　〒113-8719　東京都文京区本郷1-28-23
　　　　電話 03-3817-5600(社内案内)

印刷・製本　三美印刷

本書の複製権・翻訳権・上映権・譲渡権・公衆送信権(送信可能化権を含む)
は(株)医学書院が保有します.

ISBN978-4-260-01793-0

本書を無断で複製する行為(複写,スキャン,デジタルデータ化など)は,「私
的使用のための複製」など著作権法上の限られた例外を除き禁じられています.
大学,病院,診療所,企業などにおいて,業務上使用する目的(診療,研究活
動を含む)で上記の行為を行うことは,その使用範囲が内部的であっても,私的
使用には該当せず,違法です.また私的使用に該当する場合であっても,代行
業者等の第三者に依頼して上記の行為を行うことは違法となります.

JCOPY 〈(社)出版者著作権管理機構　委託出版物〉
本書の無断複写は著作権法上での例外を除き禁じられています.
複写される場合は,そのつど事前に,(社)出版者著作権管理機構
(電話 03-3513-6969, FAX 03-3513-6979, info@jcopy.or.jp)の
許諾を得てください.

■執筆者一覧

朝田　　隆	筑波大学医学医療系精神医学・教授
高橋　　晶	筑波大学医学医療系災害精神支援学・講師
池田　研二	香川大学炎症病理学・非常勤講師
入谷　修司	名古屋大学大学院医学系研究科精神医療学寄附講座・教授
服部　英幸	国立長寿医療研究センター行動・心理療法部・部長
池田　昭夫	京都大学大学院医学研究科脳病態生理学講座臨床神経学・准教授
木下真幸子	宇多野病院神経内科・医長
深津　玲子	国立障害者リハビリテーションセンター病院臨床研究開発部・部長
小宮山徳太郎	飯田病院・副院長
秋下　雅弘	東京大学医学部附属病院老年病科・准教授
亀山　祐美	東京大学医学部附属病院老年病科
山口　　潔	東京大学医学部附属病院老年病科
池田　　学	熊本大学大学院生命科学研究部神経精神医学分野・教授
橋本　　衛	熊本大学医学部附属病院神経精神科・講師
松崎　志保	熊本大学大学院医学教育部神経精神科学
合馬　慎二	福岡大学神経内科学
坪井　義夫	福岡大学神経内科学・教授

(執筆順)

■精神科臨床エキスパートシリーズ
　刊行にあたって

　近年，精神科医療に寄せられる市民の期待や要望がかつてないほどの高まりを見せている．2011年7月，厚生労働省は，精神疾患をがん，脳卒中，心臓病，糖尿病と並ぶ「5大疾患」と位置づけ，重点対策を行うことを決めた．患者数や社会的な影響の大きさを考えると当然な措置ではあるが，「5大疾患」治療の一翼を担うことになった精神科医，精神科医療関係者の責務はこれまで以上に重いと言えよう．一方，2005年より日本精神神経学会においても専門医制度が導入されるなど，精神科医の臨床技能には近時ますます高い水準が求められている．臨床の現場では日々新たな課題や困難な状況が生じており，最善の診療を行うためには常に知識や技能を更新し続けることが必要である．しかし，教科書や診療ガイドラインから得られる知識だけではカバーできない，本当に知りたい臨床上のノウハウや情報を得るのはなかなか容易なことではない．

　このような現状を踏まえ，われわれは《精神科臨床エキスパート》という新シリーズを企画・刊行することになった．本シリーズの編集方針は，単純明快である．現在，精神科臨床の現場で最も知識・情報が必要とされているテーマについて，その道のエキスパートに診療の真髄を惜しみなく披露していただき，未来のエキスパートを目指す読者に供しようというものである．もちろん，エビデンスを踏まえたうえでということになるが，われわれが欲して止まないのは，エビデンスの枠を超えたエキスパートの臨床知である．真摯に臨床に取り組む精神科医療者の多くが感じる疑問へのヒントや，教科書やガイドラインには書ききれない現場でのノウハウがわかりやすく解説され，明日からすぐに臨床の役に立つ書籍シリーズをわれわれは目指したい．また，このような企画趣旨から，本シリーズには必ずしも「正解」が示されるわけではない．執筆者が日々悩み，工夫を重ねていることが，発展途上の「考える素材」として提供されることもあり得よう．読者の方々にも一緒に考えながら，読み進んでいただきたい．

　企画趣旨からすると当然のことではあるが，本シリーズの執筆を担うのは第一線で活躍する"エキスパート"の精神科医である．日々ご多忙ななか，快くご執筆を引き受けていただいた皆様に御礼申し上げたいと思う．

本シリーズがエキスパートを目指す精神科医，精神科医療者にとって何らかの指針となり，目の前の患者さんのために役立てていただければ，シリーズ編者一同，望外の喜びである．

　2011年9月

シリーズ編集　野村総一郎
中村　　純
青木　省三
朝田　　隆
水野　雅文

■ 序

　DSM 診断に慣れた世代の精神科医には馴染みが薄いかもしれないが，かつては精神疾患を表に示したように，大きく3分類して診断を考えるのが基本とされた．そして診断作法の基本として，まず外因性ではないことを神経学的所見などを踏まえて確認したうえで，次の内因性と心因性の可能性を検討すべしと教えられた．

　ところで医学雑誌『精神医学』には，ケースレポートのみならず「私のカルテから」という人気の高い投稿カテゴリーもある．系統的な臨床研究にはないレアケースの報告や，ある種の精神疾患に思いがけない薬剤が効果を奏したという内容の論文が寄せられる．そのような論文の中には，若い精神科医が筆頭著者になった誤診例や危うく誤診しそうになったケースの報告も少なくない．数年来，同誌の編集委員を務めさせていただく中でこうした諸ケースには，どうも共通するものがありそうだと感じるようになっていた．

　改めて思い出してみると，外因性とされた器質性・症状性精神疾患を，内因性すなわち一般的な機能性精神疾患と誤診ったという内容が多いのである．少なからぬ精神科の教授たちが，若い精神科医は神経学的所見を取らなくなっていると指摘されるのを聞くことがあるが，そのようなことがこうした例の背景にあるのかもしれない．

　現在わが国の精神科病院の入院患者のうち，認知症などの器質性疾患と診断されている人が15％以上に達したとされる．高齢化の進行とともに，現在入院患者の病名として最多の統合失調症を遠からず抜き去るのではないかという予測さえある．また私は認知症を専門にしているが，患者さんの団体などから認知症に絡んで精神科医療に対する意見やコメントを受けることも少なくない．その中で何度も言われて強く記

表　従来の精神疾患分類法（従来診断）

外因性：脳への直接侵襲
　　　　脳器質性精神疾患
　　　　症状性精神疾患
　　　　中毒性精神病
内因性：原因不明，遺伝性？
　　　　統合失調症
　　　　躁うつ病
心因性：ストレスなど心理的要因
　　　　神経症

憶に残るものがある．若年性認知症の診断に関して「当初うつ病と診断されて2年通った後に，実はアルツハイマー病ですと言われました．この年月をどうしてくれるの？」というものである．

以上のような現実があるだけに，好むと好まざるとにかかわらず，多くの精神科医には器質性精神疾患・症状性精神疾患と機能性精神疾患を鑑別する能力が求められる．とはいっても筆者にそのような鑑別能力が備わっているわけではない．むしろ本文で述べるような忘れられない痛恨の失敗や誤診をしてきた．

東日本大震災以降，がぜん注目されているものに失敗学がある．その根本は「失敗にはいくつかのパターンがある」という考えである．老年期精神疾患の鑑別の難しさと重要性を学ぶには，正統的な教科書スタイルというよりも痛恨の誤診症例を振り返って，失敗に至るパターンを学習することが効果的ではなかろうかと考えた．以上のような思いがあって本書を企画した．

本書の題名には敢えて「誤診症例」という言葉を用いた．その理由を，偉大な先達の言葉を拝借してここに説明しておきたい．

「誤診という言葉はかなりどぎつい響きをもっている．医者はみなこの言葉をはなはだしく忌み嫌う．学会報告でも"貴重な一例"とか"診断に困難をきたした症例"という演題はあっても，"誤診例"という報告はまず見当たらない．(中略)医者の間ではこの言葉をもう少し使ってもよいのではないか．あるいはその意味の取違いがないようにしておくとよい．(中略)診断とは必要なあらゆることを知り尽くそうとする終わりのない努力である」(山下 格：誤診のおこるとき―早まった了解を中心として．精神科選書3，診療新社，1997)

本書の執筆者には，認知症をはじめとする精神・神経疾患診療のエキスパートらが名を連ねている．今回は本書の主旨にご賛同くださり，各氏ご多忙中にもかかわらず，自身の苦いご経験を惜しみなく披露していただいた．ここに深く御礼申し上げるとともに，本書が読者諸氏の日々の診療において少しでも役に立つものになることを切に願っている．

2013年5月

編集　朝田　隆

目次

第1部 総論 老年期における精神疾患の鑑別の難しさと重要性 〈朝田 隆〉 1

総論 精神疾患診断の失敗学 器質性・症状性精神疾患診断の勘どころ 2

- 誤診の原因とよくある失敗パターン ……………………………………………… 3
  1. 誤診の原因分類 3
  2. 具体的な誤診パターン 4
- 精神神経学的な診断プロセス ……………………………………………………… 5
- 認知症の診断プロセス ……………………………………………………………… 7
  1. 問診での注目点 7
  2. 検査上の注目点 8
- 精神症状から認知症診断へのフローチャート …………………………………… 19
  1. 認知症を疑う着眼点 19
  2. 「認知症かな？」と感じたときの問診 20
  3. 小テスト 21
- 鑑別のためのポイント …………………………………………………………… 22
  1. 想定外を想定するための心構え 22
  2. 鑑別診断のための必須事項 22
  3. 診断で失敗しないための習慣作り 23

第2部 各論 非認知症の疾患を認知症と見誤らないために 25

第1章 うつ病 〈高橋 晶,朝田 隆〉 26

Case 1 ● 難治性うつ病が先行したレビー小体型認知症の男性例
65歳で初めてのうつ病？ …………………………………………………… 26

Case 2 ● FTD の診断後に気分の浮き沈みが出現した男性
　目立ち始めた「我が道を行く行動」………………………………………… 29
Case 3 ● 双極性障害の既往があった女性例
　気分障害-認知症スペクトラム ………………………………………… 33

● うつ病と認知症（DLB）を鑑別するためのポイント ………………………………… 37
　1. DLB とうつ病の鑑別　37
　2. DLB のうつ症状の特徴　38
　3. 陥りやすいピットフォール　39

● うつ病，双極性障害などの気分障害と FTD を鑑別するためのポイント ………… 41
　1. 前頭側頭型認知症（FTD）とは　41
　2. FTD の症状　42
　3. 陥りやすいピットフォール　43

● うつ病，双極性障害などの気分障害と認知症（AD）を鑑別するためのポイント …… 44
　1. 陥りやすいピットフォール　45

第2章　遅発性パラフレニー・双極性障害・統合失調症（池田研二，入谷修司）　48

● 遅発性パラフレニー ………………………………………………………………… 48
Case 1 ● 幻聴で初発し老年期精神病と診断された女性
　耳はほとんど聞こえないはずなのに… ………………………………… 49
Case 2 ● 独居開始後に幻視や幻聴が始まった女性
　1人暮らしの部屋に同居人？ …………………………………………… 49
Case 3 ● 不潔でだらしなく，被害妄想がエスカレートしていた女性
　幻聴や妄想はなくなったけれど，代わりに… ………………………… 51

● 鑑別診断のポイント ………………………………………………………………… 52
　1. 幻覚妄想で初発するアルツハイマー病は少なくない　52
　2. 脳器質性疾患における幻覚・妄想の特徴　53

● 双極性障害（躁うつ病）…………………………………………………………… 54
Case 4 ● 躁うつで転院をくり返していた男性
　双極性障害の経過中に徘徊や幻視が出現 …………………………… 54
Case 5 ● 多弁や浪費などが出現した男性
　躁状態の後，性格が変わった？ ………………………………………… 55
Case 6 ● 誇大的言辞や睡眠欲求低下などから躁病と診断された男性
　年を取ってから怒りっぽくなった ……………………………………… 56

● 鑑別診断のポイント ………………………………………………………………… 57
　1. 高齢発症の双極性障害の特徴　57
　2. 躁状態は加齢の影響を受けにくい　57

● 統合失調症 …………………………………………………………………………… 58

Case 7 ●徐々に人格が解体していった男性
　妄想・暴力・生活めちゃくちゃ…,「統合失調症」で決まり？……………………… 58
Case 8 ●20年で3回の入院歴があった女性
　統合失調症ともやもや病………………………………………………………………… 59
Case 9 ●統合失調症・躁状態の診断があった男性
　けいれん発作の原因は？………………………………………………………………… 60
Case 10 ●パーキンソン病の診断で外来通院していた女性
　抗パーキンソン病薬を飲んだら幻覚妄想が出現？…………………………………… 61

● 鑑別診断のポイント……………………………………………………………………… 62
　1. 症状精神病とせん妄　62
　2. 誤診のリスクが高い症状精神病とは？　64
　3. 疾患の特性を見逃さないために　64

● 認知症を伴う脳器質疾患と診断され, 機能性精神病などであった症例…………… 66
Case 11 ●入院後に認知機能検査結果が改善した女性
　徘徊するので, 診断は認知症？………………………………………………………… 66
Case 12 ●抑うつ続き歩行困難などの症状が出現した男性
　パーキンソン症状＋幻視＝レビー小体型認知症？　①………………………………… 67
Case 13 ●薬剤整理によりアカシジアなどの症状が改善した女性
　パーキンソン症状＋幻視＝レビー小体型認知症？　②………………………………… 68

● 鑑別診断のポイント……………………………………………………………………… 70
　1. 仮性認知症を見抜くためのコツ　70
　2. パーキンソン症状・意識障害を伴う疾患は要注意　70

● アルツハイマー病, レビー小体型認知症, 血管性認知症以外の認知症性疾患……… 70
Case 14 ●興奮状態から老年期精神病と診断された男性
　剖検の結果は"進行性核上性麻痺"？…………………………………………………… 71
Case 15 ●医療保護入院で老年期精神病と診断された女性
　嫌がらせ行為の原因は"神経原線維変化型老年期認知症"？………………………… 72
Case 16 ●人格変化を示し老年期精神病と診断された男性
　病理診断で"嗜銀性顆粒型認知症"と判明……………………………………………… 73

● 鑑別診断のポイント……………………………………………………………………… 74
● 正しい診断のために重要なこと………………………………………………………… 75

● 第3章　心気症・不安障害　　　　　　　　　　　　　　　（服部英幸）　77

Case 1 ●初診時は心気症状と不安が主とみられた女性
　認知機能低下はみられなかったけれど… ……………………………………………… 77
Case 2 ●ここ2～3年で家に閉じこもるようになった女性
　変貌の原因は身体症状と抑うつ症状？………………………………………………… 80

Case 3 ●多彩な精神症状から不安障害＋非定型精神病と診断されていた女性
　向精神薬の効果がはっきりせず，副作用も出やすくなった……………………… 82
Case 4 ●物忘れに関する強迫的な訴えをしてくる男性
　病識があるから認知症ではない？…………………………………………………… 85
Case 5 ●長期の身体愁訴にパニック発作を併発した女性
　その内服薬，すべて必要？…………………………………………………………… 87
Case 6 ●交通事故後に車への恐怖や抑うつなどが現れた女性
　診断は PTSD で間違いない!?………………………………………………………… 90
- 鑑別診断のポイント……………………………………………………………………… 92
　1. 全般性不安障害と認知症　93
　2. 身体表現性障害と認知症　94
　3. 強迫性障害と認知症　95
　4. その他の不安障害と認知症　96

第4章　てんかん　　　　　　　　　　　　　　　（池田昭夫，木下真幸子）　99

Case 1 ●抑うつ，物忘れに加え応答不良が変動して出現した女性
　過去の大きなイベントが思い出せない……………………………………………… 99
Case 2 ●原因不明の全身けいれん発作がみられた男性
　なぜ机や膝をぐるぐるなでるのか？………………………………………………… 103
Case 3 ●うつの数か月後から未視感・恐怖・不安感などが出現した男性
　神経心理検査は高得点で海馬萎縮硬化なし………………………………………… 105
Case 4 ●突然受け答えがちぐはぐになる女性
　「人の名前も行く場所もわからない」………………………………………………… 107
- てんかんと認知症の鑑別診断のポイント……………………………………………… 108
　1. 認知症患者にてんかん発作が併存することが少なくない　110
　2. 認知症の症状か，てんかん発作かの鑑別が困難な状況がある　111
　3. 認知症との鑑別にはてんかん発作の症状を積極的に確認する　112
　4. 一過性てんかん性健忘の概念が最近注目されている　112
　5. 高齢発症の扁桃核腫大を伴う側頭葉てんかんについて　114

第5章　知的障害　　　　　　　　　　　　　　　　　　　　（深津玲子）　116

Case 1 ●42歳でてんかん発作を起こした知的障害のある女性
　ダウン症とアルツハイマー病の関係は？…………………………………………… 116
Case 2 ●振戦の出現などでパーキンソン病が疑われた重度知的障害の男性
　抗コリン薬を服用し始めたら迷子になるようになった…………………………… 118

Case 3 ● 20歳代から1人暮らしと作業所通いを続けていた男性
　　40歳になったら着替えができなくなった ……………………………… 119
- 知的障害と認知症を鑑別するためのポイント ………………………… 121
　1. 一度獲得した生活機能が低下したか　121
　2. 陥りやすいピットフォール　122
- 知的障害者の認知症とは？ ……………………………………………… 122

第6章　アルコール症　　　　　　　　　　　　　（小宮山徳太郎）　125

Case 1 ●当初は病的飲酒とは言えなかった男性
　　断酒指示から半年経って… ……………………………………………… 125
Case 2 ●宿泊先で徘徊騒ぎを繰り返す男性
　　酔ってチョコっと申し訳なかった ……………………………………… 128
Case 3 ●毎晩日本酒8合を飲酒する男性
　　年相応のもの忘れを心配しすぎ？ ……………………………………… 131
- アルコール性認知症とアルツハイマー病の鑑別診断のポイント …… 135
　1. アルコール性認知症とは？　135
　2. 萎縮や血流低下から考える鑑別点　136
- ビギナーが陥りやすいピットフォール ………………………………… 137
　1. 大量飲酒＝アルコール依存症？　137
　2. 原則は「断酒」　139

第7章　薬物　　　　　　　　　　　　　（秋下雅弘，亀山祐美，山口 潔）　140

Case 1 ●ベンゾジアゼピンによる認知機能障害があった男性
　　処方カスケード …………………………………………………………… 140
Case 2 ●抗パーキンソン病薬による認知機能の変動を認めた女性
　　日中は眠くて考えがまとまらない ……………………………………… 143
Case 3 ●鎮痛薬・鎮痙薬の中止で認知機能が改善した症例
　　薬剤性のせん妄に見えるけれど… ……………………………………… 144
Case 4 ●腎炎の治療中に精神症状が出てきた女性
　　ステロイド精神病か，それとも認知症か ……………………………… 146
- 薬物による認知障害 ……………………………………………………… 147
　1. 認知障害を引き起こす可能性のある薬物　148
　2. 薬物による認知機能障害の機序と臨床像　148
　3. 多剤併用による危険性　154

第8章　梅毒　（松崎志保，橋本 衛，池田 学）　156

Case 1 ● 40代前半で認知機能が低下した男性
若年性アルツハイマー病と診断していたが… ……………………………156
Case 2 ● 40代後半に浪費行動が出現した男性
行動障害といえば前頭側頭型認知症！ ……………………………………161

- 誤診を防ぐために……………………………………………………………………165
    1. 神経梅毒とは　165
    2. どのように見極めるか　165
- 治療のポイント………………………………………………………………………166
    1. 駆梅療法の効果　166
    2. ドネペジルは効くのか？　166

第9章　神経疾患における認知症様症状　（合馬慎二，坪井義夫）　168

Case 1 ● 亜急性の経過で進行するアルツハイマー病とおぼしき男性
物忘れに加え四肢の運動失調と眼球運動障害が出現………………………168
Case 2 ● 頭部CTで血管性認知症が疑われた女性
動脈硬化のリスクはなさそうだけれど… ………………………………170
Case 3 ● パーキンソン症状などからレビー小体型認知症と思われた女性
画像所見の左右差をどう考えるか？………………………………………173
Case 4 ● 自己免疫性脳炎の治療後に悪化した軽度認知障害疑いの男性
造影MRIを行ってみたところ… …………………………………………175
Case 5 ● 抑うつ，不眠などから仮性認知症を疑った男性
遺伝子検査でなければわからないことは？………………………………177
- 神経疾患と認知症の鑑別ポイント……………………………………………………179

● 索引………………………………………………………………………………………181

第1部

総論
老年期における精神疾患の鑑別の難しさと重要性

総論

精神疾患診断の失敗学
器質性・症状性精神疾患診断の勘どころ

　もっぱら器質性精神疾患と症状性精神疾患を扱った有名な教科書に，Wiley-Blackwellから出版されているLishmanの"Organic psychiatry"がある．その第3版[1]の序に同書の命名に関して興味深い記述がある．Lishmanは当初，候補として"Neuropsychiatry"を考えていた．ところが"Neuropsychiatry"という学術領域に対する神経内科と精神科からの評価を考えた結果，この案は捨てたと述べている．なぜなら神経内科からも精神科からも，どっち付かずのぬえ的存在，あるいは神経内科学も精神医学もアマチュアレベルという嘲笑的評価があるからだと言う．最近になってわが国でも厚生労働省により，神経精神科とか精神神経科という標榜科目が廃止された．このことも実は軌を一にするのではないかという印象がある．

　名称の是非はさておき，大脳疾患を扱う臨床の場では，普通の精神科でもなければ神経内科でもない谷間の領域が確かに存在する．このニッチはまさにNeuropsychiatryというにふさわしい学術領域である．

　数十年前までは精神科医の素養・基礎訓練として神経学的検査は必須であった．なぜなら多くの精神疾患，とくに内因性の診断は外因，すなわち器質的な背景がないという条件のうえで成されるからである．ところが最近になるほど，神経学的検査が実践されなくなってきたと述べる古い精神科医は少なくない．器質性精神疾患であれ症状性精神疾患であれ，その診断においては精神面のみならず，いやそれ以上に神経学を含む身体的な評価が基本となる．このことが若い精神科医達の嗜好に合わないのかもしれない．

　けれども高齢化社会の進行に伴う認知症患者数の増加に示されるように，好むと好まざるにかかわらず，多くの精神科医には器質性精神疾患・症状性精神疾患を正確に診断・鑑別診断する能力が求められる．またこうしたものと機能性精神疾患の併存を正しく診断することも，古くて新しい課題である．このような現実が，本書を企画した背景にある．本章ではこのような成り立ちの本書における総論を述べる．

誤診の原因とよくある失敗パターン

1 | 誤診の原因分類

　誤診にはさまざまな要素が関わるが，基本的なところは，社会における一般的な失敗の原因と重なると思われる．畑村洋太郎著の「図解雑学　失敗学」[2]によれば，原因は10に分類できるそうだが，このうち本章のテーマと合致すると思われる6つの要因を表1に挙げた．これを参照して誤診の背景を以下にまとめる．

　①未知による失敗とは，従来は知られていなかった現象が原因となって生じるものである．臨床研究の1つの目的がそのような未知を既知に変えていくところにある．

　次に②無知による失敗がある．これは失敗の予防策や解決法がすでに世の中に知られているのに，当事者が不勉強であるがゆえに引き起こされた失敗である．若手には多い失敗原因であろう．これを防ぐには勉強と経験を積むことしかない．

　③不注意による失敗とは，十分注意していれば防げたはずなのに，忙しさ・焦り，体調不良などが原因で起こしたものを言う．言い換えれば診療が荒くなったことが原因の失敗である．私自身のこととして振り返っても，日常臨床においてもこのようなリスクは結構高いと思う．対応法は，健康維持と準備・余裕ある時間設定にある．

　④手順の不遵守による失敗とは，精神医療において広く知られている規則やマニュアルを守らなかったために起きるものである．「俺流」の検査オーダーや検査項目の選択の誤りということだろうか．

　⑤誤判断とは，診断について言えば，判断の根拠となる基準や決定に至る手順の誤り，考慮すべき要因を落としていたというようなことを意味する．たとえば医療現場では，某病の3主徴とか4主徴が同時に揃ってみられることはむしろ稀と思ったほうがよいだろう．今は2症状しかみられないが今後別の症状が出てくるかもしれないと考えるべきである．それができない場合も誤判断につながる．経験的には，この失敗は部分にとらわれて全体が見えなくなったときに生じがちである．

　⑥調査・検討の不足とは，当然持っていなければならない情報を持たずに判断したり，十分な検討をしなかったことが原因で起こる失敗である．これは自分の専門外領域の疾患に関わるときに生じやすい失敗だろう．また逆に慣れによる油断や過信がそうさせるところもある．

表1　臨床診断を誤る6パターン
①未知による失敗
②無知による失敗
③不注意による失敗
④手順の不遵守による失敗
⑤誤判断による失敗
⑥調査・検討の不足による失敗

2 | 具体的な誤診パターン

①の未知は，当事者だけでなく多くの人が知らなかったことがわかったのだから，ある意味で貴重な経験でもある．後述するが，双極性障害と変性性認知症は共存し得る．つまり進行したアルツハイマー病(Alzheimer's disease；AD)であっても躁病症状が出現することがあるということを知らなくて失敗したことがある．

筆者はこれまでにそのような症例を3例経験してきた．やはり双極性障害からみでは，躁病相とばかり思っていた気分障害がいつの間にかピック病としての脱抑制に推移していたことに気づかず失敗という経験もある．

②の無知については，初心者では当然とも言えるものである．その対策としては多くの知識を得ること，経験を積むことしかない．しかし「鑑別の勘どころは何か？」といった意識を持って臨むことは進歩のスピードアップにつながるはずである．

③不注意による失敗は，たとえば日頃の臨床ではあまり使わない検査の所見を読むようなときにも生じる．梅毒の検査や，甲状腺機能の検査の異常値はそれが明らかになっただけで当初想定していた診断病名が変わることがある．身体診察では，パーキンソン病やレビー小体型認知症(dementia with Lewy bodies；DLB)の手指振戦，甲状腺機能亢進症における甲状腺腫脹などは日常的に当然チェックすべきものである．それなのに忙しさ，焦り，体調不良などがあると，ついつい見過ごしてしまうようなこともあり得る．

④手順の不遵守もまた実際には多い失敗原因と思われる．初診時の系統的な問診が十分でないことに由来することが少なくない．たとえば遺伝性疾患であるハンチントン病は，初期に統合失調症様症状を呈することで有名である．それだけに統合失調症を仮に疑ったとしても，初診時に家族歴を尋ねておけば当然ハンチントン病も考えなくては，と思うはずである．また機能性精神疾患を疑っても，何か定型的ではないなとひっかかりを感じたら，一応は梅毒関連や甲状腺ホルモンなどの検査もオーダーすべきである．あるいはうつ病か認知症かの鑑別に悩めば，当然脳画像の検査依頼を出すはずである．

⑤誤判断の中で一番多いパターンは，一部の症状にとらわれて背景にある大元の疾患がみえなくなるというものだろう．たとえばDLBではとくにその初期にアパシーやうつ症状を主徴とし，認知機能障害や有名な幻視などはまだみられない時期がある．しかし初老期以降に初めてうつ症状が現れた場合や軽度ながらも幻覚・妄想を伴っていたりすれば，内因性「うつ病」の診断でよしとはしないで，「待てよ」と器質性の可能性に思い至るべきであろう．あるいは若手医師から，「ドネペジルは老人のうつ病にも効くのですね？」といった質問を受けることは少なくない．こうしたケースでも，そのうつ病の背景にDLBやADがあるのでは？　と想起して欲しい．

⑥調査・検討の不足について，筆者には痛恨の失敗例がある．現在では進行性核上性麻痺(progressive supranuclear palsy；PSP)の臨床診断がついているケースである．奥様が認知症で，ご主人も数年来付き添いで外来に来ておられた．ご主人は以前

から「喉に玉がつかえた」などと心気的であったり不安を抱きやすかったりする傾向はあった．介護疲れからいわゆる介護うつになられたが，これには薬物も用いて対応して改善を得た．奥様が入所されてからは趣味の魚釣りなどされて元気を取り戻されたが，あるときから「喉がつかえる，うまく飲み込めない」と訴えるようになられた．咽頭反射を含めて一通りの神経学的検査は行い，固形物・液体の飲み込みもやってもらったが，そのときは異常がなかった．ところが2か月後の受診時には，運動ニューロン疾患による嚥下障害のため，すっかりやつれてケアマネージャーに付き添われて来られたのである．神経内科へのコンサルトをはじめ十分な検査オーダーをしなかったゆえの失敗である．

精神神経学的な診断プロセス

ここでは精神神経学的な診断プロセスについて，精神科としての面接を中心とする診察法の後に来る認知症の診断法を説明する．

WHOが発行するICD-10によれば，すべての認知症性疾患に共通する臨床特徴として，「脳疾患による症候群であり，通常は慢性あるいは進行性であること」が求められている．そして記憶，思考，見当識，理解，計算，学習能力，言語，判断を含む多数の高次皮質機能障害を認める必要がある．認知障害は通常，情動の統制，社会行動あるいは動機づけの低下を伴うが，場合によってはそれらが先行することもある．原則的に意識の混濁はないとされる．このような状態を診断するには，他のあらゆる病気と同様に面接・診察が基本となる．

認知症の診断は2段階に区分できる[3]．図1に示すように，まず認知症であること，すなわち後天的に認知機能において慢性の障害がみられることを確認する段階がある．これについては伝統的な面接やテストを用いた診断法に拠る．その次が，数多ある認知症の基礎疾患のうちどれに該当するのかを見定めるプロセスがあり，そこではある種の症候を確認することや検査が重要となる．加えて今日では分子生物学的な手法も用いることになる．

この図1において，うつ病や統合失調症などの機能性精神疾患であれば認知症はないということになる．けれども高齢者の場合はスッキリと割り切れないことも多く，本書で扱うのはむしろそのようなケースである．

さらに基礎疾患の診断プロセスでは，図2に示すような臨床特徴のエッセンスを軸に進める考え方が基本的である[4]．図中にある鑑別のキーワードは皮質性の特徴，虚血性の特徴，運動障害，慢性錯乱状態，水頭症，機能性精神疾患である．

「皮質性の特徴」とは記憶，失語・失行・失認などの巣症状をはじめとする症状が前景に立ち，運動障害は比較的めだたない認知症と考えてよいだろう．逆に皮質下性とは，主として基底核，視床，脳幹の病変に由来して運動障害を伴う認知症である．「虚血性の特徴」とは急性の発症様式，段階的悪化，神経学的症候で特徴付けられる血

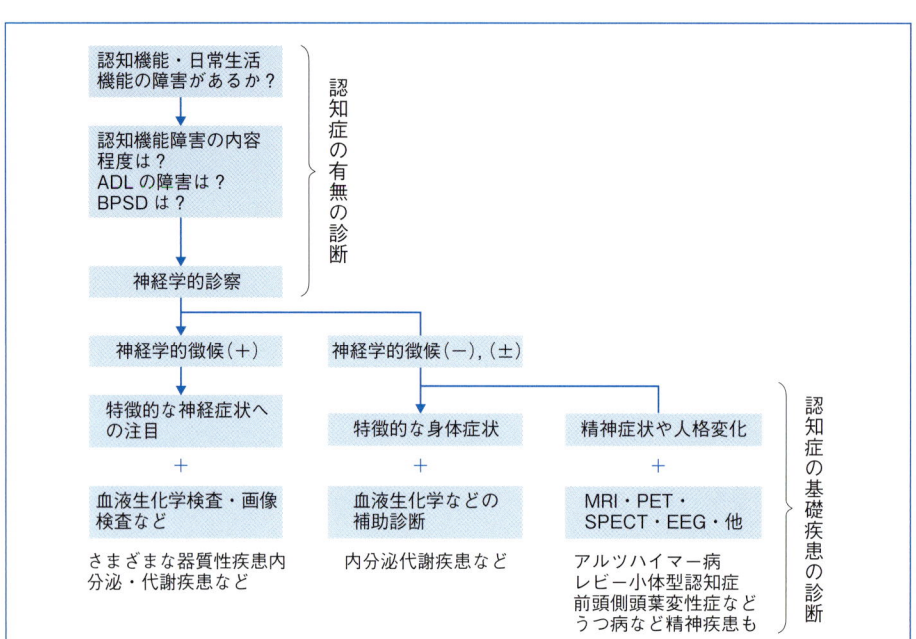

図1　認知症診断のプロセス
〔平山惠造(編)：臨床神経内科学　改訂第3版．p 46の図Ⅱ-18, 南山堂, 1996より一部改変〕

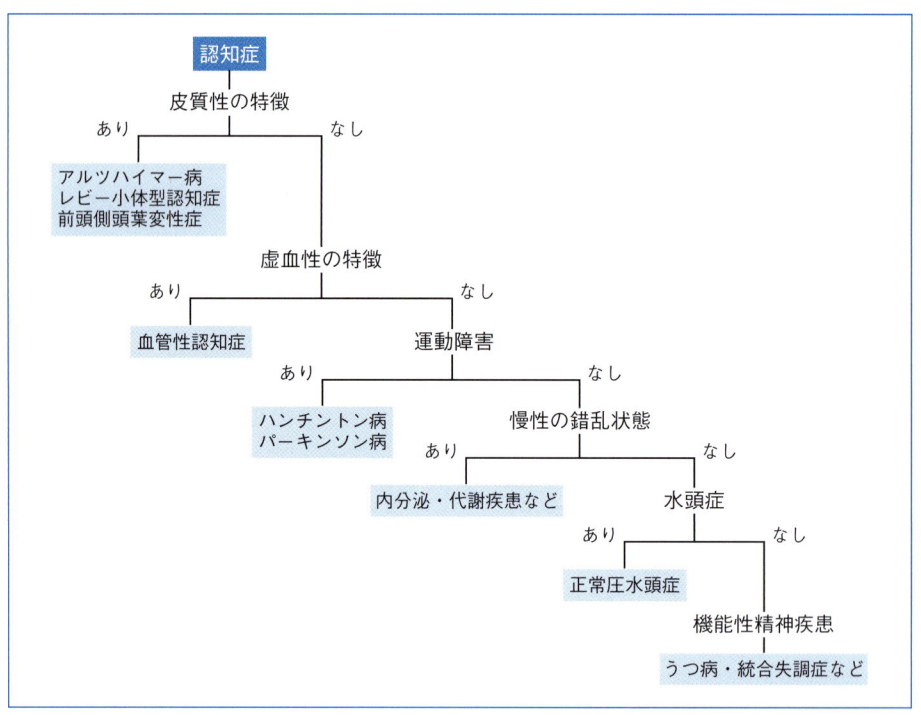

図2　認知症と精神病の鑑別診断プロセス
(Cummings JL, Benson DF : Dementia. A clinical approach 2nd ed. pp 9-13, Butterworth-Heinemann, Stoneham, 1992より作成)

管性認知症(vascular dementia；VaD)をさす．次に「運動障害」とは上記の皮質下性と同義である．「慢性の錯乱状態」については，実に多彩な原因が含まれるが，血液生化学検査や画像検査，さらには脳波検査などに基づいて総合的に判断される．「正常圧水頭症」については，失禁，歩行障害という他の主徴を確認したうえで，脳画像診断が極めて重要になる．最後に認知症ではなく，機能性精神疾患ととらえられる一群もある．「気分障害」を主症状とするうつ病が代表的だが，妄想性障害や心気症などもあり得る．

認知症の診断プロセス

1 | 問診での注目点[5]

ここでは問診において，とくに重視すべきことをまとめてみる．

(1)家族歴

家族歴は若年発症例や非定型な症状がみられる例でとくに重要である．家族性のADや前頭側頭型認知症(fronto temporal dementia；FTD)の他に，ハンチントン病もそのような疾患としてとくに記憶する必要がある．

(2)既往歴

基本的ではあるが，一過性の神経学的異常所見の出現はVaDや脳動脈硬化を示唆する．次に硬膜下血腫による認知症様状態は稀ならず遭遇する．とくに高齢で動脈硬化があって，長年の飲酒習慣がある人では，まさかと思う程度の軽微な頭部外傷であっても硬膜下血腫を生じることがある．正常圧水頭症(normal pressure hydrocephalus；NPH)については，既往症として頭部外傷の他にくも膜下出血や髄膜炎が存在することがある．また頭痛，視覚障害，吐き気がそろえば脳内の占拠性病変が強く疑われる．さらにてんかんもそのような病変の存在を示唆することがある．アルコール中毒者にみられる認知症様状態も有名である．記憶障害，見当識障害，作話症などからなるコルサコフ症候群(Korsakoff syndrome)もときとして認知症と誤診される．それだけに飲酒歴も重要である．同様にして服用薬剤，とくに向精神薬が認知症様状態の原因となることは高齢者においては稀ならず経験される．

症状性精神疾患に関して，最近初発した意識消失発作の後に脳腫瘍，脳梗塞，低血糖発作の存在が判明することがある．あるいは以前から心原性認知症(cardiogenic dementia)という名称があるように，未診断の心筋梗塞など心臓疾患から脳虚血に至ることもある．貧血，慢性閉塞性肺疾患もまた脳虚血の原因となり得る．さらに肝不全や腎不全に由来する代謝障害による脳症もある．食事面からは，ビタミンBや葉酸の欠乏も認知症の症状との関係が深い．とくに胃全摘後のビタミンB_{12}欠乏性の認

知障害は有名である．そして今日でも神経梅毒の患者に遭遇することはさほど稀ではない．初診時の血液検査としてこれに関する項目を入れることを習慣づけておくとよい．

(3)発症の様式

　急激な発症かそれとも潜行性の発症かは重要である．前者の典型がVaDなら後者の代表はADであろう．それらとの鑑別が問題となるうつ病性仮性認知症では，数日から数週間で気づかれるようになるのが一般的だろうか．ところが臨床現場では，明らかにADだろうなと思われてもご家族，とくにその子どもたちから急激に発症したと言われて面食らうこともある．このような例では，発症時期が盆正月やゴールデンウィークになりがちである．久しぶりに会ってみたら，料理が下手になっていた，買い物で支払いがスムースにできなかったなどと述べられる．あるいは孫に3度も「お年玉をあげようか」と言ったので，「ぼけた！」と直感したという陳述もある．恐らくは，潜行性に発症していた認知症に気づいたのが，たまたま帰省時だったので，子どもたちはこれを急性発症と述べるのであろう．

　初期症状については，ADなど多くの認知症性疾患では記憶，とくに記銘障害から始まる．これに対して気分障害や行動異常，あるいは人格変化が初期から目立つものでは，ピック病などのFTDが最も有名である．これに加えてハンチントン病と進行麻痺と前頭葉の脳腫瘍という可能性にも留意する必要がある．

　症状の変動といえばDLBが最も有名だろう．DLBの変動は繰り返しの波に特徴がある．けれども認知症としての経過中に，いわば変曲点があって，突然に病態が変化したり増悪することもある．このような場合には，何らかの身体疾患が生じた可能性と，気分障害など何らかの精神症状が新たに発症した可能性を想起する必要がある．

2 | 検査上の注目点

(1)身体診察

　認知症の鑑別において，顔貌から想起せねばならない疾患としては，栄養不良と甲状腺機能低下症(粘液水腫)が有名である．皮膚と舌を診ることで脱水，ビタミン欠乏，貧血が疑われることがある．高齢者において微熱とともに認知症様状態がみられるときには，感染症，とくに気管支炎，また女性では尿路感染症を想起する必要がある．間欠的に軽度の発熱がみられる場合には，亜急性脳炎や脳膿瘍を思い出すべきであろう．なお高齢者では心不全はもとよりその治療薬であるジギタリス製剤によっても認知症様状態を呈することがある．それだけに循環器系のチェックも忘れてはならない[6]．

(2)神経学的検査

　この検査による局所神経徴候の確認がとくに診断上有用な認知症性疾患として，VaD以外に，稀ながらクロイツフェルト-ヤコブ病(Creutzfeldt-Jakob disease；

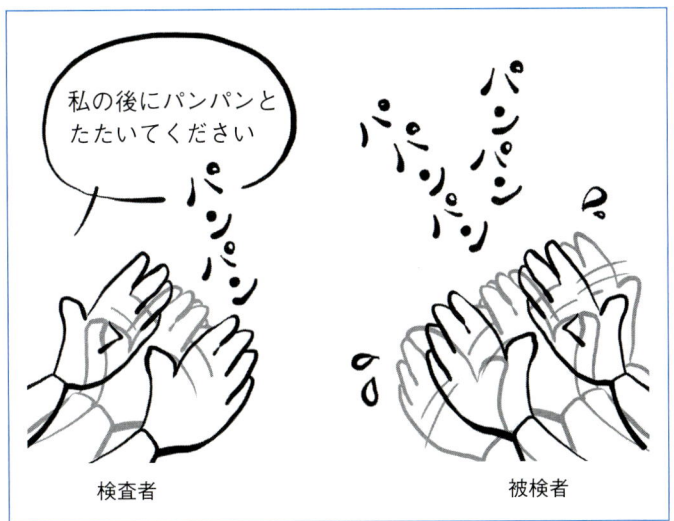

図3　applause sign の検査

CJD)がある．また局所性の麻痺と感覚障害を伴う緩徐進行性の認知症例に遭遇したら，脳内の占拠性病変を強く疑うべきである．このような場合には，視野欠損の有無をすぐに調べたい．もし欠損があれば，この診断の可能性が高まる．

　眼底検査が有用なものに，さまざまな原因による頭蓋内圧亢進症がある．対光反射の消失と瞳孔の不正円化は進行麻痺の診断上有名である．また眼振はバルビタール製剤中毒の特徴である．

　不随意運動としては，初期例であってもハンチントン病の舞踏様運動とCJDにおけるミオクローヌスが注意深い観察によって気づかれることがあり，これが確定診断のきっかけとなり得る．

　大脳皮質基底核変性症(corticobasal degeneration；CBD)は，左右差の目立つ運動障害と失行を伴う認知症性疾患である．自分の腕が勝手に動いて制御できず，視覚情報なしではその腕が自分のものとは認識できない「他人の手症候群(alien hand syndrome)」は特徴的なものである．もっとも有名ではあるが，必発する症状ではない．

　また錐体外路性疾患の診断が問題になったときに簡単に施行できる検査法として名高いものに，applause sign の検査がある．これは検査者がまず速やかに2回拍手してみせ，被検者にまねるようにと指示する．この際，被検者が3回以上続けて拍手したら陽性である(図3)．CBDやPSPなどいわゆる皮質下性認知症でみられ，疾患特異的な徴候ではない．

　AD患者では特徴的な構成障害がみられ，また自身の身体や物品の回転課題が苦手になる．こうした障害はまだ認知症が軽度，たとえば改訂長谷川式簡易知能評価スケール(HDS-R)が20点以上のレベルであっても認められることが少なくないだけに，検査場の注目点となる．これについて，図4に示す手指の形を模倣してもらうことによる構成課題と，この位置から図5の位置へと回転ができますか？　と促す回転

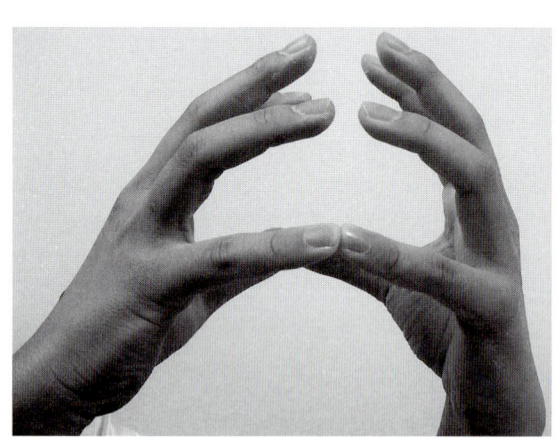

図4　手指の構成課題
お手本としてこのような手指の指位を示してこれを模倣するように促す.

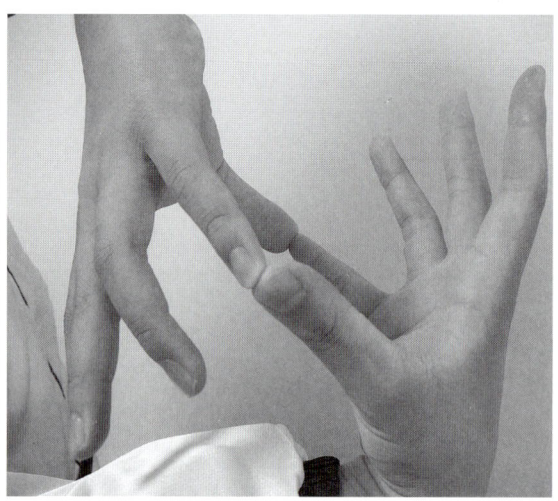

図5　手指の回転課題
図4の指位からこの指位に手を回転させるように指示する.

課題は診断上有用である.この障害はDLB患者でもよくみられる.

DLB患者においては,振戦はまだ認知症の症状が明らかでない時期から認められることが少なくない.筆者はこのようなケースではないかと疑われたとき,上肢の筋緊張を検査する.筋緊張があれば錐体外路症状が存在する確度が高まる.ところでそのような患者では概して上肢の他動による屈伸に際して,力を抜くことができず自分でも屈伸させてしまう人は少なくない.こうした例では,注意を他に向けさせることができれば,完全に力を抜かせられて真の筋緊張を検査できる(induced rigidity).このような注意をそむける工夫を図6に表現した.また図4に示した指位を固定するように指示したとき,手指振戦が誘発されやすいのでここにも注意が求められる.

FTDと気分障害の鑑別もときとして困難なことがある.臨床的にはfrontal release signsに注目することは重要である.具体的には原始反射と言われる強制把握現象(図7)と吸引反射(図8)への注目である.手技はごく簡単であり,陽性か陰性かの判別も容易であるので是非とも習慣づけておきたい検査法である.なお強制把握現象があり,さらに腱反射の亢進とバビンスキー徴候を認めたら,前頭葉障害は確実に存在すると言ってよい.

また目の前のものを掴まずにはいられない視覚性探索反応や,指示されないのに目の前の動作を真似せずにはいられない模倣行動も前頭葉徴候として覚えておきたい.

(3)神経心理学的検査

まずHDS-RやMini-Mental State Examination(MMSE)は認知機能のスクリーニングテストとして有名である.それだけにその点数によって認知症の重症度基準とするようなものではない.

以下では大脳病変の局在を推定するためのポイントを述べる.

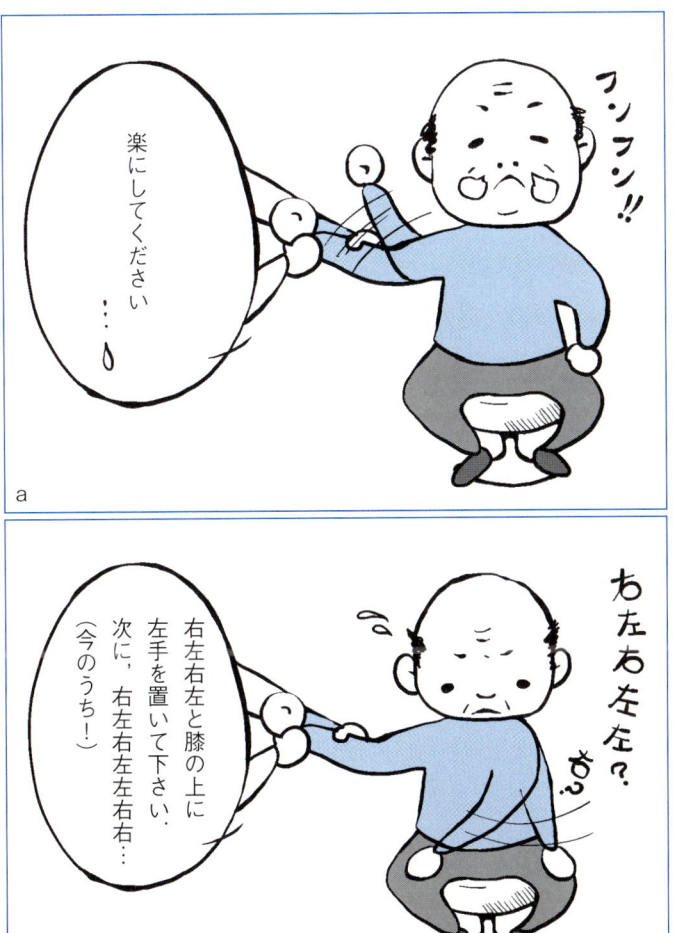

図6 真の筋緊張を診る
自分で屈伸させてしまう人(a)に対して,注意を他に向けさせる(b).

ⓐ 前頭葉機能

　前頭葉に関わる機能の数は実に多い．このうち,注意あるいは遂行機能は定量的に評価することが可能である．こうした機能評価の代表的なテスト法である Trail Making Test A & B を図9に示した．

ⓑ 頭頂葉機能

　頭頂葉の傷害では,ボディイメージの障害などの他に,視空間失認や地誌的失見当識の障害もみられる．認知症患者の病棟内でいつまでも自室がわからないといった症状の基盤にこれがあることも多い．この検査方法としては,自宅の間取りを思い出して描いてもらうなどの方法がある．また優位半球の頭頂葉は失行症状と関わっている．これらを評価する方法として,色の付いたブロックを用いてお手本の図形を作ってもらう Block Design というテストが有用である(図10).

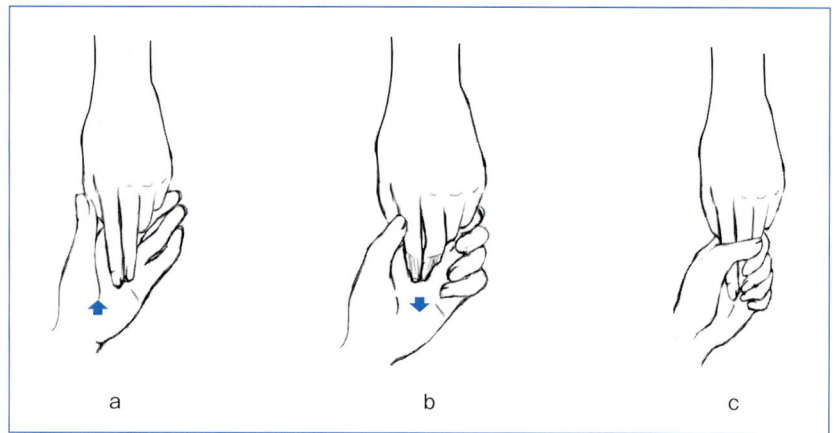

図7　強制把握現象
手拳の母指と示指との間をa, bのようにこすると，cのように反射的に握る．

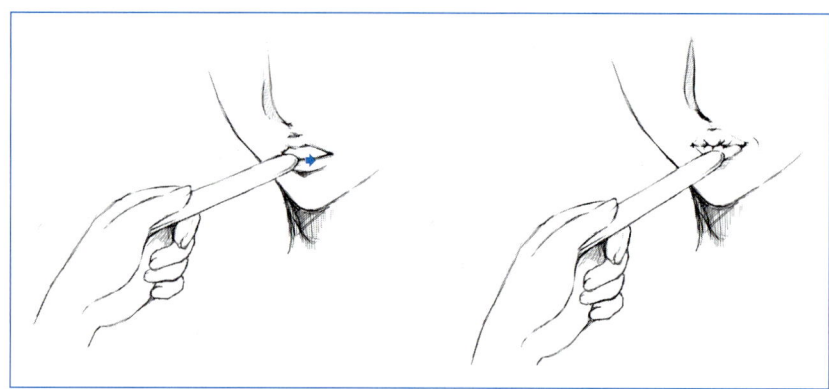

図8　吸引反射
口を軽く開いてもらい上唇から口角にかけて舌圧子などで軽くこすると，口をとがらせ吸い付く．

ⓒ 側頭葉機能

　優位半球の側頭葉が傷害されると言語障害が現れる．典型的には感覚性失語であるが，重度の場合は話者の意図が全くわからない発語，ジャーゴンとなる．前方の傷害では後述する意味性認知症が現れる(semantic dementia；SD)．後方が傷害されると言語機能に関わる視覚性の要素が損傷されるので，失読や失書の症状がみられる．劣位半球の側頭葉が傷害されても目立った症状は現れないが，顔の認知の障害である相貌失認がみられることがある．

　側頭葉に慢性病変が存在するとき，情動不安定と攻撃性を特徴とするパーソナリティ障害がみられることがある．また統合失調症様の精神症状，あるいは離人症や性的機能不全が現れることもある．

　側頭葉を中心に病変が存在する認知症として名高いものにSDがある．意味記憶が選択的に障害されるが，発話は流暢で音韻性錯誤や文法的な誤りはない．本症では多

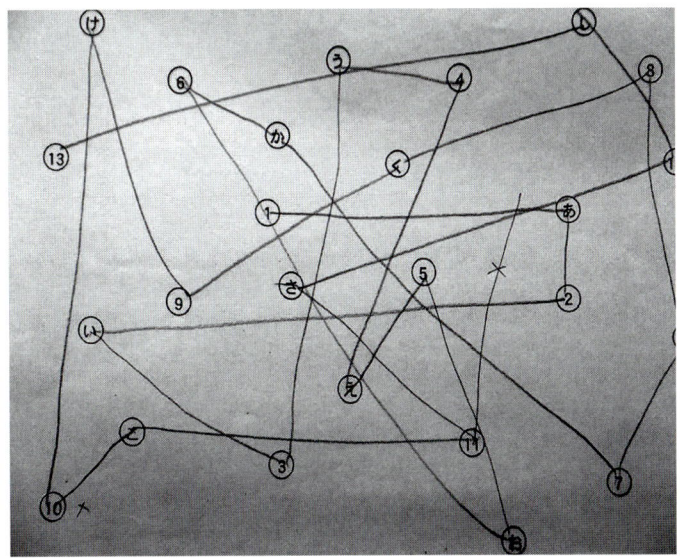

図9　Trail Making Test
1〜25の数字を順番に結ぶAと，1〜13の数字と「あ」から「し」までの12個のひらがなを交互に（1→あ→2→い→3…）結ぶBの2つの課題がある（図は課題B）．Aでは注意の持続や選択を，Bではそれらに加えて注意の転換能力（数字→ひらがな→数字…）をチェックすることができる．

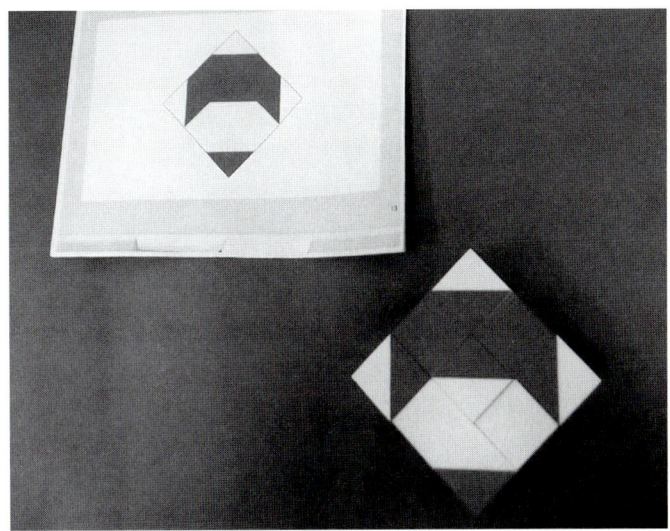

図10　WAIS-Ⅲ Block Design
色の付いたブロックを用いてお手本と同じ図形を作ってもらうテスト．

くの場合，優位側である左側の側頭葉萎縮がみられ，前方ほど強いことが特徴である．松下ら[7]によると，これを早期診断するポイントとして，「利き手ってなんですか？」のように日常的な言葉を聞き返すことがある．また，たとえば鉛筆の呼称ができないので，ヒントとして「え」とか「えん」などと言っても答えられない，いわゆる語頭音効果がないことも特徴的である．「猿も木から」と言って続く句を問うてもそれが

表2 うつ症状やアパシーを伴う軽度ADやMCIとうつ病性仮性認知症との鑑別

1) 心理検査では，うつ病者では
   投げやり：努力しようとする気がない
   保続もみられる
2) 症候
   AD患者 vs うつ病患者
   ・能力低下を取り繕う⇔曝け出す
   ・記憶と遂行機能障害が明らか⇔比較的軽い
   ・巣症状を伴いがち⇔あくまで2次的
   ・共通症状になりやすい体重減少，易疲労感，不眠
   慢性的にみられる⇔急激に出現

(Small GW, Rabins PV, Barry PP, et al : Diagnosis and treatment of Alzheimer's disease and related disorders. Consensus statement of the American Association for Geriatric Psychiatry, the Alzheimer's Association, and the American Geriatrics Society. JAMA 278 : 1363-1371, 1997 より)

全くできないし，「名人でも失敗はある」という本質的な意味を全く述べられない．また「頭が変になった」とか「ぼけた」などと深刻な発言を無表情に述べるのも特徴である．

d 後頭葉機能

この領域の傷害では視覚性障害以外にはこれといった有名なものはない．複雑性の幻視はDLBの症状としてつとに名高いが，この症状は劣位半球の後頭葉に傷害があるときに現れやすいと言われる．

(4) 精神症状

意識レベルはきわめて重要な観察ポイントである．意識障害が疑われるのであれば，認知症というよりはせん妄を疑って，その基礎疾患を考えるべきだろう．もっとも認知症にせん妄が重畳することは稀でない．尿毒症やその他の代謝性疾患がないのに，傾眠状態が認められたら視床下部の障害を連想すべきだとされる．

次に病的泣き笑いを伴う情動不安定や叫び声は，脳血管障害との関係が深い．その中でも大脳基底部病変を示唆するとされる．

仮性認知症と言うと，うつ病性仮性認知症が有名だが，そればかりではない．とくに認知症様状態であっても症状が一貫しない場合には，ガンザー症候群やヒステリー性の仮性認知症も疑うべきであろう．

ときとして，うつ症状とADなどにみられる認知症の症状との鑑別が極めて難しいことがある．両者の鑑別のポイントを表2に挙げた．もっとも鑑別ではなく，併存と考えるほうが現実の治療に即している場合もある．とくにDLBでは，認知症と major depressive eisode それも melancholic features のタイプが併存していると言わざるを得ないケースが少なくない．

(5) 画像検査

血液検査や尿検査，脳脊髄液検査以外では，脳画像検査が認知症の診断や鑑別診断に有用であることは言うまでもない．

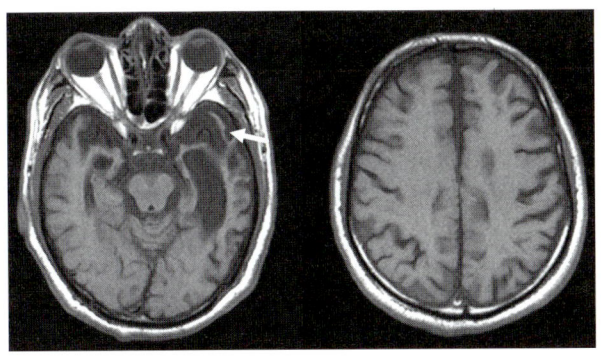

図11 前頭側頭型認知症の画像所見
76歳，男性．MR T1強調軸位断像．前頭葉前部，側頭葉前部に萎縮が見られる．とくに後者で顕著であり，左側脳室下角は高度に拡大している．左側頭葉先端部の脳回は菲薄化しており（矢印），この所見は knife brade atrophy とも呼ばれる．

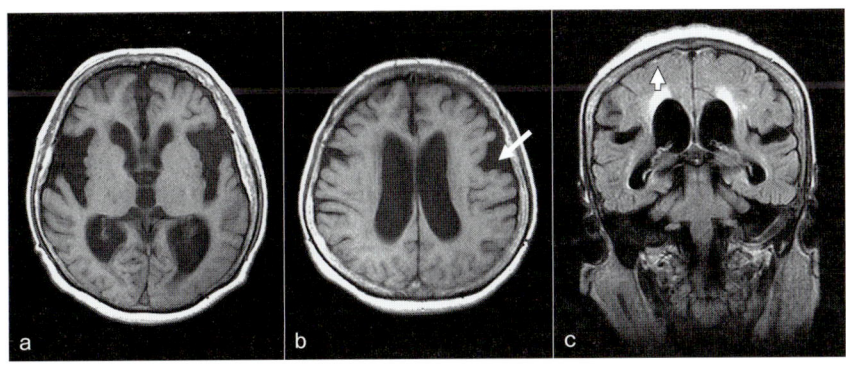

図12 正常圧水頭症の画像所見
77歳，女性．a，b：MR T1強調軸位断像，c：MR FLAIR 冠状断像．シルビウス裂の拡大，側脳室，第3脳室の拡大，不均一な脳溝の開大（長矢印），高位円蓋部のくも膜下腔の狭小化（短矢印）を認める．

a MRI

　MRIは，ADをはじめとする変性性認知症とVaDの鑑別に有用であるのはもちろんである．とくにADについては視察法だけでなく統計画像を用いて客観的に評価するソフトも流通しているので，積極的に使用すべきである．DLBをMRIによりADと鑑別することは難しい場合が多い．特徴的なMRI所見について銘記すべき疾患がある．以下では代表的なものを略述する．

　FTDでは，MRI上前頭葉と側頭葉，とくに側頭葉前方の下側でナイフ状の萎縮がみられ，診断に大いに有用である（図11）．

　NPHはしばしば，AD，DLB，VaDなどの代表的な認知症性疾患に続発する．MRI所見がNPH診断の決め手となり得る．この特徴的所見は2点あり，tight high-convexity（高位円蓋部の脳溝・くも膜下腔の狭小化），シルビウス裂の開大である．つまり「上半分が太っているのに下半分は痩せている」と覚えればよい（図12）．

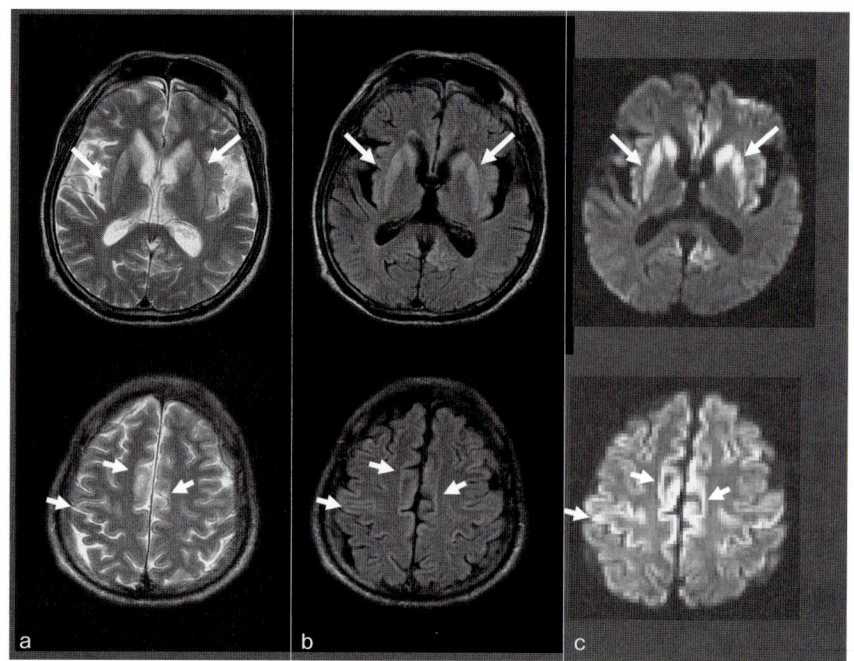

図13 クロイツフェルト-ヤコブ病の画像所見
a：MR T2強調軸位断像，b：MR FLAIR軸位断像，c：MRI DWI軸位断像．両側尾状核，両側被殻（長矢印），大脳皮質（短矢印）にいずれも高信号を認める．DWIでもっとも明瞭に描出できる．

　古典的CJDは亜急性に広範な認知機能の低下と神経学的異常が進展する疾患である．初期診断は難しいことが多いが，MRIの拡散強調画像で，初期から基底核，視床や大脳皮質に沿って異常な高信号が目立つことはとても有用な所見である（図13）．また脳波上の周期性同期性放電も特徴的である．

　皮質下性認知症の代表的な疾患であるPSPでは，ハミングバードサインが有名である．MRIの矢状断でみられる，「橋底部が保たれているのに橋・中脳被蓋部が萎縮するので，この萎縮部の吻側があたかもハチドリのくちばしのように見える所見」である（図14）．もっとも多くは中期以降に明らかになる．

b SPECT・PET

　これらの検査も各種認知症の診断・鑑別診断において有力なものである．いずれの疾患であっても特徴的なパターンを覚えることが基本となる．ADについては，統計画像ソフトが流通しており大いに役立つ（図15）．DLBについては，後頭葉の血流低下（図16）が有名であるが，これを認めないケースも少なくないことを銘記すべきである．FTDと他の変性性認知症や気分障害との鑑別においても，SPECT・PETはきわめて有用である．図17のように統計画像において前頭葉と側頭葉にほぼ限局して強調された血流低下がみられれば，診断は半ば確定したと言えるだろう．

　気分障害や統合失調症でもいくつかの特徴的パターンが報告されている．しかし現時点では診断上大いに有用と言えるレベルではなく，あくまで参考レベルでしかな

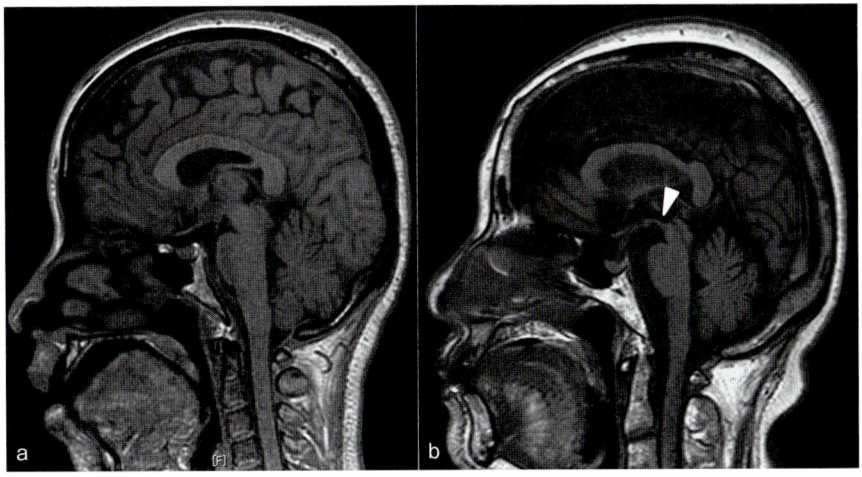

図14　進行性核上性麻痺のハミングバードサイン
a：正常対照，b：進行性核上性麻痺．橋・中脳被蓋部が萎縮するのに対して，橋底部が保たれるためにMRIの矢状断像で萎縮した中脳被蓋部の吻側がハチドリのくちばしのように見える所見である．

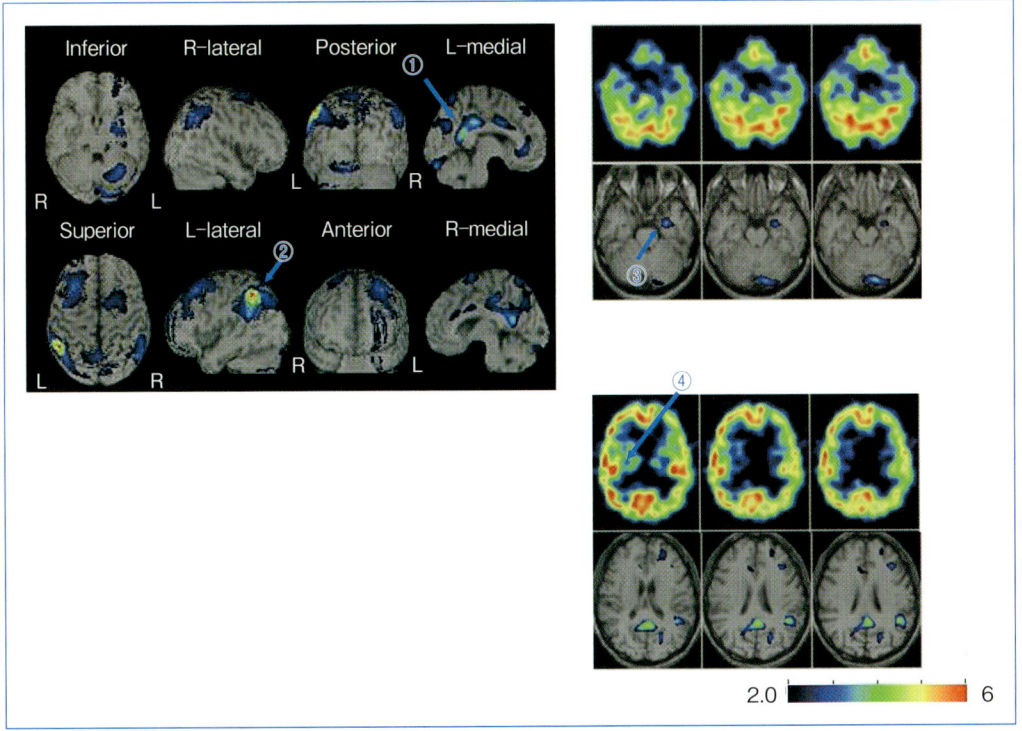

図15　アルツハイマー病のSPECT
①帯状回後部・楔前部，②頭頂葉（頭頂連合野），③側頭葉内側部（海馬およびその周辺）の血流低下，④一次感覚運動野は保たれる．

い．大うつ病性障害では前頭前野や帯状回前部あるいは梁下野における血流低下が知られているが，典型的な所見がそうそう認められるわけではない．

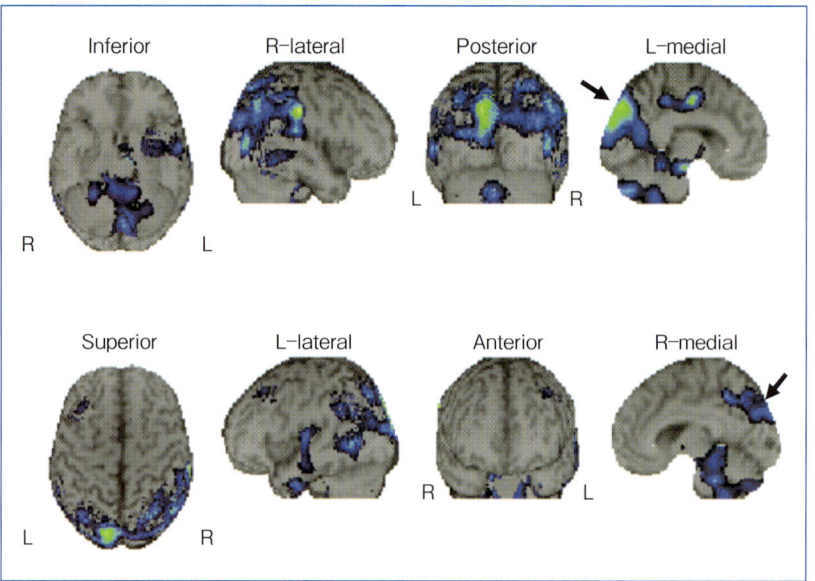

図16　レビー小体型認知症患者の画像解析によるSPECT所見
eZISを用いた画像統計解析脳表投影画像．頭頂葉，後頭葉の血流低下に加えて，後部帯状回および楔前部（矢印）で血流が低下していることがわかる．この患者は両側側頭葉，小脳でも血流が低下している．

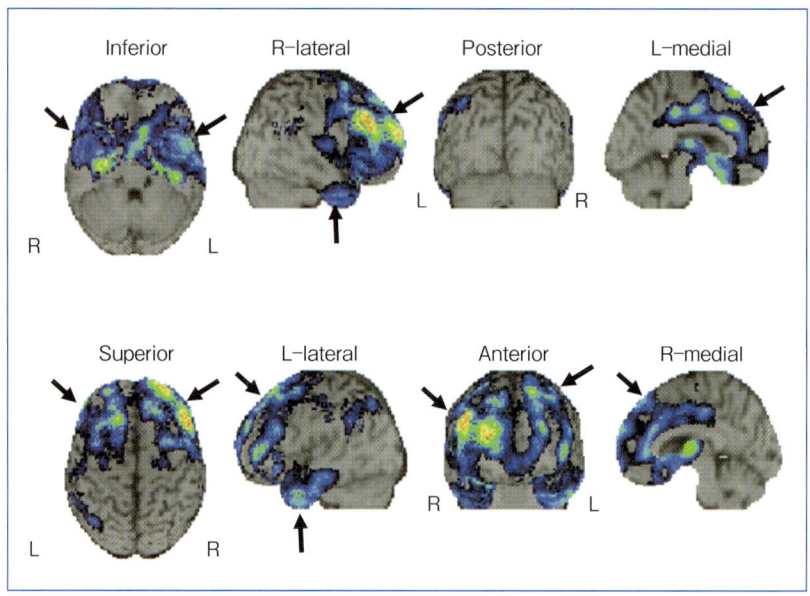

図17　前頭側頭型認知症の画像統計処理したSPECT所見
eZISを用いた画像統計解析脳表投影画像．前頭葉，側頭葉前部を中心とした血流低下を認める（矢印）．頭頂葉皮質にも血流低下を認めるが，その程度は軽い．

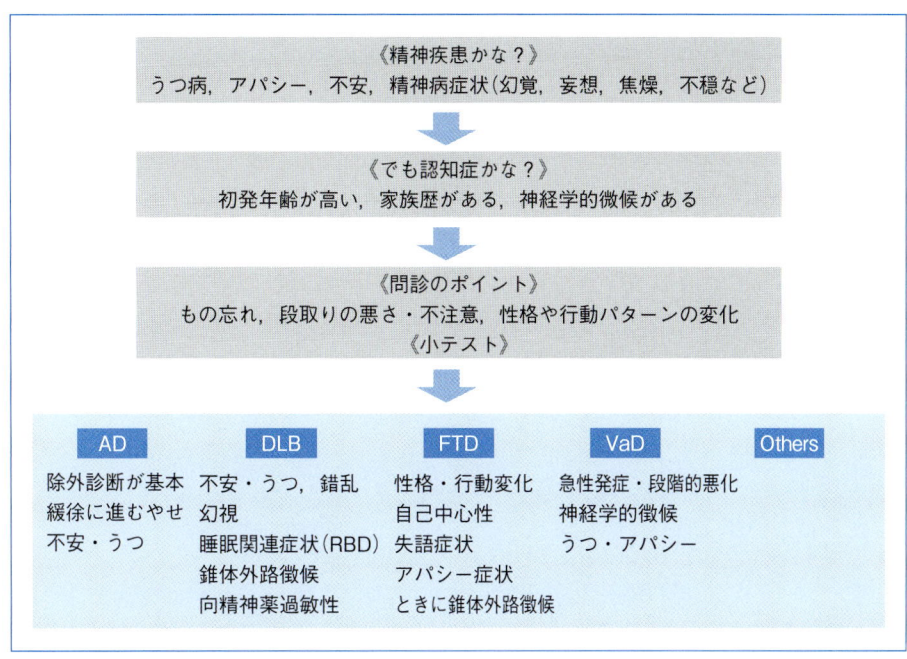

図18 精神症状から認知症診断へのフローチャート

精神症状から認知症診断へのフローチャート

　ここまでは認知症であることを前提に述べてきた．しかし，必ずしも認知症としての認知症様症状が前景に出るとは限らない．むしろうつ病や幻覚・妄想などの精神症状が前景に立って認知機能障害が目立たない場合も少なくない．あるいは初診時の主訴からは認知症など思いつきもしないことも少なくない．精神科においては，そのようなケースが潜伏したままになるかもしれない．ここではそのような例を念頭において真の診断に至る流れを考えてみる(図18)．

1 | 認知症を疑う着眼点

　初老期以降に初発する精神疾患は少ない．
　ここでは最重要と思われる項目だけを述べる．まず現在問題になっている精神症状が初発した年齢がある．遅発性パラフレニアのような例外的な疾患を除くと，機能性の精神疾患が初老期以降に初発することは比較的稀である．そのようなケースに遭遇したら，「本当に単なる機能性精神疾患でよいのだろうか？」と自省する必要がある．これに関して，最近岡山大学精神科から発表された興味深いデータがある[8]．中年期から老年期に統合失調症様状態を中心とする精神障害を初発した52剖検例の検討である．結果として，半数近くが非ADの認知症であるDLB，嗜銀顆粒病，CBD，PSPなどの変性疾患であったと報告されている．つまり遅発性の精神疾患なら器質的背景を疑う必要がある．

次に認知症性疾患やその他の変性疾患の家族歴は重要である．ADでは常染色体優性遺伝例は少ないが，アポリポ蛋白E4遺伝子多型を介したと思われる家族内蓄積はかなり多い．また常染色体優性遺伝疾患であるハンチントン病の初発症状として幻覚・妄想状態が多いことは有名な事実である．

さらに神経学的徴候にも眼を向ける必要がある．ハンマーを握って正式な検査をしないまでも以下は視察でわかる重要項目である．歩行や姿勢の異常，寡動，四肢の振戦と麻痺，流涎，顔面の対称性などである．こうした症状への注目は是非とも習慣化したい．

既述したように，少なからぬ変性々疾患では，運動機能障害に先行してうつ症状やアパシーが現れる．こうした症状は，われわれ精神科医が普段見慣れているものと同じこともあるが，「何となく違う，どこか微妙に異なる」といった違和感を生じることも少なくないはずだ．もしそうなら，ここも認知症診断への1つの分岐点となる．

2 ｜「認知症かな？」と感じたときの問診

ここでは，「精神症状の背後に何某かの器質的背景があるのでは？」と疑ったときの問診のポイントを述べる．これはあくまで筆者が疑いの正否を調べるうえで切れ味がよいと思っている日常生活レベルでの質問であり，正統の診断法というものではない．

(1) もの忘れ

「もの忘れしやすいですか？」でもよいが，「繰り返し同じことを質問されませんか？」とか「捜し物が増えていませんか？」のほうが答えやすいかもしれない．また筆者は好んで「連続TV小説をご覧になっていますか？」と尋ねる．というのはこの種の番組は記憶がある程度悪くなると，昨日までの展開を覚えられないので，いつの頃からか見なくなってしまうからである．

(2) 注意力

「うっかりミスはありませんか？」とか「運転中の不注意などが増えていませんか？」と尋ねればよい．

(3) 段取り能力

これは遂行能力を問うのである．「段取りを上手につけられますか？」と尋ねるのもよい．認知症がある場合には，「年齢とともに駄目になってきましたが，この1～2年とくにいけません」などという回答が多い．具体的には，女性なら「料理はどれくらいされてますか？」と問う．夕食のメニューを思いつかなくなった，途中で作り方がわからなくなる，といった回答が典型的かもしれない．

以上の(1)〜(3)の症状が存在するのなら，AD や DLB などとくに頻度の高い認知症を疑ってゆくべきであろう．

(4) 性格・行動パターンの変化

「お人柄が変わってきましたか？」「これまでにはなかった変わった行動パターンはありませんか？」などと尋ねればよい．

(5) 言語

ポイントは失語と構音障害である．「喋り方がたどたどしくなりましたか？」「簡単な言葉の意味がわからないことがありますか？」「たとえば雪だるまを『ゆきまるま』といった言い間違えはありませんか？」といった質問である．

上記(4)と(5)は AD や DLB というよりも FTD や VaD を意識した問いである．とくに FTD では，顕著な変化，たとえば"going my way"といった自己中心的で周囲への配慮を欠いた非常識な言動が現れやすい．また第三者には了解の難しい「こだわり」が強くなったり，時刻表的生活パターンと言われる特有の常同的な生活サイクルも比較的初期からみられたりする．言語面では，SD においては「…って何ですか？」という特徴的な発言や諺の意味がわからないといった固有の症状がみられる．進行性非流暢性失語では病初期からたどたどしい喋り方になる．

3 | 小テスト

高齢者一般に言えることだが，基本的に認知機能を測定されることを好まない．とくに精神症状が見かけ上の主症状である場合はなおさらである．したがって正規のテストを実施するには，手順を踏む必要がある．その前の段階で筆者が好んで行う簡易テストの実際を紹介する．

経験的に最も患者数の多い AD 患者の場合，HDS-R の失点の仕方にはある程度の法則がある．まず遅延再生の問題が完答できなくなり，次に今日の日付が完全には答えられなくなる．そこに注目して，以下のように 5 問だけを実施している．

- 「今日の日付を仰ってください」
- 「桜，猫，電車を覚えてください，後で聞きますから」
- 算数：100−7＝？　93−7＝？
- 逆唱：6-8-2，3-5-2-9
- 「さっき覚えてもらった 3 つを思い出して」

5 問すべて答えられれば認知機能は保たれている．最後の問いで 1 つできない以上の成績なら正常と思われるが，それ以上できないものがあると軽度認知症から認知症レベルを疑う．

鑑別のためのポイント

本章では，まず誤診の背景にあるいくつかのパターンを記した．これを踏まえて，認知症性疾患を中心として症状性・器質性精神疾患と機能性精神疾患の鑑別における問診と検査のポイントを総括する．

1 | 想定外を想定するための心構え

本書で注目した器質性・症状性精神疾患が，精神科の日常臨床で多く遭遇する心因性や内因性の疾患と違う点として，以下の点に留意するとよいだろう．

精神科診断では基本的にさまざまな症候・症状を1つの原因により説明しようとする一元論的アプローチが基本である．しかしこの領域では，一元論的な鑑別や理解ではなく，合併・併存として二元論的な理解が求められるケースが多いかもしれない．つまりいったん診断をつけても，今後また新たな精神神経系の変調が加わってくる併存・合併の可能性に用心をする態度が求められる．

これに関係するが，気分障害や統合失調症系の疾患が先行していて，そこに認知症などの器質性疾患が加わったケースでは，両者は今後も独立して消長するものと思ったほうがいいだろう．なお，DLBなどの器質性疾患に伴ううつ病は背景に認知症がずっとあるのだから，改善しないだろうと悲観的に考えなくてもよいと思う．エビデンスはともかく，そのような例であってもうつ症状については長年にわたって消失してしまう例をよく経験する．

2 | 鑑別診断のための必須事項

鑑別診断上の重要事項を図19に示すが，これは最低必要な注目点と理解してほしい．皮質性の認知症として最多と思われるADについては，まず図4，5で示した手指の構成課題と，その回転課題は簡便でかつ診断的価値も少なくない．次にDLBについてはこの構成課題に際して手指振戦が誘発されやすい．これを認めたら他のパーキンソン徴候や向精神薬への過敏性も調べておくと診断精度が高まる．FTDでは，吸引反射や握り反射の存在は簡単でかつ診断的有用性が高い．これら3疾患に共通するのは，SPECTやPETなど脳機能画像が有用だということである．

次にVaDについては腱反射や感覚異常，病的反射の出現など神経学的所見と脳の形態画像上の血管病変確認に尽きる．

運動障害が主症状と思われるケースとは，その主病変が大脳基底核を中心に存在するものである．いわゆるパーキンソン症状や不随意運動，あるいは他人の手徴候などを調べる必要がある．

慢性錯乱状態では血液生化学検査が，NPHでは3主徴とMRI所見がポイントとなる．これらがすべて除外されたときに機能性精神疾患が残るのだが，ここでも大脳の

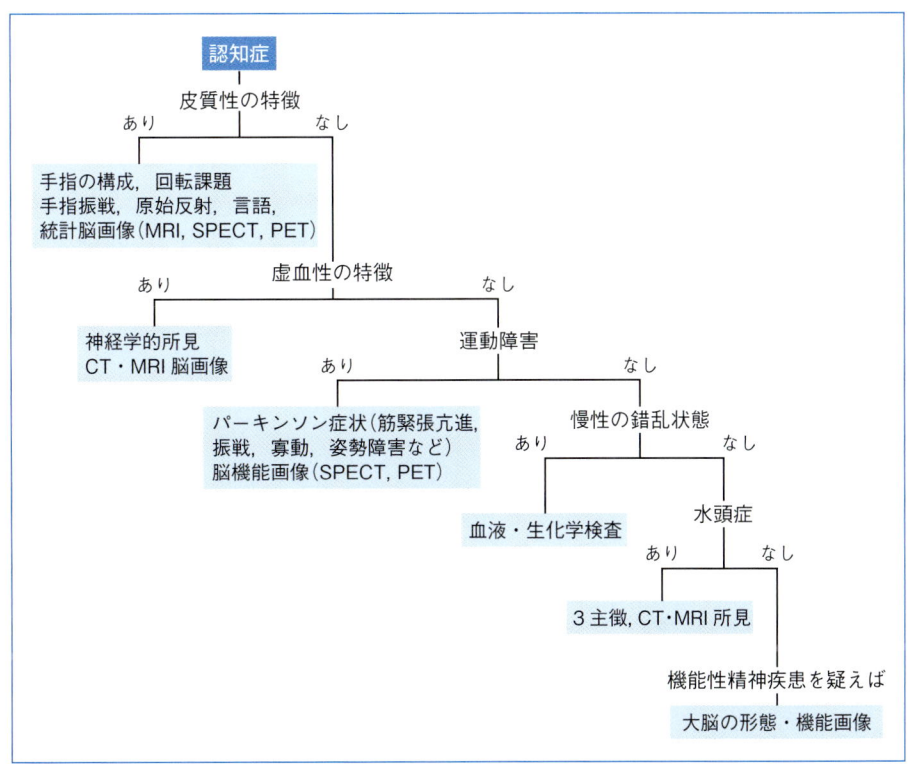

図19 認知症と精神疾患の鑑別診断で重視すべき検査項目

形態画像と機能画像を見ておくことは除外診断的に有用だろう．

3｜診断で失敗しないための習慣作り

　まず，当該患者が服用している薬剤をすべて知ることは不可欠と思われる．今更ながら，高齢患者が10種類以上のさまざまな薬剤を服用していることはざらにある．これらにより相乗的に副作用，それも中枢神経系の副作用が出現しやすいことは言うまでもない．まずこうした薬剤の影響を考慮したうえで，現れている症状を評価したい．それにはお薬手帳を一度持参してもらうのが最も効率が良い．

　なお，基本的ながら最低1年に1度くらいは，次のような習慣をつけるとよいかもしれない．初診時の記録を見直し，そのうえで最近の状態や問題点を3行程度にまとめるのである．筆者の場合，その変化にアッと驚き，マンネリ医療に喝が入ることがある．また一般的な血液・生化学検査の実施はもちろんだが，市町村が補助金を出して行っている高齢者検診やがん検診も勧めてあげるとよい．さらに神経学的所見をとるとよい．この際，錐体外路症候への注目が最も大切かもしれない．最後にCTとMRIの検査，できればSPECT検査である．

●文献

1) Lishman WA : Organic psychiatry 3rd ed. Blackwell Science, Oxford, 1998
2) 畑村洋太郎：図解雑学 失敗学．ナツメ社，2006
3) 平山惠造(編)：臨床神経内科学 改訂第3版．pp44-53，南山堂，1996
4) Cummings JL, Benson DF : Dementia. A clinical approach 2nd ed. pp 9-13, Butterworth-Heinemann, Stoneham, 1992
5) David A, Fleminger S, Kopelman MD, et al(eds) : Lishman's organic psychiatry 4th ed. Willey-Blackwell, Oxford, 2009
6) 朝田 隆，河西洋一：怖さを知って使いこなす向精神薬 処方のDo & Don't．メジカルビュー社，2009
7) 松下正明，田邉敬貴：《神経心理学コレクション》ピック病—二人のアウグスト．医学書院，2008
8) 長尾茂人，横田 修，池田知香子，ほか：中年期から老年期に精神障害を初発した52剖検例における神経変性基盤．第31回日本認知症学会学術集会プログラム・抄録集，p108，2012

（朝田 隆）

第2部

各論
非認知症の疾患を認知症と見誤らないために

第 1 章

うつ病

Case 1 ● 難治性うつ病が先行したレビー小体型認知症の男性例

65 歳で初めてのうつ病？

患者データ
- 初診時年齢：65 歳．
- 現年齢：72 歳．
- 性別：男性．
- 主訴：気分が晴れない．
- 家族歴：明らかな精神疾患の家族歴なし．

生活歴
- 販売業に従事しており，64 歳で引退．教育歴は 12 年，成績は中程度．

現病歴
- X 年 65 歳のときに，抑うつ気分，意欲低下が出現し，食欲低下も加わった．このため家族に連れられてかかりつけの内科を受診したところ，精神科受診を勧められた．近医精神科を受診した結果，うつ病の診断を受け，抗うつ薬としてパロキセチン 10 mg が処方された．しかし副作用としての嘔気が強かったので，ミルナシプラン 15 mg に変更された．これにより眠気はあったが，抑うつは多少改善した．けれども効果は次第に乏しくなり，心気的な症状，焦燥感も出現した．そして過量服薬による自殺が企図された．救命されたものの，その後も抑うつ症状が改善しないため X＋4 年，大学病院精神科に紹介された．この際，抑うつ，食欲低下，不安，焦燥感，億劫，心気的な症状が消長していることが明らかになった．またパーキンソニズムとは言えない程度のアキネジアが存在した．うつ病の精査加療目的で当院入院となった．入院の時点では幻視はなく，レム睡眠行動障害 (REM sleep behavior disorder；RBD) もなかった．

初診時所見
- 抑うつ，食欲低下，不安，焦燥感，億劫，心気的な症状．

検査所見の推移
- MMSE：30 点．
- 頭部 MRI：特記すべき所見なし．
- 脳血流 SPECT〔^{99m}Tc-ethylcysteinate dimer (^{99m}Tc-ECD) SPECT〕：X＋4 年の段階で後頭葉血流低下を認めた (図 1-1a)．その後，X＋7 年の段階ではこの後頭葉血流低下は悪化を認めた (図 1-1b)．

- MIBG 心筋シンチグラフィ：H/M ratio (early) 1.50，H/M ratio (delay) 1.33 と低下を認めた (図 1-2)．
- 高炭酸換気応答検査 (VRH) (呼吸器系の自律神経検査)：VRH でも低下を示しており，呼吸器の自律神経の障害が明らかとなった (図 1-3)[1]．

初期診断 ・うつ病 (DSM-Ⅳ-TR では精神病症状を伴う重症うつエピソード，反復性)．

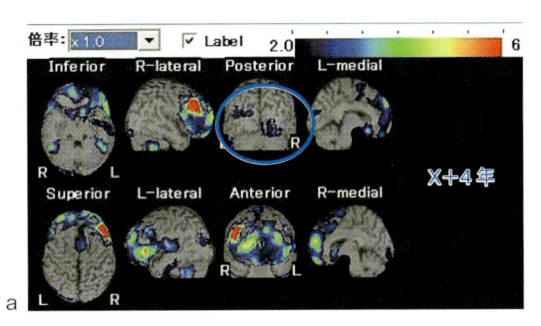

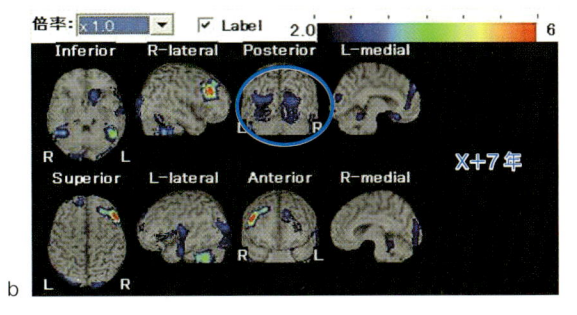

図 1-1 症例 1 の脳血流 SPECT
a：(X+4 年)，b：(X+7 年)
うつ状態 (前駆段階) の時点 (X+4 年) での検査ですでに SPECT で後頭葉血流低下が存在した (○部分)．

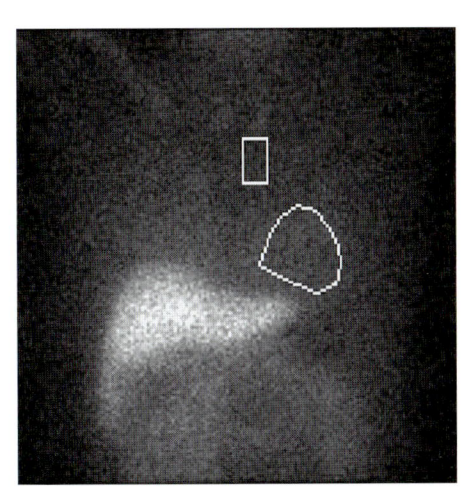

図 1-2 症例 1 の MIBG シンチグラフィ
うつ状態 (前駆段階) の時点 (X+4 年) での検査ですでに MIBG 心筋シンチグラフィで低下していた (囲み部分)．
〔H/M ratio (early) 1.50，H/M ratio (delay) 1.33〕．

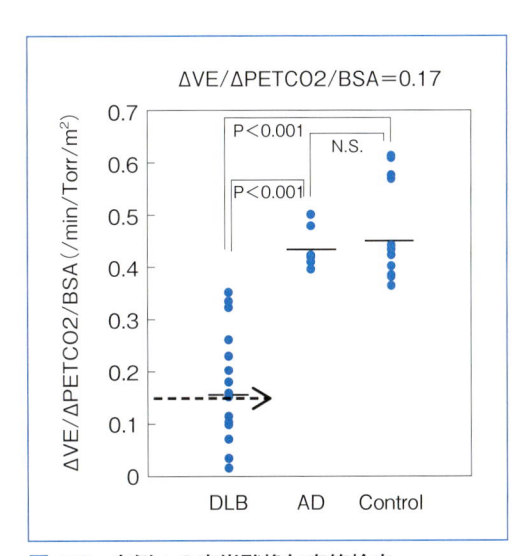

図 1-3 症例 1 の高炭酸換気応答検査
この症例では高炭酸換気応答検査は矢印の結果であり，低下していた．つまり呼吸器系の自律神経障害を示していた．
(Mizukami K, Homma T, Aonuma K, et al：Decreased Ventilatory response to hypercapnia in dementia with Lewy bodies. Ann Neurol 65：614-617, 2009 より)

【治療経過と診断の変遷】

　入院後の検査では頭部MRIで両側放線冠に軽度の多発性脳梗塞を認める他には明らかな所見はなかった．注意，記憶，見当識，そして全般的な知能において障害を認めず，MMSEは30点（満点）であった．けれども家族の陳述からは記憶障害の存在が示唆された．自律神経障害としては起立性低血圧があり，心拍変動検査〔high frequency（HF），low frequency（LF）〕では，いずれも異常値を示していた．また脳血流SPECTでは後頭葉の血流低下を，MIBG心筋シンチグラフィでも異常低値を認めた．

　McKeithら[2]のレビー小体型認知症（dementia with Lewy bodies；DLB）診断基準を参考にしたところ，認知症はなかったが，それ以外のprobable DLBとしての主要項目を満たした（表1-1）．従来の処方内容と副作用をレビューしたところ，抗精神病薬に対する過敏性だけでなく，抗不安薬，抗うつ薬でも過敏性があったことがわかった．入院後も，有効量まで抗うつ薬を増やすことができず治療に難渋した．そこで，身体療法として経頭蓋磁気刺激（transcranial magnetic stimulation；TMS）を行ったところ，症状は消長しつつも，いくらか改善したが効果は不十分であった．最終的には電気けいれん療法（ECT）を実施して改善に至った．その後，X+7年にはMMSEは23点，X+8年にはMMSEは20点と，認知機能は進行性に低下して認知症といえる状態に至り，DLBの診断基準でprobable DLBと診断した．経過を図1-4に示す．

【本症例のまとめ】

　当初はうつ病の診断であったが，精査により初期の認知症（DLB）であることが判明したケースである．振り返ると経過から，当初から嘔気，眠気などSSRIによると

表1-1　レビー小体型認知症の診断基準

1. 必須症状：社会生活に支障がある程度の進行性認知症の存在
   初期は記憶障害は目立たないこともあり，進行とともに明らかになる．
   注意力，前頭葉皮質機能，視空間認知障害が目立つこともある．
2. 中核症状（このうちprobable DLBでは2項目，possible DLBでは1項目が認められること）
   1）注意や覚醒レベルの明らかな変動を伴う認知機能の動揺
   2）現実的で詳細な内容の幻視が繰り返し現れる
   3）パーキンソニズムの出現
3. 示唆症状（possible DLBに1つ以上あればprobable DLB）
   1）レム睡眠時行動異常
   2）重篤な抗精神病薬過敏
   3）PET，SPECTでの基底核でのドパミントランスポータの減少
4. 支持症状
   1）繰り返す転倒と失神　2）一過性の意識障害　3）重篤な自律神経障害
   4）幻視以外のタイプの幻覚　5）系統的な妄想　6）うつ
   7）CT，MRIで側頭葉内側が保たれている　8）SPECT・PETでの後頭葉の取り込み低下
   9）MIBG心筋シンチの異常　10）脳波での徐波と側頭葉での一過性の鋭波

〔McKeith IG, Dickson DW, Lowe J, et al：Diagnosis and management of dementia with Lewy bodies（DLB）. Neurology 65：1863-1872, 2005 より〕

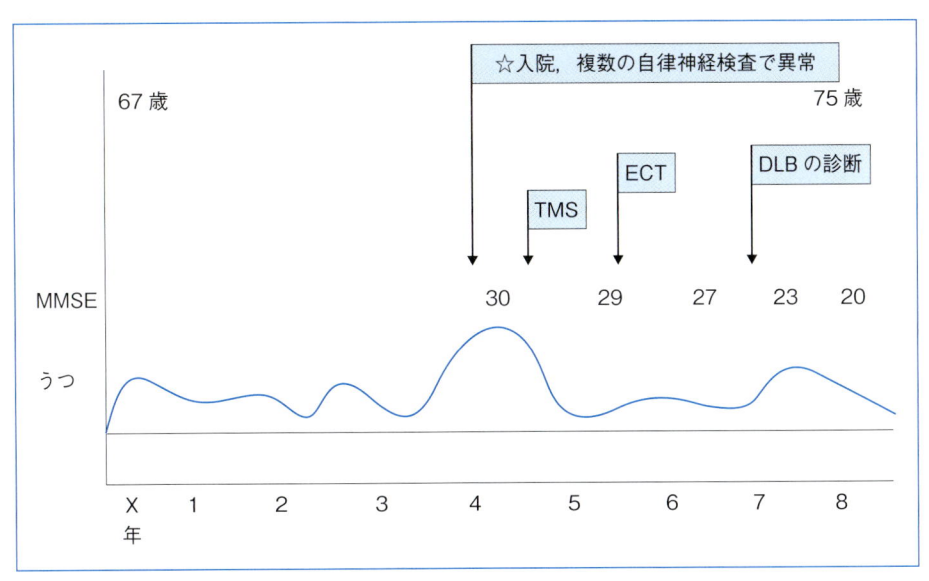

図1-4 症例1の臨床経過

思われる副作用がみられていた．けれども認知機能には問題がなかったので，焦燥感が強く，複数の抗うつ薬に対して抵抗性難治性のうつ病と言わざるを得なかった．また，DLBのパーキンソニズムは目立たないことが多く，3主徴は概して初期にはみられない．そのようなケースであったためパーキソニズムというとらえ方ができていなかった．

　このようなうつ病に対して，抗うつ薬や抗精神病薬を増加したくなるのが精神科医の心情であろう．実際に薬剤を増やすと，予想外の副作用が出現したり，自律神経障害としての失神，意識の変動が出現したりすることがある．このように「普通のうつとは違う！」と感じたらDLBとしての精密検査を行ったり，DLBを想定した処方に変えたりする必要がある．老年者に大うつ病は多いが，老年期初発例はそう多くない．このようなケースであるのに，背後に器質的変化があるのではないか？　と疑わなかったことも反省点である．

Case 2 ● FTDの診断後に気分の浮き沈みが出現した男性

目立ち始めた「我が道を行く行動」

患者データ
- 初診時年齢：58歳．
- 現年齢：64歳．
- 性別：男性．

- 主訴：落ち着かない，性格変化，行動異常．
- 既往歴：糖尿病．
- 受診の経緯：認知症の診断目的で紹介された．
- 家族歴：特記すべきことなし．

生活歴・生育歴
- 農家の長男として生育．地元の小中，高校を経て商業大学卒．造園業を25歳のときから父とともに営んできた．2年前から事業内容は良くない．飲酒も喫煙もしない．

現病歴
- X-3年10月頃に不眠，不安の訴えがあった．また「自分の引き受けた仕事が人に迷惑をかけていないか」と何度も尋ねるようになったため，妻がA病院精神科を受診させた．うつ病の診断を受け外来通院を開始した．抗うつ薬の投与が開始されたが，逆に落ち着かなくなり，不安，焦燥などの症状が強まった．造園業の仕事はかろうじて行っていたが，集中できないと訴えがあり，家族にも集中力の低下が見てとれた．
- X年4月に同院で頭部MRIを施行したところ，アルツハイマー病(Alzheimer's diseaae；AD)が疑われる脳萎縮を認めた．また，改訂長谷川式簡易知能評価スケール(HDS-R)などの神経心理検査の施行時には焦燥感が強かった．また診察中にトイレに何度も立つこともあった．前医からドネペジル塩酸塩を処方されたものの，大きな変化はなかった．5月からリスペリドン，プロメタジン塩酸塩が処方されたところ，焦燥感は改善した．ところが，自宅は食事をする以外は寝て過ごすことが多くなった．また不注意で交通事故を起こすことがあった．あるとき交通事故を起こしたが，このときに不自然なうす笑いの表情をして，相手を怒らせてしまった．詳細不明ながら顔面に不随意運動もしくはジストニア様の症状が出現することがあった．このような経過で，家族に連れられて，X年7月に当院初診となった．

初診時所見
- 不安，焦燥感，集中力の低下があった．着衣失行などの症状はなかった．
- 衛生面では不精ひげのままで，整容もよくなかった．昔のことにこだわり，ときに後悔しているという発言も聞かれ，常同的に妻の名を呼びつづけることもあった．リスペリドン投与を開始してからは，多少発語が増えた．

検査所見
- HDS-R：23点．
- MMSE：24点．
- レーヴン色彩マトリクス：24点(50〜59歳の正常値：34.2±2.13)．
- 記憶：順唱…6桁，逆唱…2桁．
- 注意：Stroop test，Trail Making testでは誤反応，自己修正はみられなかったが，反応時間が大幅に遅かった．質問にすぐに「わからない」と答え，集中力の乏しい傾向が，検査に影響を与えていた．
- 頭部CT(図1-5)：明らかな所見なし．
- 脳血流SPECT([^{123}I]-IMP (N-isopropyl-p-[^{123}I] iodoamphetamine) SPECT)]：X年初診時…左前頭葉眼窩面に軽度-中等度，側頭葉でも軽度の血流低下を認めた(図1-6)．
X+6年…両側前頭葉で中等度，側頭葉内外側でも右優位に軽度-中等度，頭頂葉では両側で軽度-中等度の血流低下を認めた(図1-7)．

初期診断
- 前頭側頭型認知症(frontotemporal dementia；FTD)．

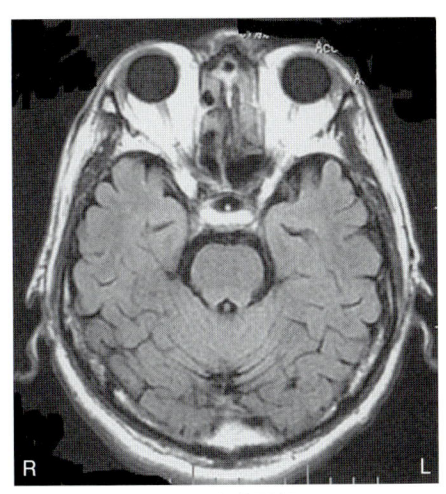

図 1-5　症例 2 の初診時頭部 CT

【治療経過と診断の変遷】

　以上の診察結果をもとに本人と妻に，FTD であると診断病名を告げた．そしてリスペリドン 1 mg，プロメタジン塩酸塩 25 mg，炭酸リチウム(100 mg)2 錠を処方した．

　この後も無為，自閉傾向にあり，せいぜい週に 1 回家族と外出する程度であった．「仕事をする気はある」と言うものの，実際には易疲労感を理由に働かなかった．また過食傾向となり，とくに甘いものを好物とした．もともと運転が好きであったが，次第に運転をしたがらなくなった．もっとも運転をする際には，交通ルールに従っていた．

　この年 10 月には活動的となり，毎日自転車で遠出するので真っ黒に日焼けしていた．ところが 11 月になると一転して，「つらくて死にたいよ」などという発言が聞かれ，「今は動けなくなって働けなくて悔しい」と深刻に嘆くなど，内面の葛藤がうかがわれた．

　翌年の 1 月には，家宅侵入となる事件を起こしてしまった．仕事用の植木の刃物を持っていたため怖がられ，多くの警察官が動員された．ところが本人は全く気に留める様子がなかった．この後 2 年間は，少しずつ人格変化が進むとともに記憶障害も悪化した．また周囲の状況を意に介さず我が道を行く行動(going my way behavior)が目立ってきた．

　ところが，3 年後の 7 月に躁状態に転じた．シルバー人材に植木職人として登録した．携帯を買い，これで長時間知人と話すようになり，それを注意されると怒りをあらわにした．早朝に覚醒し，畑仕事をしていたかと思うと，演歌を 1 日中聞いていることもあった．衝動的に多くの買い物をして乱費の総額が 400 万円近くになった．家族はクーリングオフを利用して返品した．

　この時点で躁病ではないかと考え，改めて家族と面談した．今まで躁のエピソードはないと家族は述べたが，臨床経過をレビューして FTD に双極性障害を合併しているものと考えた．そこでフルボキサミン，アマンタジンを中止し，炭酸リチウム 200

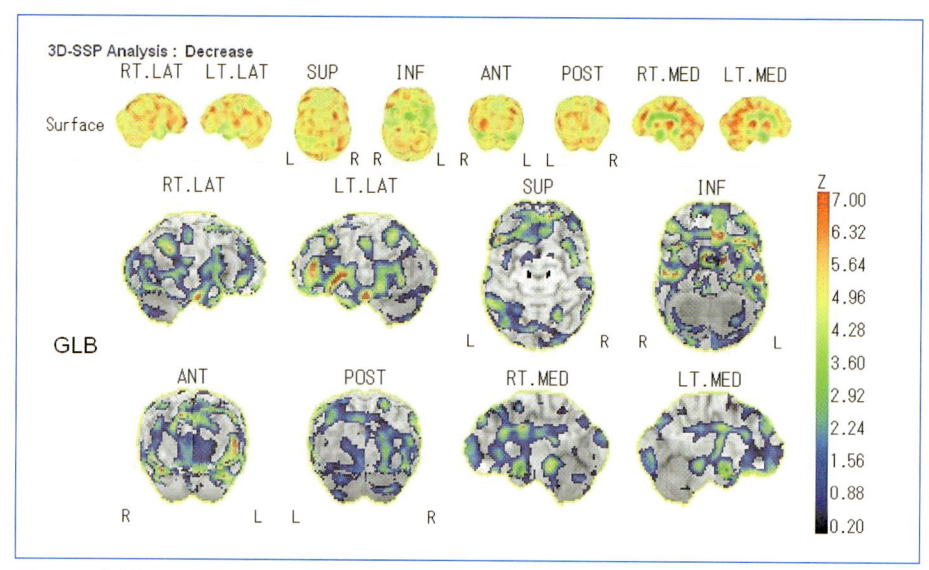

図 1-6 症例 2 の初診時脳血流 SPECT（IMP）
左前頭葉眼窩面ので軽度−中等度，側頭葉で軽度の血流低下を認める．

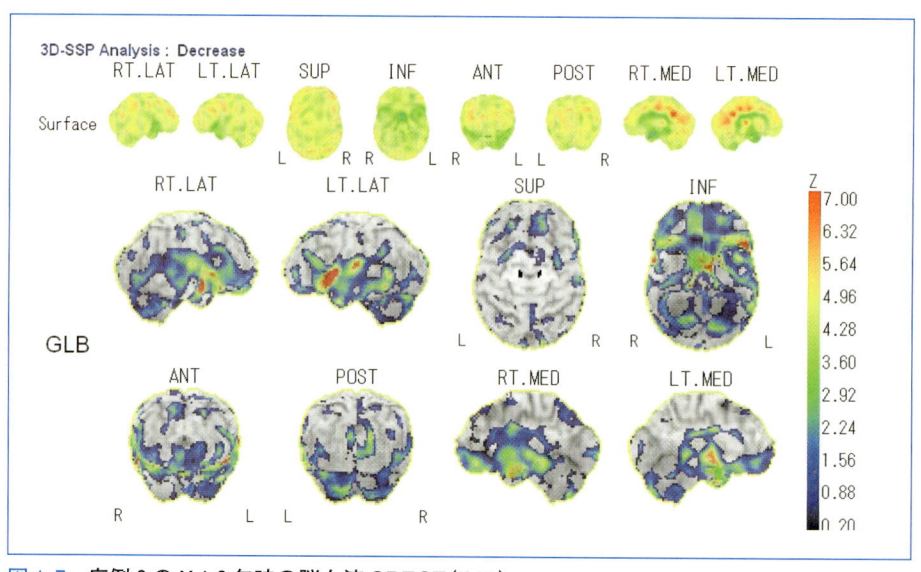

図 1-7 症例 2 の X＋6 年時の脳血流 SPECT（IMP）
両側前頭葉で中等度，側頭葉内外側で右優位に軽度−中等度，頭頂葉では両側で軽度−中等度の血流低下を認める．

mg，カルバマゼピン 200 mg を 1 日 2 回で処方した．これにより少しずつ症状は改善し，10 月には易怒性は減少して乱費も食料品程度まで減少した．この頃になって高校生の頃，うつ状態があったと家族が述べた．

　その後も基本的に同じ処方を継続したところ，気分の波が小さな状態を維持できた．一方で身体面では咀嚼困難となり，むせやすくなっている．経過を図 1-8 に示す．

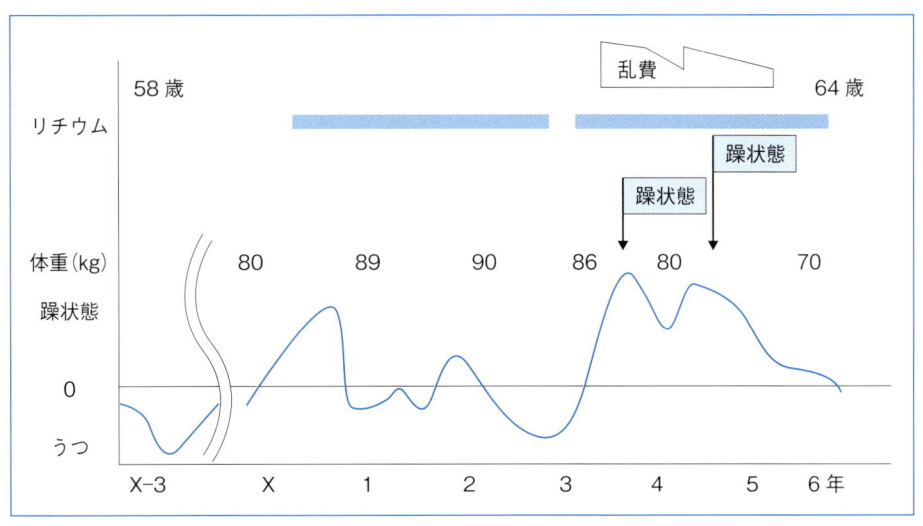

図 1-8　症例 2 の臨床経過

【本症例のまとめ】
　他院でうつ病と診断され，その後当院を受診して，FTD と診断された．臨床的に FTD として典型的であり，FTD の諸症状に対症的な加療をしていたが，フォローしていく中で，双極性障害を併発した．以前から多少とも気分の波があったが FTD の部分症状ととらえて，双極性障害の合併を想定していなかった．教訓として，「FTD ではその発症後でもうつ病のみならず，双極性障害も合併し得る」ことを得た症例である．

Case 3 ● 双極性障害の既往があった女性例

気分障害-認知症スペクトラム

患者データ
- 初診時年齢：79 歳．
- 現年齢：81 歳．
- 性別：女性．
- 主訴：記銘力低下，夜間徘徊．
- 既往歴：卵巣嚢腫 (27 歳)．
- 受診の経緯：前医の精神科に双極性障害で入院していた．その際，記銘力障害，夜間徘徊がみられ，専門機関での受診を家族が希望されたため当院を紹介され受診した．
- 家族歴：長男が統合失調症，他にはなし．

| 生活歴 | ・25歳で結婚し，3人の子どもに恵まれた．飲酒なし，喫煙なし．
・7人同胞の長女として生育．地元の専門学校を卒業し，その後，小学校教員．
| --- | --- |
| 現病歴 | ・詳細不明ながら40年前に初回のうつエピソードがあった．次には16年前に，介護していた義母が亡くなってから寝込み，通夜にも出られなかった．それ以後ときどき寝込むようになり，夫に家事ができないなどと責められることもあり，夫婦喧嘩が多くなった．それから逃げて，子どもや兄弟の家に助けを求めたため家族関係が悪化した．家族で話し合った結果，A病院を受診した．このときも詳細不明ながら躁うつ病と診断され，3か月間同院に入院した．退院後は継続通院し，内服治療を継続した．外来で炭酸リチウム200 mg，ビペリデン1 mgが処方され，2年前からハロペリドール0.75 mgが追加された．
・昨年10月，夫が転倒して頭部を強打し，B病院に入院した．1週間後より本人に意欲低下，不眠などの症状が出現した．11月に夫が亡くなり，その後，1人暮らしとなった．歩行が不安定でふらつくようになり，また失禁も出現した．
・ところが11月，家族は本人が躁状態に転じたことに気付いた．1人暮らしのため服薬管理ができておらず，本人にも入院の希望があったので，家族が付き添ってC病院を受診し，任意入院となった．
・入院当初は個室で，静かに過ごし，夜間も熟睡していた．ところが入院1か月後，夜間徘徊が出現した．会話もかみ合わず，認知障害が疑われた．「自分の年齢がわからない」「自分が何をすればいいのかわからなくなった」と話した．徘徊は悪化して，誘導しないと自分の部屋にも戻れなくなった．HDS-Rは6点であった．頭部CTが施行され，側脳室と第3脳室の拡大，陳旧性梗塞が確認された．その後も徘徊，意味不明の言動がさらに悪化し，意思の疎通が困難で，会話も行動もまとまらなくなった．失禁も多くなり，足がもつれて捻挫をし，ベッドから転落して頭部皮膚裂傷することもあった．そこでフルラゼパムが中止されビペリデンが追加されたところ，次第に認知症様の症状は改善し始めた．作業療法にも参加して，映画鑑賞，手工芸，料理などを行うようになり，食欲も改善した．血液検査でも明らかな異常はなくなった．以上の経過から認知症様状態は薬物によるせん妄と考えられた．しかし家族の希望があり，セカンドオピニオンを目的として当院を受診した．
| 初診時所見 | ・記銘力低下，徘徊，意思の疎通困難，失禁，錐体外路徴候．
・神経学的には両上肢に振戦があった．炭酸リチウム，ハロペリドール，ドネペジル塩酸塩，ビペリデン，抑肝散加陳皮半夏を継続処方した．小刻み歩行はビペリデンでいくらか改善したものの，錐体外路症状が持続的にみられたので，診断としてはADのみならずDLBの可能性も疑った．
| 検査所見 | ・MMSE：22点，HDS-R：17点．
・頭部MRI：T2強調画像・FLAIRでは両側大脳白質に斑状の高信号域が多発している．また，びまん性の脳萎縮を認める（図1-9, 10）．
・脳血流SPECT（^{99m}Tc-ethylcysteinate dimer（^{99m}Tc-ECD）SPECT）安静時検査：帯状回後部，楔前部と側頭葉内側を中心とした局所脳血流（rCBF）の低下を認める（図1-11）．
| 初期診断 | ・ADもしくはDLB疑い．

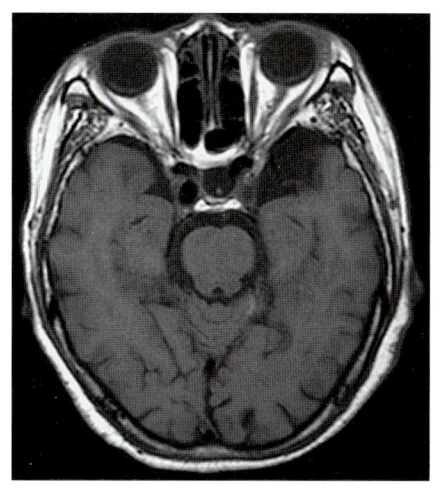

図1-9 症例3の頭部MRI軸状断

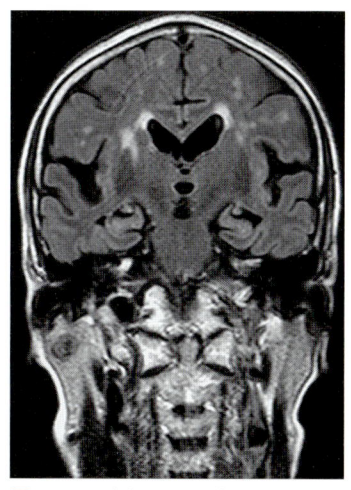

図1-10 症例3の頭部MRI冠状断

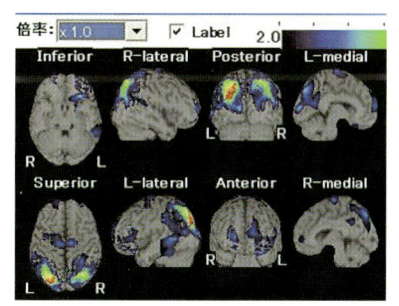

図1-11 症例3の初診時脳血流SPECT

帯状回後部，楔前部，側頭葉内側を中心とした局所脳血流（rCBF）の低下を認める．

【治療経過と診断の変遷】

　入院4か月目から，ハロペリドール，炭酸リチウム，ビペリデンを減量していった．声には張りが戻り，アキネジアは目立たなくなったため，ビペリデン，ドネペジル塩酸塩のみの服用とした．

　その頃，次女宅へ1泊外泊し，20年ぶりの同窓会に出席した．ところがこの翌日から過度の緊張・疲労のせいか食欲が落ち，臥床傾向になって部屋に引きこもり，抑うつ気分が明らかになった．精神的に不安定な状態が続いたため，炭酸リチウムの服用を再開し，アリピプラゾールも追加したところ次第に症状は改善した．しかし自宅での独居は困難と判断し，グループホームへの入所の方向で検討した後に退院となった．8月までは自宅で過ごし，その後，グループホームに入所したところ適応できた．10月には「いろいろ楽しくてよい」と前向きで，自発的な発語が増え，気分面でも安定していた．しかし，この後少しずつ認知症の進行がみられた．

　翌年9月に入り，メマンチンを使用したところ，声が大きくなり，表情も大分冴え

てきた．安定しており，薬剤の減量を本人と家族が希望された．そこで AD の進行を考慮して，アリピプラゾールと炭酸リチウムは中止して，ドネペジル塩酸塩 5 mg，メマンチン 20 mg という処方に変更した．

ところが炭酸リチウム，アリピプラゾールを中止して 1 週間経った頃から，表情が硬くなり，スタッフへの攻撃性が出現した．早朝から覚醒して動き回り，他の入所者への干渉も目立つなど躁状態が明らかであった．2 週間後にはこの躁状態は一転してうつ状態に陥った．ほぼ同じ頃に遅発性ジスキネジアも出現し，食事量，水分摂取が減少し，脱水状態になった．そこで外来で補液を行いつつ，炭酸リチウム（200 mg）2 錠 1 日 2 回，アリピプラゾール（3 mg）1 錠 1 日 1 回を再開した．

12 月初めから気分障害は改善し始め，翌年 1 月には本来の状態に戻った．その後今日に至るまで感情面，日常生活面とも安定している．経過を図 1-12 に示す．

【本症例のまとめ】

もともと双極性障害の既往があった．主治医が AD（もしくは DLB）と診断してフォローしていたが，AD は徐々に進行したものの，気分は安定していた．本人とご家族から薬を減量したいという希望があり，認知症が進んできたからという判断から，躁病に対する治療薬を離脱したところ，すぐに躁転してしまった．

AD（DLB 疑い）であると診断し，双極性障害は AD の影に隠れてしまったとした判断したことが失敗因である．また AD（DLB 疑い）が進行しても，もともとあった双極性障害は一生継続する可能性があることを想定しなかったことも反省点である．認知症という器質的疾患の診断が定まった後にも，内因性精神疾患の再発や初発が起こり得ることを想起すべきである．

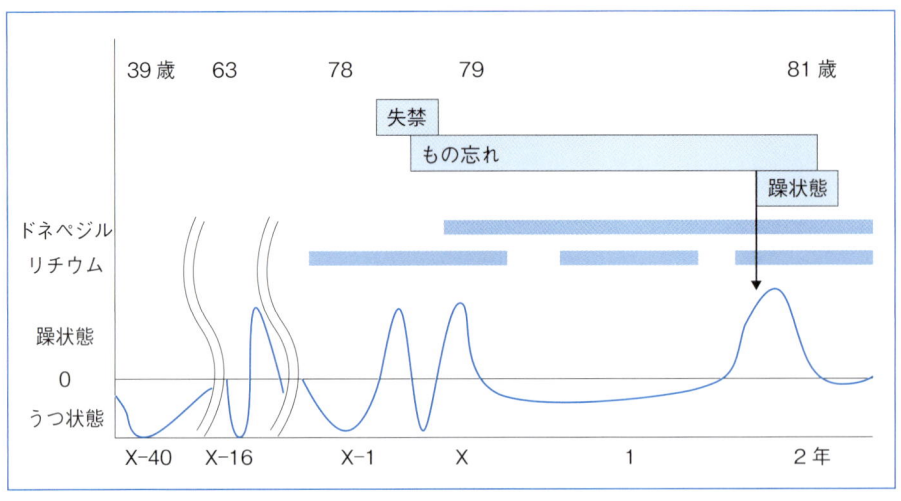

図 1-12 症例 3 の臨床経過

うつ病と認知症(DLB)を鑑別するためのポイント

　仮性認知症という概念があるほど，うつ病と認知症の鑑別は容易でないことが多い．もの忘れに対する病識は，うつ病患者の場合は「もの忘れが，もの忘れが」と執拗に訴えがちなのに対して，認知症では一見わかっているようでも実は真の病識は乏しいことが鑑別の基本になる．以下に詳しく述べる．

1 | DLB とうつ病の鑑別

　「うつ」を表現する用語にはうつ病，大うつ病，うつ状態がある．「大うつ病」とはアメリカ精神医学会による精神疾患診断の手引きである DSM シリーズによる中核的なうつ病をさす(表1-2)．次に「うつ状態」はいくつかのうつ症状はあるが，「大うつ病」とは言えない状態を意味することが多い．もっとも認知症にみられる「うつ」であっても，大うつ病と診断できる例もある．けれども概して内科系領域ではそこまでではない「うつ状態」をうつ病と呼んできたと思われる．

　DLB の類似疾患にパーキンソン病(Parkinson's disease：PD)がある．DLB における「うつ」の説明の前に，歴史的に先行してきた PD における「うつ」の研究報告を通覧することは有用かもしれない．

　「うつ」は PD の非運動症状の中でも頻度の高い精神症状として注目されてきた．Cummings の総説によれば，1922〜1990 年に報告された 26 の報告において，うつ病の頻度は 4〜70% と大きな幅があるが，平均は約 40% とされる[3]．もっともこれらの報告では PD における「depression」の定義が明確になされていない．それだけに「うつ状態」と「うつ病」が混在していると推察される．最近の 1991〜2001 年になされた 9 編の報告では 25〜70% であり，平均では 43% であった．このうち「大うつ病」に注目した報告は少ないが，Hantz が 2.7%[4]，Yamamoto は 2.2%[5]と報告している．つまり

表1-2　DSM-IV-TR による大うつ病の診断(大うつ病エピソード)

A　以下の症状のうち 5 つまたはそれ以上が同じ 2 週間の間に存在　　少なくとも 1 つは(1)抑うつ気分(2)興味または喜びの喪失である．
1. ほとんど 1 日中，ほとんど毎日の抑うつ気分
2. ほとんど 1 日中，ほとんど毎日の，すべてまたはほとんどの活動における興味または喜びの著しい減退
3. 明白な体重減少，体重増加，またはほとんど毎日の食欲減退または増加
4. ほとんど毎日の不眠または睡眠過多
5. ほとんど毎日の精神運動性の焦燥または制止
6. ほとんど毎日の易疲労性，または気力の減退
7. ほとんど毎日の無価値感，または過剰で不適切な罪責感
8. 思考力や集中力の減退，または決断困難がほとんど毎日認められる
9. 死についての反復思考，特別な計画はないが反復的な自殺念慮，自殺企図，または自殺するためのはっきりとした計画

〔髙橋三郎，大野　裕，染矢俊幸(訳)：DSM-IV-TR　精神疾患の分類と診断の手引　新訂版．pp 137-138，医学書院，2003 より〕

PDでは「大うつ病」はさほど多いものではなく，一般人口における大うつ病の頻度と大差はなさそうである．しかし，「うつ状態」は多い．ということは，PDのうつとは概して，大うつ病の診断基準を満たさない「うつ状態」が多いといえるだろう．

DLBに関しては，この点についての研究報告はまだ少ない．McKeithらのDLBの診断基準の下位項目[2]には，depressionが含まれているが，その詳細は示されていない．「DLBのうつ」と総称される状態にはさまざまな病態が含まれるが，それらについて詳細な検討はこれまでのところ乏しい．

一方で精神科臨床の場では，主訴がうつ症状で神経徴候が目立たない状態で初診し，その後，DLBへと緩徐に進行していく例が散見される．

2 | DLBのうつ症状の特徴

小阪は，「DLBは精神病症状で始まることが少なくない．統合失調症と診断，治療され，後にDLBであったことが明らかにされた剖検例は，まだDLBがよく知られる前から何例か報告されている」と記載している[6]．実際に，精神病様症状を呈する群が存在し，ときに特徴的な不死妄想や巨大妄想を呈し，自殺率が高い老年期うつ病の特殊型とみなされるコタール症候群と診断されている例も存在したとされる．

既述のように認知症を伴うパーキンソン病（Parkinson's disease with dementia；PDD）はDLBの類似疾患だが，PDDに伴う精神症状は，5つのグループに分類されるとAarslandらは述べている[7]．この報告はPDDの患者537人に対して，脳病変を有する患者の精神症候を評価するために作成された尺度であるNeuropsychiatric Inventory（NPI）で評価した結果の検討である．

5つのグループとは，①NPI得点が低い軽症群（52%），②うつや不安などが合併している気分障害群（11%），③アパシーのみの群（24%），④NPI得点が高く，agitationもみられる重篤な精神症状を呈した群（5%），⑤psychosisが中心となる群（8%）である．

われわれはDLB患者にみられるうつ症状を検討するために，HAM-D得点の下位項目の分析を試みた．その結果，DLB群には非精神病症状群と精神病症状群の2つの患者群が存在していた（図1-13）[8]．まず，一般的な器質性精神疾患でみられる，悲哀感に乏しく，アパシー（感情，情動，興味，関心が失われた状態である意欲障害）が前景に立つ群がある．次に，激越うつ病（不安・焦燥が強く現れるタイプのうつ病）と見まがうような精神病症状の目立つ群が存在する．したがって初老期以降にうつ状態を呈する患者で，アパシーが目立ったり，これとは対照的に激越うつ病の病像を呈する場合は，特にDLBの鑑別を強く意識すべきと思われる．DLBにみられるうつ状態と一般的なうつ病の鑑別を表1-3にまとめた．また鑑別診断のフローチャートの一例を図1-14に記載した．

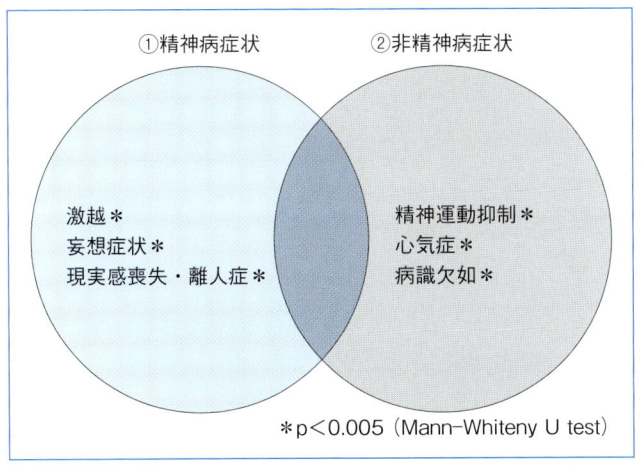

図1-13 DLBのうつに特徴的な臨床徴候（大うつ病と比較）
〔Takahashi S, Mizukami K, Yasuno F, et al：Depression associated with dementia with Lewy bodies（DLB）and the effect of somatotherapy. Psychogeriatrics 9：56-61, 2009 より〕

表1-3 DLBとうつ病の鑑別

	DLB	うつ病
うつ状態	アパシーを呈するものや精神病状態を呈するものもいる．	さまざま
抗うつ薬への反応	よい例もあるが反応が乏しい，もしくは過敏な副作用が出る	よいことが多い
症状の日内変動性	認知障害の日内変動がある	午前中が調子悪い
頭部MRI	大きな変化なし	大きな変化なし
脳血流SPECT血流低下部位	後頭葉，初期では前頭葉のこともある	前頭葉
自律神経障害	強い	あるが軽い

〔McKeith IG, Dickson DW, Lowe J, et al：Diagnosis and management of dementia with Lewy bodies（DLB）. Neurology 65：1863-1872, 2005 より改変〕

3 陥りやすいピットフォール

(1)薬物療法で予想外の副作用が出やすいDLB

　うつ病の悪化を目の前にすると，精神科医は抗うつ薬など薬剤の追加処方をしがちである．ところがよかれと思って向精神薬を増量させると，DLBではごく少量であっても，嚥下困難，錐体外路障害，眠気，嘔気など予想外の副作用が出現しがちである．場合によっては重症肺炎を併発したり，強いパーキンソン症状も現れ，さらに後遺症が残ることさえある．それだけに副作用の出現しやすさに気づいたら，うつ症状の背後にあるDLBを想起する必要がある．

　画像診断に関しては，DLBの脳血流SPECTでは後頭葉の血流低下が有名であるが，これを認めないケースも少なくないことに留意すべきである．なお，MRIについては，DLBに特徴的なパターンは知られていない．

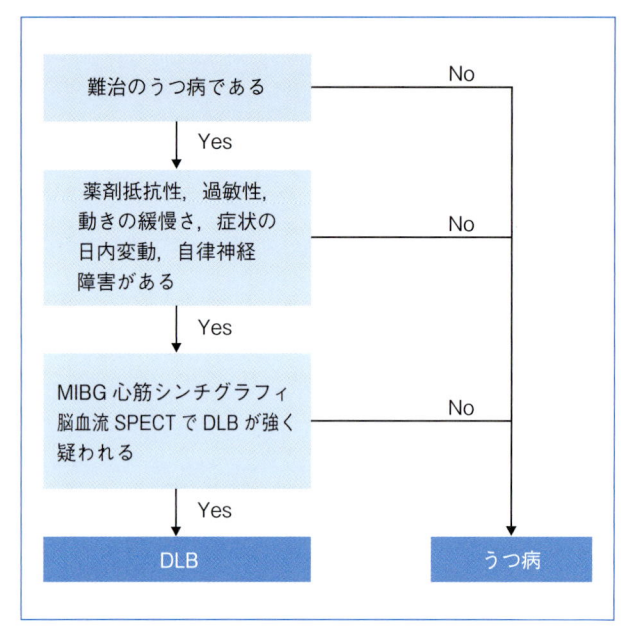

図 1-14　DLB とうつ病の鑑別診断のフローチャート

(2) 今目の前に現れている症状だけで決めつけない

　さて，本章の症例 1 における当初の失敗は「不安，焦燥，心気症状が主体」であり，「普通のうつ病」だと診立てたことである．しかも「自殺企図」があるから間違いなくうつ病だろうと考えたのである．いずれも高齢者のうつ病として典型的な症状で，普通の操作的診断のプロセスでいくと，まずはうつ病と考えてしまう．しかし，正しい診断に至るヒントは存在していたのである．すなわち薬物過敏性，わずかながらも錐体外路症状があった．しかも老年期に至って初発したうつ病なのだから，もう一段深く考えるべきであった．医療現場では診断基準のすべてが同時に揃ってみられることはむしろ稀と思ったほうがよいと思う．今はいくつかの症状しかみられないが今後別の症状が出てくるかもしれないと考えるべきであった．実際のところ現在の DLB の診断基準は感度は低く，特異度は高いと言われている．すなわち診断基準で DLB と診断されれば間違いはないが，診断基準を満たさない DLB が多いということも記憶にとどめたい．

　なお，自律神経障害がうつ病としか言えない DLB の初期像でもすでに存在するか否かについては今のところ確立していない．しかしこの点への注目は臨床診断上に有用と思われ，留意する必要がある．

表 1-4 FTD の診断基準

性格変化と社会的行動の障害が，病初期から全経過を通じて目立った特徴である．知覚・空間的能力・行為・記憶といった道具的認知機能は正常か，比較的良好に保たれる．

1. 中核的診断特徴
    A．潜在的な発症で，緩徐な進行
    B．早期から社会的対人関係行動の障害
    C．早期から自己行動の統制障害
    D．早期からの感情鈍麻
    E．早期からの病識欠如
2. 支持的診断特徴
    A　行動障害
        1．個人衛生や身繕いの低下
        2．精神的な硬化さと柔軟性の欠如
        3．注意散漫と飽きっぽさ
        4．口唇傾向と食行動変化
        5．保続行動ないし常同行動
        6．道具の強制的使用
    B　発語ないし言語
        1．発語量の変化
            a．自発語の減少/b．一方的なおしゃべり
        2．常同的発話
        3．反響言語
        4．保続
        5．鍼黙・無言
    C　理学的徴候
        1．原始反射
        2．失禁
        3．無動，固縮，振戦
        4．低血圧かつ不安定な血圧
    D　検査所見
        1．神経心理：前頭葉検査の重大な障害あり．しかし，重度の記憶障害，失語，視空間障害はない
        2．脳波：臨床的に認知症が明らかになっても正常範囲
        3．画像所見（形態/機能検査）：前頭葉あるいは側頭葉前方部の異常所見

〔Neary D, Snowden JS, Gustafson L, et al：Frontotemporal lobar degeneration：a consensus on clinical diagnostic criteria. Neurology 51：1546-1554, 1998 より改変〕

うつ病，双極性障害などの気分障害と FTD を鑑別するためのポイント

1 前頭側頭型認知症（FTD）とは

　独特の性格変化や社会規範に逸脱した行為を呈する疾患として広く知られるピック病は，治療の困難な認知症として知られてきた．1994年にはFTDとして欧米で疾患概念が整理された．NearlyらによるFTDの診断基準[9]を表 1-4 に，Rascovskyらの診断基準[10]を表 1-5 に示す．さらに近年に至って分子病理学的研究が進歩し大きな効果が得られている．この疾患は他の認知症に比較して，若年発症例も多いだけに，職業や人間関係の問題が顕在化しやすい．たとえば引きこもりが前景に立って，うつ病

表 1-5　FTD（behavioral variant FTD）の新しい診断基準

1. 変性疾患であること
2. Possible bv FTD（3項目）
   A. 脱抑制
   B. アパシー/無気力
   C. 同情/感情移入欠如
   D. 保続的/紋切型/強迫的/儀式的行動
   E. 口唇傾向/食行動変化
   F. 実行機能障害（記憶/視空間認知は比較的保たれる）
3. Probable bv FTD
   Possible bv FTD を満たす
   ADL 機能の明らかな低下
   前頭葉/前部側頭葉の萎縮/血流低下/代謝低下
4. FTLD の確定的病理所見を有する bv FTD
   possible/probable bv FTD であり，FTLD の組織病理所見を有する
   または FTLD の遺伝子変異を有する
5. 除外項目
   他疾患
   精神疾患
   AD のバイオマーカー陽性

〔Rascovsky K, Hodges JR, Knopman D, et al：Sensitivity of revised diagnostic criteria for the behavioural variant of frontotemporal dementia. Brain 134：2456-2477, 2011 より一部改変〕

と診断されるケースがある．また AD と誤診されて，コリンエステラーゼ阻害薬を投与されることにより，過活動や興奮を示すこともある．あるいは性格変化や反社会性といった特徴的な症状が目立つため，統合失調症と誤診されるケースもある．

　頭部 MRI などの形態画像所見や脳血流 SPECT などの機能画像の所見は診断上，とても有用であり，その診断の支持的所見が得られる．治療は対症療法が基本であり，行動面での障害，とくに人格変化，性的逸脱，時刻表的行動などの対応への工夫が求められる．抗うつ薬，気分安定薬や漢方薬もよく使われるが，抗精神病薬を使用せざるを得ないこともしばしばある．

2　FTD の症状

(1) 病識の欠如，非影響性の亢進，常同行動

　脱抑制・反社会的行動としては，社会ルールが守れず，欲しい物があると衝動的に手を出すため，盗食や万引きとなることがある．それをとがめられても本人は意に介さず真摯に反省する様子はなく，同じ犯罪を繰り返すところは本疾患に特徴的と思われる．またこうした行動を周囲から制止されたときに暴力行為が出現しやすい．また，神経心理検査を行っても真剣に取り組まず（考え不精），深く考えずに即答し（当意即答），関心がなくなると診察室や検査室から出ていく（立ち去り行動）といった行為もみられる．これらには注意転導性の亢進も関わっていると思われる．このような行動を総称して「我が道を行く行動」（going my way behavior）と表現されることもある．病気の進行とともに自発性の低下が進むと，概してこの症状は目立たなくなる．

表1-6 FTDと気分障害の鑑別点

	FTD	気分障害
気分	アパシー，抑うつ（自発性低下）	悲哀感，自責感
抗うつ薬，気分安定薬への反応	よい例もあるが反応が乏しいこともある	よいことが多い
頭部MRI	大きな変化なし	大きな変化なし
脳血流SPECT血流低下部位	前頭葉，側頭葉	前頭葉

〔長谷川典子：前頭側頭葉変性症と高次機能障害．Cognition and Dementia 11：34-37, 2012 より一部改変〕

反社会的あるいは脱抑制といわれる本能のおもむくままと見える行動は，前方連合野から辺縁系への抑制が外れた結果と理解できる．また，前頭葉眼窩面や側頭葉の障害との関連もあるとも言われる．

感情・情動変化としては絶えずニコニコ笑っているような児戯的な多幸を示す例もあるが，焦燥感が強く不機嫌を呈している例もある．こうしたところから気分障害と誤られる可能性がある．また情意鈍麻，無表情もしばしばみられる．その他では，冷やかで疎通性が乏しく統合失調症患者のようなプレコックス感が感じられる例もある[11]．このような例では統合失調症と誤診されるかもしれない．

食行動異常としては食欲の変化，嗜好の変化，食習慣の変化が認められる．特に早期にみられるのは食欲の増加である．嗜好の変化としては，概して味付けの濃い料理や，甘い菓子やジュースを好むようになる．また口の中に食物を詰め込み，咀嚼し続ける行為や，同じ品目に固執することもある．

(2) 器質性精神障害と内因性障害は併存し得る

以上のようなことから，FTDでは双極性障害，統合失調症との鑑別が難しいことがある．鑑別に最も有用なものはSPECTなどの脳機能画像かと思われる．FTDでは特徴的な前頭葉と側頭葉の機能低下が認められる．

発症後に双極性障害と診断されたFTDのケースはあまり知られていない．しかし症例2のように，きわめて例外的ではあろうが，認知症になっても双極性障害は続発してくる可能性を心に留めておく必要がある．つまり器質性精神障害と内因性障害は併存し得るということである．

FTDと気分障害の鑑別点を表1-6，診断のフローチャートの一例を図1-15に記す．

3 陥りやすいピットフォール

(1) 認知症の典型例であっても他疾患の併存の可能性を考える

FTDには上記のように，さまざまな精神症状が前景に立つことがあるので，気分障害や統合失調症との鑑別が困難である．加えて症例2のように併存例もある．認知症の進行ととらえるだけでなく，併存の可能性も考え，必要に応じて診断を変更し，

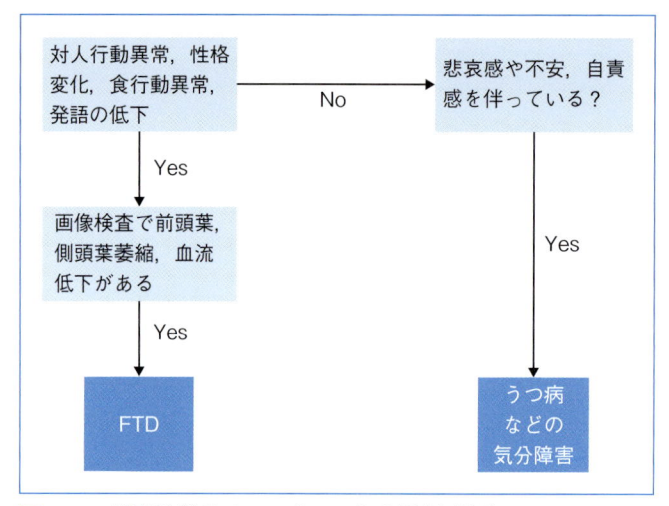

図 1-15　鑑別診断のフローチャートの例（症例 2）

病態に応じて薬剤を柔軟に使用する必要がある．

　症例 2 で当初，躁病に気づかなかった理由としては，まず臨床所見，画像検査所見から FTD と診断し，その後の臨床経過も FTD として矛盾のないものであったことがまず挙げられる．一般的に本例に限らず，その経過，進行が典型的な FTD や AD などであった場合，そこに双極性障害が潜んでいると考えつくのは難しい．もっとも本例では慣れによる油断があったかもしれない．

　従来，双極性障害と FTD の関連については，ほとんど注目されてこなかったが，症例 2 は FTD と双極性障害の関連が提示された珍しい症例とも言える．

(2) ちょっとした症状を見誤まるとそれが命取りに

　反省すべきは，以前から多少とも気分の波があったが，これを FTD の部分症状ととらえていたことである．双極性障害が合併してくるということを想定していなかったことはさておき，うつ病の既往があることを知らなかったことは反省材料である．これは医師が本人・家族との初診時の面接で明らかにされるべきであった．またイライラしていて焦燥感の強い状態を躁状態ととらえず，もともとの性格傾向や FTD の部分症状と考えていた．そのように反省すると，躁病とわれわれが気づく前にも軽度の躁状態もあった可能性も否定できない．

● うつ病，双極性障害などの気分障害と認知症（AD）を鑑別するためのポイント

　うつ病と認知症の関係は 100 年以上も前に Kraepelin が教科書で「退行期うつ病」を記載しているように，古くから問題視されてきた．最近では高齢化社会の進行とともに，うつ病から認知症に進展していくケース，認知症とうつ病との鑑別に悩むケースを診察する頻度が増えてきている．以前はうつ病の部分症状とされ，「うつ病の仮性

表1-7　ADとうつ病の鑑別点

	AD	うつ病
初発症状	記憶障害，抑うつが先行する例もある	抑うつ症状
うつ状態	アパシーや意欲低下など	さまざま
抗うつ薬への反応	よい例もあるが反応が乏しいこともある	よいことが多い
症状の訴え方	病識乏しい，深刻みが乏しい	自責的，悲観的，深刻である
質問への返答	はぐらかす，家族に確認する，怒る	反応が遅い，わからないという
症状の日内変動性	あまりない	午前中が調子悪い
頭部MRI	海馬，頭頂葉の萎縮	大きな変化なし
脳血流SPECT血流低下部位	側頭葉，頭頂葉	前頭葉

〔日本老年精神医学会（編）：改訂・老年精神医学講座；各論，第1版．ワールドプランニング，pp 15-34より一部改変〕

認知症」と言われていた病態が，実は真性の認知症の前駆症状でありがちなことも明らかになっている．事実，ADの危険因子の1つとしてうつ病が位置づけられている．Greenらは，25年以上前に発症したうつ病でもADの危険因子になると述べている[12]．またSpeckらは，うつ病の罹病期間が10年以上の群では，10年未満の群よりもADの発症危険率が高いとして，気分障害の長期罹患と認知症発症との関連性を示している[13]．

さらにKessingらは，デンマークで1970〜1974年の間に入院した3,363人の単極性うつ病と518人の双極性障害，1,025人の統合失調症，8,946人の神経症の平均21年間の長期追跡研究の結果を報告している．それによると，精神疾患による入院歴がある患者における認知症の発症率は，一般人口よりも有意に高く，精神疾患による入院歴を有する患者が認知症で再入院する危険率を疾患別に比較したところ，双極性障害が最も高く，次に単極性うつ病，統合失調症，神経症の順であった．また高齢になるほど双極性障害は認知症になりやすいという結果も示されている[14]．全く意外ながら双極性障害患者の認知症の発症危険性はきわめて高いものかもしれない．

ADとうつ病の鑑別点を表1-7，診断のフローチャートの一例を図1-16に記す．

1 陥りやすいピットフォール

(1)診断は「急がず」「固執せず」「持続的に」

認知症と気分障害の関係は複雑だが，うつ病などの気分障害が前駆症状として存在し，認知症に移行していく1つのスペクトラムで考えられる例もある．また，2つの疾患が偶発的に併存して存在している例もある．したがって，どちらかに診断を決めることを急いではならない．また一度診断してもそれに固執するのではなく，患者の症状の変化をモニタリングし続け，家族や介護施設の職員などの観察結果を傾聴する

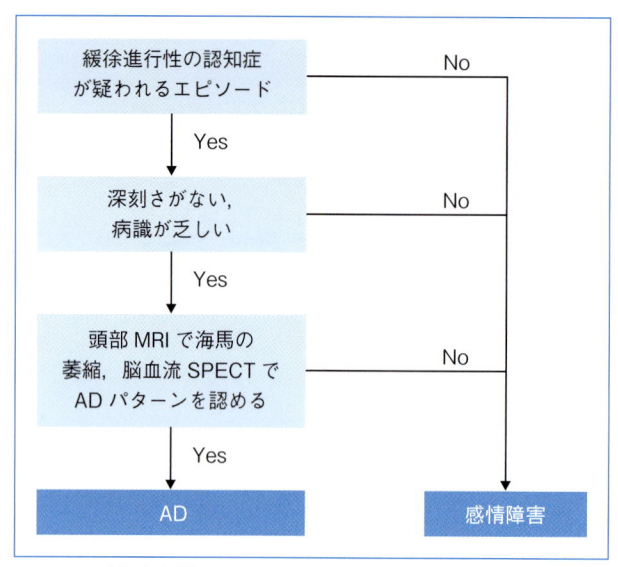

図 1-16 鑑別診断のフローチャートの例（症例 3）

必要がある．そしてこれはと思ったら，診断を変更することも必要である．認知症として一元的に考えられるのか，それとも気分障害と認知症の併存している病態なのかを持続的に意識し続けることが大切である．こうした観点は，長寿社会の精神医療に求められる 1 つの姿勢かもしれない．

(2) 認知症と双極性障害の併存の可能性を考慮する

症例 3 における失敗のポイントは，AD（DLB 疑い）であると診断し，双極性障害は変性疾患である AD の影に隠れてしまったと思い込んだことである．上述した通り，うつ病と認知症（特に AD，DLB）は，鑑別が困難であったり，うつ病から認知症に移行することがある．症例 3 は双極性障害でも同様であることを示している．このケースでは双極性障害は AD の経過とは独立した経過を示したと思われる．つまり AD の診断をされ，AD として普通の臨床経過を示していた．また薬物の効果なども AD として矛盾はなかった．ところが元々あった躁症状が薬物の離脱により再び現れたのである．すなわち AD として，一元的に考えられる症状ではなく，AD と双極性障害が併存したケースと考えなければならない．疾患を一元的にみるか，二元的にみるかは，診断学では重要な点である．本例はもちろん後者ということになる．本例からの教訓は，認知症という診断が決まっても内因性精神病の再発や初発が起こり得ることも想定すべきだということ点にある．たとえ高齢者であっても慎重な観察をもとに柔軟に診断していく姿勢が望まれる．

● 文献

1) Mizukami K, Homma T, Aonuma K, et al: Decreased Ventilatory response to hypercapnia in dementia with Lewy bodies. Ann Neurol 65: 614–617, 2009

2) McKeith IG, Dickson DW, Lowe J, et al: Diagnosis and management of dementia with Lewy bodies: third report of the DLB Consortium. Neurology 65: 1863-1872, 2005
3) Cummings JL: Depression and Parkinson's disease: a review. Am J Psychiatry 149: 443-454, 1992
4) Hantz P, Caradoc-Davies G, Caradoc-Davies T, et al: Depression in Parkinson's disease. Am J Psychiatry 151: 1010-1014, 1994
5) Yamamoto M: Depression in Parkinson's disease: its prevalence, diagnosis, and neurochemical background. J Neurol 248 (Suppl 3): III5-11, 2001
6) 小阪憲司: レビー小体認知症の初期―軽度認知障害(MCI)認知症に先手を打つ. pp 264-268, 中外医学社, 2007
7) Aarsland D, Brønnick K, Ehrt U, et al: Neuropsychiatric symptoms in patients with Parkinson's disease and dementia: frequency, profile and associated care giver stress. J Neurol Neurosurg Psychiatry 78: 36-42, 2007
8) Takahashi S, Mizukami K, Yasuno F, et al: Depression associated with dementia with Lewy bodies (DLB) and the effect of somatotherapy. Psychogeriatrics 9: 56-61, 2009
9) Neary D, Snowden JS, Gustafson L, et al: Frontotemporal lobar degeneration: a consensus on clinical diagnostic criteria. Neurology 51: 1546-1554, 1998
10) Rascovsky K, Hodges JR, Knopman D, et al: Sensitivity of revised diagnostic criteria for the behavioural variant of frontotemporal dementia. Brain 134: 2456-2477, 2011
11) 長谷川典子: 前頭側頭葉変性症と高次機能障害. Cognition and Dementia 11: 34-37, 2012
12) Green RC, Cupples LA, Kurz A, et al: Depression as a risk factor for Alzheimer disease: the MIRAGE Study. Arch Neurol 60: 753-759, 2003
13) Speck CE, Kukull WA, Brenner DE, et al: History of depression as a risk factor for Alzheimer's disease. Epidemiology 6: 366-369, 1995
14) Kessing LV, Olsen EW, Mortensen PB, et al: Dementia in affective disorder: a case-register study. Acta Psychiatr Scand 100: 176-185, 1999

〔高橋 晶, 朝田 隆〕

第2章

遅発性パラフレニー・双極性障害・統合失調症

　本章では病初期に診断を誤った症例のみではなく，早期に診断が困難であった症例も含めて紹介する．内容は遅発性パラフレニー，双極性障害，統合失調症と診断されたが脳器質疾患であった症例を中心に，逆に脳器質疾患と診断されたが内因性精神疾患であった症例についても取り上げる．最後に，老年期に起こる認知症疾患群で，タウオパチーに属する疾患はしばしば精神症状で始まり，診断が困難なことがあるので併せて紹介する．

　脳に器質的な要因がある器質性精神病と，身体に主座がある狭義の症状精神病という概念は，ドイツ語圏で提唱された従来の慣習に基づく概念であり，薬剤使用に起因するものを除けばおおむねICD分類ではF00〜F09に相当するが，精神疾患の「誤診」という観点からわかりやすい概念であるので，本章ではこれらの用語を使用する．これらの概念の適否を議論することが目的ではないので詳しくは成書[1]を参考にしていただきたい．なお，文中の「老年期精神病」は遅発性パラフレニーのみならず双極性障害，うつ病をも含めた「老年期に精神症状を持って発病した症例」の意で，かつて臨床場面でよく使用された便宜的な診断名である．古い症例の引用では当時の診断名をそのまま記載した．また，症例報告においては，個人情報の保護につとめ倫理的配慮を行った．

● 遅発性パラフレニー

　以下に紹介する3症例は，いずれも老年期精神病（遅発性パラフレニー）と診断され，後に軽度認知障害（mild congnitive impairment；MCI）ないしはアルツハイマー病（Alzheimer's disease；AD）であることが判明した症例である．

Case 1 ● 幻聴で初発し老年期精神病と診断された女性

耳はほとんど聞こえないはずなのに…

患者データ
- 初診時年齢：80歳．
- 性別：女性．
- 主訴：幻聴，興奮．
- 既往歴：病前性格は非社交的で思いこみが強い．精神疾患の既往なし．

生活歴
- 71歳時に夫と死別して以来，長男家族と同居していた．

現病歴
- 難聴があり，76歳頃から筆談であったが，自立した生活を送っていた．80歳時，「歌が聞こえる」「田舎の人が呼んでいる」など，耳はほとんど聞こえないのに奇妙なことを言い始めたと家族は思っていた．同時に独語も認められていた．この頃は，家の改築修理費用の計算なども間違いなくできており，買い物も問題なく，長女にもしっかりした内容の手紙を書き送っていた．2か月ほどすると，幻聴に支配された行動をとるようになり，「呼ばれた」といって外に出てみたり，「孫（実際には高校生）が幼稚園で泣いている」と興奮し，大声を出したりするようになった．そのうちに24時間以上続けて騒ぎ，疲れ果てて眠入り，目を覚ましてはまた騒ぐという風で，家庭看護困難となり入院した．

初期診断
- 老年期精神病．

【治療経過と診断の変遷】

入院時診断は老年期精神病（遅発性パラフレニー）．入院後しばらくしてせん妄状態と考えられる激しい症状は治まったが，幻聴は持続した．近時記憶の障害があるが，ADLはほぼ自立しており，理解力，接触性も問題なかった．見当識障害も認められなかった．初発から10か月後に死亡し，剖検でADの病理診断基準を満たす所見が認められ，幻聴で初発したMCIないしは初期のADと診断された．

Case 2 ● 独居開始後に幻視や幻聴が始まった女性

1人暮らしの部屋に同居人？

患者データ
- 初診時年齢：82歳．
- 性別：女性．
- 主訴：幻覚妄想，不穏，興奮．

- **既往歴**：病前性格は非社交的で大人しいほうという．精神疾患の既往なし．難聴のため補聴器を使用し，白内障がある．

生活歴
- 本人が75歳時に夫が死亡し，息子宅に同居して問題なく暮らしていた．

現病歴
- 81歳時，「お金がなくなった」「殺される」など被害的なことをいうようになり，自ら希望してマンションに入居し，1人暮らしを始めた．当時，日常生活は自立しており，息子や娘たちには認知症があるようにはみえなかった．独居を始めた直後から幻視と幻聴が始まった．最初に起こった幻視は「山のような所に花火のようなきれいな光がみえる」という要素的なものだった．その後，「マンションの六畳間に高校生のような男の子が4人いた」「うつむいて何か相談している風だった」「話しかけても返事はなかったが，『仏壇のお水をとってちょうだい』と頼むと，黙ってスーッと音を立てずに置いてくれた」「別のときには部屋に帰ると，女の人が大勢で片付けものをしていた．話しかけても返事はなかった．このようなことは気味が悪いと思ったが，警察を呼ぼうなどとは思わなかった」と表現していた．その後，時期をおいて左右の白内障の手術を受けたが，「左側の手術の際は万華鏡のようなきれいな色が次々と見え，右側のときは先生が木刀を持って立っているのが見えた」と述べた．幻視が始まった頃に幻聴も出現しており，最初のうちは「笛の音」や「人の話し声」が聞こえるというものであったが，そのうちに空き家であるはずの隣に人がいて「私の悪口を言う」と被害的な内容となった．次第に幻聴は激しさを増し，「またトイレにいった」など，いちいち行動を指摘されるようになった．その後，幻聴の内容に巻き込まれるようになり，激しい興奮，不穏，マンションから飛び降りようとするなどの自殺企図，家族への暴力があり，82歳時に入院となった．

初期診断
- 老年期精神病．

【診療経過と診断の変遷】

入院時診断は老年期精神病（遅発性パラフレニー）．入院後も「長男が死んでしまったんです．この目で見ました．法事に行かなくては」「下の人が色々いってくるんです」など活発な幻覚妄想状態が続いた．入院後に行われた知能検査では，HDS-R 24点，MMSE 28点であった．

入院後，数か月を経ると幻聴は被害的なものから「退院していいと言われた」「面会に来ているのがわかる」「娘の後ろ姿を見た」といった願望充足的なものとなり，次第に消退していった．半年後には精神症状は全く認められなくなったが，不活発で生気がなく，HDS-R 20点，MMSE 22点と低下していた．画像所見などからADの初期と診断が変更された．

Case 3 ● 不潔でだらしなく，被害妄想がエスカレートしていた女性

幻聴や妄想はなくなったけれど，代わりに…

患者データ
- 初診時年齢：79歳．
- 性別：女性．
- 主訴：幻の同居人妄想，被害妄想．
- 既往歴：精神疾患などの病歴は不明．病前性格は疑い深いほうという．

生活歴
- 20歳で結婚し，その後，満州に渡ったが，夫とは生き別れて帰国した．戦後は長く単身のアパート暮らしで，77歳まで家政婦として働いていた．79歳時，「天井裏に人が住んでいる．5〜6人で小人のよう」と毎日のように民生委員に訴えに来るようになった．そのうちに，「天井から降りてきて，食べ物を盗ってゆく」「食べ物に毒を入れる」「お金を盗られる」と被害的なことをいうようになった．保健師が訪問すると，同上の訴えをし，「お金も盗るし，ときどき，体の中にも入ってくる．この前は胃をキリキリさせた」「犯人は中○区の福祉課の係長で，アルバイトを使って嫌がらせをする」と妄想は広がりをみせるようになってきた．生活はほぼ自立しており，食事は出来合いのものを買ってくる．ときどき，風呂屋に行き，洗濯はコインランドリーで行っているというが，衣類は不潔でだらしない．ふとんにところどころ焼け焦げを作っている．被害妄想はさらにエスカレートし，「泥棒がいるし，天井から吹き矢で射られるので怖くて家に帰れない」と野宿をするようになったため，80歳時に入院となった．

初期診断
- 老年期精神病．

【治療経過と診断の変遷】

　入院時，幻聴もあるが堅固な妄想が中心であった．理解力は年齢相応と考えられ，言語理解も良く，老年期精神病（遅発性パラフレニー）と診断された．入院後，同室の他患の荷物をいじる，ゴミ箱をあさる，服薬をしたことを忘れている，などの認知症を思わせる行動を看護師が確認している．向精神薬の服用で幻聴は消失し，妄想についてもあまり語らなくなるとともに，記憶障害，時と場所に対する失見当，計算障害，作話傾向，多幸的傾向が目立ってきて，認知症が主体であると考えられるようになった．死亡後の剖検でADと病理診断された．

【症例1〜3のまとめ】

　老年期精神病と初期診断された3症例を要約すると，症例1〜3はいずれも女性である．症例1は非社交的な性格で，身体的条件として筆談が必要なほどの高度の難聴がある．意識清明な状態下で幻聴が始まり，その経過中にせん妄状態を示すようになり，せん妄状態が治まった後にも幻聴が持続したが，記憶障害は軽度に留まり，MCI

レベルであったと考えられる．症例2も非社交的な性格で，身体的条件として難聴と白内障を伴い，幻覚妄想状態で初発した例である．1人暮らしを契機に要素性幻視で始まり，幻の同居人妄想と考えられる幻視，妄想が出現し，進行とともに被害的な内容となり，次第に批判性を失い行動化した．症例3は疑い深い性格で1人暮らし．妄想は当初は被害的なものではなかったが，次第に身体的不調や幻の同居人妄想も妄想に組み込まれ，いくらか体系化した被害関係妄想を呈したが，認知症が進行するにつれて幻覚妄想は目立たなくなった．

● 鑑別診断のポイント

1 | 幻覚妄想で初発するアルツハイマー病は少なくない

最終的な診断はいずれもMCIないしはADであったが，初発症状が幻覚妄想状態で，その後の経過中に認知症を思わせる症状が乏しい，あるいは認知症が明らかになるまでの期間が長かったために，当初は遅発性パラフレニーと考えられた．

注目すべきは，いずれの症例も（認知症を伴わない真の）遅発性パラフレニーについて言われている特徴を伴っている点である．3例とも女性の高齢者で，1人暮らし，身体的にも症例1，2は難聴を伴っている．病前性格も症例1，2は非社交的，症例3は疑い深い性格であった[2]．図2-1はADの初発症状について調べたデータであるが，記憶障害が初発症状であるのは男女とも約60%であり，幻覚妄想状態で始まる症例も少なくないことがわかる．とくに女性では13%が幻覚妄想で初発していることは注意すべきである．当然のことであるが，認知症であっても遅発性パラフレニーに共通する内的・外的環境要因を基盤に持つ場合は幻覚妄想が現れやすい．これに加えて，診断のポイントは，①高齢発症であっても以下に紹介する器質性に基づく幻覚妄想の特徴は若年者と共通しているので，その特徴を理解しておくこと，②認知症の

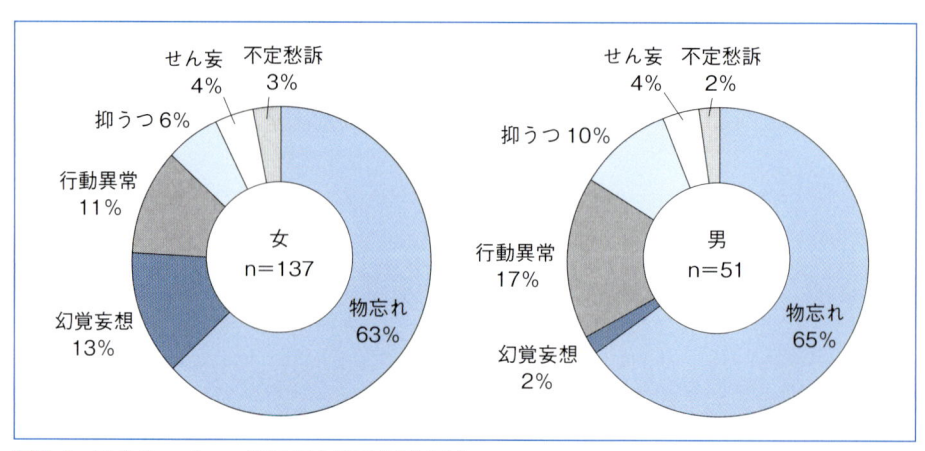

女 n=137
- 物忘れ 63%
- 幻覚妄想 13%
- 行動異常 11%
- 抑うつ 6%
- せん妄 4%
- 不定愁訴 3%

男 n=51
- 物忘れ 65%
- 幻覚妄想 2%
- 行動異常 17%
- 抑うつ 10%
- せん妄 4%
- 不定愁訴 2%

図2-1　アルツハイマー病の男女別の初発症状

徴候にいかに早期に気付くか，の2点である．統合失調症の項とも共通するので，ADを含めた器質性疾患の幻覚妄想の特徴について，少し詳しく解説する．

2｜脳器質性疾患における幻覚・妄想の特徴

　脳器質性疾患における一般的な幻覚の特徴は以下の通りである．①幻聴よりも幻視であることが多い，②その際の幻視は，閃光や光のようなものがみえるといった要素性幻視であることが多い，③幻聴がある場合でも統合失調症にみられるような会話形式や命令されるような内容のある声といった幻聴はまれであり，ざわめきとかガラガラという音が聞こえるというような要素性幻聴が多い，④天井のシミが人の顔にみえたり，壁や柱に虫やゴミのような黒いものがみえたりといった錯覚から幻覚の境界に位置する体験も器質性幻覚の特徴の1つである．

　一方，妄想の特徴は，①内容は具象的であり，作為体験を伴わない，②妄想の対象は身近な人間であることがほとんどである，③幻覚から発展する場合，要素幻覚を妄想的に意味付けしたり，外界からの感覚刺激を誤認して妄想的に意味付けすることがある，④内容は被害的であることが多い，関係念慮や嫉妬妄想も現れやすい，⑤一般的には断片的でとりとめがない，あるいは空想的，夢様であることが多く，系統化しない，⑥妄想は通常，認知症の進行とともに内容は願望充足的，曖昧でしつこさのないものに変わっていき，形骸化することが多い[3]，ということが挙げられる．

　このような脳器質性の幻覚妄想の特徴は一般的な傾向であって，レビー小体型認知症（dementia with Lewy bodies；DLB）では鮮明で生き生きとした幻視が起こるし[4]，てんかんの夢幻状態では，光景的な，そしてそれが走馬燈のように美しく次から次へと映し出されるような幻視が起こることはよく知られている[5]．妄想についても，慢性アルコール中毒の嫉妬妄想や，老人の妄想状態でもパラノイアといえるほどに確信性が強く，系統だった持続性妄想がみられることもある．個々の疾患での幻覚妄想の特徴を理解しておくことも重要である．このように脳器質性疾患の幻覚・妄想形成には脳病変が基盤となっていることは確かであるが，それがどの程度関与しているかは各個人によって異なる．すでに述べたように病前性格に特徴があること，孤独など本人を取り巻く生活環境，身体状況が幻覚や妄想形成に影響するので，他の要因を含めた多面的な視点が必要である．

　以上を踏まえてもう一度，症例1～3を再検討すると，症例1の幻覚は器質性を疑わせるところはないが，経過中にせん妄状態を示している．症例2では要素性幻視で始まり，幻の同居人妄想と考えられる妄想が特徴であるし，症例3でも「天井裏に人が住んでいる」という幻の同居人妄想で始まり，心気妄想，身近な人に対する被害妄想に特徴があり，「衣類は不潔でだらしない」「ふとんにところどころ焼け焦げを作っている」というような認知機能の低下を疑わせる日常生活上の変化にも注意すべきである．注目すべき点として，認知症が表面化していない段階では，症例3のように妄想がいくらか体系化してみえることである．知的能力がある程度保たれている段階で

は，幻覚，身体的な不調，不安，被害感などを取り込んで比較的複雑な妄想を呈することを認識しておかなければならない．

双極性障害（躁うつ病）

Case 4 ● 躁うつで転院をくり返していた男性
双極性障害の経過中に徘徊や幻視が出現

患者データ
- 初診時年齢：60歳．
- 性別：男性．
- 主訴：気分の変動．
- 既往歴：小児麻痺にて左手に障害がある．
- 家族歴：詳細不明であるが兄と姉が自殺している．

生活歴
- 同胞8人中の末子として出生した．高校卒業後，デザイン学校で学び，会社事務員を経て郵便局に就職した．結婚し挙子1人．55歳時，妻と離婚．56歳で郵便局を退職した．

現病歴
- 52歳頃，抑うつ的となりAクリニック受診．翌年，Bクリニックを受診し一旦回復するも，軽躁状態となったのちに再び抑うつ状態となり，C病院に4か月間入院したが十分に改善しなかった．54歳時の3月，D病院を受診．抑うつ気分，焦燥感，希死念慮を認め同日入院となった．徐々にうつ症状は改善し，若干の気分変動は続いたが次第に安定し，同年6月退院となった．8月から軽躁状態となるがその後安定し，12月に復職するも仕事ができず再びうつ状態となった．

初期診断
- 躁うつ病．

【治療経過と診断の変遷】

　57歳時，抑うつ気分，希死念慮，不眠のため，D病院に2回目の入院となった．入院後，昏迷状態や躁状態を繰り返し，ときに隔離も要した．徘徊し，他室へ入室して他人の持ち物を触る，「虫がいる」と幻視を認めたこともあった．軽度の気分変動，亜昏迷を繰り返しながらも家族のサポートで外出・外泊もできていた．入院を継続していたが家族が自宅に近い病院への転院を希望したため，60歳時にE病院を初診し転院となった．見当識障害，記憶障害を認め，いつまでも自室を間違えることが多く，時折尿失禁を認めた．認知症を疑い抗うつ薬を中止するも，抑うつ，悲哀感が再燃し，「お金がないから」と貧困妄想を疑わせる言動もたびたび認められた．自発性が低下し常に沈うつな表情であったが，画像検査（図2-2）と心理検査（HDS-R：5点，

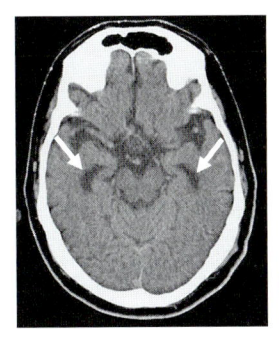

図2-2 双極性障害を疑わせた症例の画像所見（症例4）
側脳室下角の開大を認める（矢印）．

MMSE：9点）からADと診断された．

Case 5 ● 多弁や浪費などが出現した男性

躁状態の後，性格が変わった？

患者データ
- 初診時年齢：47歳．
- 性別：男性．
- 主訴：多弁多動，乱費．
- 家族歴：姉と次男が統合失調症．おとなしく素直な性格．

生活歴
- 大卒後結婚し挙子2人．40歳で父親の会社を継いだ．

現病歴
- 47歳時，経営不振と家庭内の問題で抑うつ状態となり，精神科病院に3か月入院した．54歳時，大腸ポリープの術後から不眠・焦燥感が強くなり，誇大的，爽快気分，思考奔逸などが出現し，躁状態として医療保護入院となった．63歳頃，主治医交代をきっかけに多弁になり，電話をかけまくる，経済的に困窮しているにもかかわらず別荘を購入するなど浪費し，躁状態で入院となった．68歳時，躁状態となり，マンションを売った金を次男に新車を購入するなどしてすぐに使い果たした．不眠不休で食事をとらず動き回り，再度入院となった．

初期診断
- 躁病．

【治療経過と診断の変遷】

3か月後，躁状態は治まったが部屋でふとんをいじり「ズボンをはくんです」と足を入れようとするなど奇妙な行動が目立つようになった．怒りっぽく，被害的で健忘も目立ち，談話もまとまりを欠くようになった．常同行動や言語のまとまりのなさ，考え無精，衝動的暴力，感情失禁も出現するようになった．その後，全裸もしくはパンツ一枚で過ごすようになり，放尿や壁に便を塗りたくり，認知症が疑われた．発話は単語や短文ばかりとなった．70歳時，むせこみ，嚥下障害が出現した．CTでは側頭

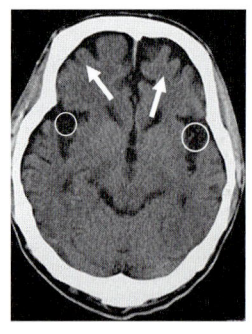

図 2-3 双極性障害を疑わせた症例の画像所見（症例 5）
前頭葉の萎縮（矢印）とシルビウス裂の開大（○印）を認める．

葉中心に中等度萎縮が認められ（図 2-3），前頭側頭型認知症（frontotemporal dementia；FTD）の合併が判明した．

Case 6 ● 誇大的言辞や睡眠欲求低下などから躁病と診断された男性

年を取ってから怒りっぽくなった

患者データ
- 初診時年齢：74 歳
- 性別：男性．
- 主訴：易怒，誇大な言動．
- 既往歴：著患を知らず．
- 家族歴：特記事項なし．

生活歴
- 結婚し挙子 1 人．長く腕のよい職人として働いた．

現病歴
- 72 歳頃から怒りっぽくなった．また通信販売で壺や掛け軸を買い，家族が注意しても言うことを聞かなかった．睡眠時間が徐々に少なくなり，話も誇大的なものが多くなった．「この壺はすぐに 5 倍には値上がりする」「別荘を買う．金を貸してくれたら倍にして返す」などの話を誰彼かまわずして，知人らとのトラブルを繰り返した．また同時期から転びやすくなり身体や顔をすりむいて血だらけで帰宅することもあった．ある晩，家族から行動を咎められて激昂，包丁を振り回したため，精神科救急で A 病院に入院となった．

初期診断
- 躁病．

【治療経過と診断の変遷】

入院後の診察でも，誇大的言辞，睡眠欲求の低下がみられ，躁病と診断された．また軽度の眼球運動障害がみられていたが，強いものではなかった．入院当初は入院の不当さを訴え，主治医に食って掛かったりしていたが，薬には弱く少量の抗精神病薬で過鎮静となった．頭部 MRI では年齢相応の脳萎縮，脳幹部の軽度の萎縮はみられ

ていた．明らかなハミングバードサインは認めていない．入院後の検査で内臓の悪性疾患が判明し，約3か月後に死亡した．死亡後の病理解剖で，進行性核上性麻痺（progressive supranuclear palsy；PSP）に特異的な病理所見がグリア細胞などに認められ，診断が確定した．

【症例4～6のまとめ】

躁病～躁うつ病と診断された3症例を要約すると，症例4は双極性障害として入院したが，抑うつ状態が長引き，慢性的な経過をたどっていた．途中から見当識障害が明らかとなり，自発性低下も強くなった．画像検査などの結果，ADを合併していることが確認された．症例5は中年期以降，双極性障害を患い，躁状態の経過中に脱抑制などの性格変化が現れ，FTDの合併が判明した．症例6は易怒性，誇大な言動などの躁状態で始まり，神経症状が目立たなかったPSPである．

鑑別診断のポイント

1 | 高齢発症の双極性障害の特徴

老年期発症の内因性の双極性障害は比較的に稀であり，通常は元来の双極性障害があり，高齢化した場合が多い．したがって，感情障害の病歴がなく，高齢発症の場合は二次性躁病であることが多い．二次性躁病とは脳器質性疾患であって躁状態を呈するもの，および身体疾患などに伴う（いわゆる症状精神病性）躁状態である．二次性躁病を呈することがある注意すべき疾患を列挙すると，脳器質性疾患では脳炎・髄膜炎に代表される感染症，脳血管障害，神経疾患ではハンチントン病やPSPなど，症状精神病では全身性エリテマトーデスに代表される代謝性疾患，精神刺激物質を含めた薬物性のものが重要である．

これらを整理すると，高齢者の双極性障害は，①老年期発症の比較的稀な双極性障害，②元来，双極性障害であったものが高齢化，③二次性躁病[6]，である．さらに，④躁状態ではないが表現型が躁状態に類似した病態にも注意が必要である．これには，せん妄に代表される軽い意識障害時の状態，FTDのように脱抑制や多幸症を伴う前頭葉症状が挙げられる．本項の主旨としては②③④が重要である．

2 | 躁状態は加齢の影響を受けにくい

躁状態は一般に抑うつ状態と異なり，加齢の影響を受けにくく若年時の病像とあまり変わらないとされ，また抑うつ状態のように遷延化しないという[7]．一方で，高齢者で潜在的な脳機能の低下がみられる場合には，本来は機能性の精神疾患であるはずの躁状態の症状発現が，あたかも認知症あるいはせん妄様のような病態となる．すな

わち病態変化があることが指摘されている[8]．これは元来，双極性障害であった症例では，これまでの躁状態の病像と違いがみられた場合は脳機能の変化を表現している可能性が高い，ということであろう．症例4では徘徊，幻視の出現，昏迷状態はこれまでの躁状態との相違に気付くポイントである．症例5は上記の④にも該当する．前頭葉症状の脱抑制は躁状態の多弁多動との区別がしばしば困難である．気分の高揚の有無や性格変化の有無を見極めたり，これに基づくこれまでとは異なる行動の変化に気付くことが重要である．症例6のように高齢で初発する躁状態はまず脳器質疾患や症状精神病である可能性が高いので，常にその可能性を念頭に置いた観察や検査がなされなければならない．

統合失調症

Case 7 ● 徐々に人格が解体していった男性

妄想・暴力・生活めちゃくちゃ…，「統合失調症」で決まり？

患者データ
- 初診時年齢：40歳．
- 性別：男性．
- 主訴：妄想，思考・行動の滅裂．
- 既往歴：特になし
- 家族歴：特になし

生活歴
- A市にて3人兄弟の第1子として出生．元来，温厚で無口な性格．就学前によくひきつけをおこしたが，とくに問題なく育ち，父親には長男ということもあり可愛がられていた．小・中・高校と成績はよく，小学校では1年から6年まで学級委員をつとめた．中学に入ると猛烈に勉強するようになり，クラブ活動などはしなかった．また父親がPTA会長をつとめるなど教育熱心だった．高校をトップで卒業し，国立B大学電気電子工学科に進学．在学中に前妻と知り合った．卒業後，研究を希望し1年の浪人を経て大学院へ進学するも，父親の勧めで大学院卒業後は国家公務員となり警察庁に配属された．24歳時，警察庁に就職直後に結婚し，妻と二人で官舎生活を始めるが，結婚当初から家庭がゴタゴタしていたようで，1女をもうけるも34歳時に離婚している．離婚後，中部管区に転勤となり，実家で両親との3人暮らしを始めた．この頃より言動にまとまりがなくなり，父親から殴られたという被害妄想が出現した．36歳頃には極度に神経質になり暴言を吐くようになった．母親の料理がまずいとなじったり，テレビを外に投げつける，車をわざと柱にぶつける行為があった．中部管区から岡山に転勤後，1年間ほどで警察庁を退職．川崎市に転居し，38歳時に大手通信会社に就職するも，1年ほどで退職している．

入院の経過	・40歳頃より，離婚した妻に「心中しようぜ」と電話をする，妻が引き取った長女を学校で待ち伏せる，宅配便を装って妻の家に入り込もうとするなどの行動があった．この頃，母親が死去，葬儀は欠席した．数日後に実家の柱や梁をチェーンソーで切り，風呂・台所・仏壇も壊し居住不能とした他，弟と叔母の家のガラスも割った．喫茶店で「父親の居場所を隠している」と叔母に暴力をふるい，喫茶店から警察に通報があり，精神科病院に医療保護入院となった．
初診時所見	・「Z家をまともにしないといけない．粗末な生活をさせないといけない．母は超ドケチで便所は非常にくさいし…．そういう父のやり方に反発してここ5年ぐらいZ家は戦争状態です」という．葬儀について尋ねると「葬式の場面に石を投げ込んだ．父親の嘘を見ぬけない．湯沸かし器も買わない．お金を出す話は全然ない」など談話は滅裂であった．その後，統合失調症と診断され，入院は長期化した．
初期診断	・統合失調症．

【治療経過と診断の変遷】

徐々に人格解体し，55歳時には認知症が進行したとして主病名変更せず後見人を申し立てている．56歳時には舞踏病様の不随意運動が目立つようになり，重度認知症状態となった．病歴を再聴取すると実母にも同様の症状があったということが判明し，ハンチントン病と診断変更となった．58歳で死亡（MRI画像は図2-4）．

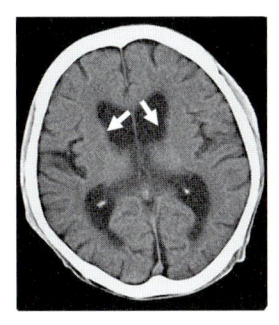

図2-4 統合失調症を疑わせた症例の画像所見
側脳室が拡大し，尾状核が扁平化（矢印）している．びまん性に脳回の萎縮がある．

Case 8 ● 20年で3回の入院歴があった女性

統合失調症ともやもや病

患者データ	・初診時年齢：45歳． ・性別：女性． ・主訴：幻覚妄想． ・既往歴：引きつけの既往あり．
現病歴	・22歳時，手足のしびれ感があり，その後意識混濁が出現した．脳神経外科を受診し

たところ，くも膜下出血の診断で1か月入院し，保存的に治療を受けたという．その後，電気を消して部屋の隅にうずくまる，「外を歩いている人が自分の悪口を言う」などの言辞が認められるようになった．25歳時，自閉，幻聴，家族への暴力が著しくなったため，A総合病院の精神科に3か月入院．内服により幻覚は軽減し，軽快退院となった．しかし外来では強く減薬を希望し，その都度，精神症状が悪化することを繰り返し，この20年で3回の入院歴があった．いずれも統合失調症の再燃と診断されていた．

初期診断 ● 統合失調症．

【治療経過と診断の変遷】

43歳時，突然，頭痛，嘔吐が出現し，B総合病院に入院し画像精査の結果「もやもや病」と診断された．いったん退院となったが，精神症状が不安定で自宅での生活が困難となり，45歳時，C病院に入院となった．入院時の診察では，話しぶりは一方的で，幻覚妄想を認め，情動が不安定であった．近時記憶の障害は軽度で，浅薄な対応が目立っていた．入院後，幻聴は抗けいれん薬（バルプロ酸800 mg）にブロムペリドール6 mgを併用することで速やかに消褪した．その後，病棟生活は安定していたが，「自分は坂本（龍馬ではなく）たつまの娘だ」といった妄想や以前の自分の主治医が複数いるという重複記憶錯誤が認められ，薬物調整によっても改善はみられなかった．入院後7か月で軽快退院し，外来通院となった．

Case 9 ● 統合失調症・躁状態の診断があった男性

けいれん発作の原因は？

患者データ
- 初診時年齢：44歳．
- 性別：男性．
- 主訴：けいれん発作，多弁多動，行動異常．

既往歴と生活歴
大学在学中に結核に罹患し，3年で中退した．司書の資格を得，図書館に勤務しながら某大学独文科に通っていたが，26歳時，けいれん発作を初発した．その後，頭痛のため，A大学病院を受診し，うっ血乳頭を指摘され，脳腫瘍の疑いで手術を勧められたが手術は受けず，その後，家業手伝いをしていた．けいれん発作と頭痛のために仕事は続かなかった．39歳時と43歳時にそれぞれ発作のために3か月の入院歴があるが，病名は不詳．この間に父親が死亡し，母親と暮らしていたが経済的に困窮し，精神的に負担が強かった．

現病歴
多弁，多動で落ち着きがないということで，B病院精神科を受診し通院するようになった．受診時，夢遊病者のように歩き回ったり，医師の悪口を言って騒いだり，

「部屋に人が居るような気がする」というような言動があり，統合失調症と診断された．その後，同病院に3回の入院歴がある．服薬は不規則で，発作は十分にコントロールされていなかった．59歳時には，外来受診時，多弁，多動で気分の高揚があり，椅子の上で指揮者の真似をしてタクトを2時間振り続けるというエピソードがあり，躁状態の診断もついている．外来通院は不規則で発作の把握は困難であったが，発作前には「腐ったような匂いがする」と言い，饒舌になり，気分は不機嫌で易怒性が亢進し，酒に酔っているような状態になると記載されている．

初期診断 ● 統合失調症．

【治療経過と診断の変遷】

66歳時，外来受診中に強直間代性けいれん発作を起こしたため，頭部CT検査がなされ，小脳テント上の高吸収域を認めた．他院で精査され，肥厚性硬膜炎と診断された．その後，不眠，構音障害，不穏のために再びB病院に入院し，規則的な服薬で発作はコントロールされていたが肺炎を合併し，67歳で死亡した．剖検がなされ，硬膜の著明な肥厚が確認された他，脳実質には左側頭葉の皮質に粗鬆・軟化巣を認めた．

Case 10 ● パーキンソン病の診断で外来通院していた女性

抗パーキンソン病薬を飲んだら幻覚妄想が出現？

患者データ
- 初診時年齢：71歳．
- 性別：女性．
- 主訴：幻覚妄想．

生活歴
- 同胞7人中第3子次女．幼少期を大過なく過ごし，高校卒業後，事務職を長く勤めた．35歳で結婚し55歳からは専業主婦．病前性格は内向的，もの静か，几帳面．

現病歴
- 59歳頃より，左手の震えが出現し，A大学病院にてパーキンソン病（PD）と診断され外来通院していた．69歳頃から転びやすくなり，人物や小動物視などの幻覚・妄想が出現した．その後，神経内科にて短期の入院を経ていた．71歳の9月頃から，幻覚妄想の悪化およびそれによる行動化を認め，12月神経内科に入院と同時に精神科にコンサルトがあった．

初期診断 ● 幻覚妄想状態（レビー小体型認知症）．

【治療経過と診断の変遷】

入院時，レビー小体型認知症/認知症を伴うPD〔dementia with Lewy bodies（DLB）/Parkinson's disease with dementia（PDD）〕が疑われた．HDS-Rは28点，

MMSEは26点．MIBG心筋シンチは早期後期とも心筋縦隔比が優位に低下していた．頭部MRIにて特記すべき所見はなかったが，頭部SPECTで頭頂葉，前頭葉上部に血流低下が認められた．神経内科と精神科でカンファランスを行い，病歴を仔細に検討して歩行障害に対して抗PD病薬を投与すると，幻覚妄想が顕著となり，それに対して抗精神病薬を投与すると，パーキンソン症状が悪化する，という状況であり，幻覚妄想は薬剤性と考えられた．薬剤調整に苦慮したが，本人の精神および神経症状，日常生活能力，家族の介護能力などに関して評価し，心理社会的なアプローチを行ったことで，薬剤の投与量を最小限とすることができ，退院可能となった．

【症例7～10のまとめ】

症例7は行動の減裂が目立ち，舞踏運動が末期になるまで出現しなかったハンチントン病である．症例8はくも膜下出血の既往があり，その後，長く統合失調症として治療されたもやもや病の症例である．症例9は間歇的にけいれん発作が続いていたにもかかわらず，奇矯な行動のために長らく統合失調症，ときには躁状態と考えられていた．症例10はPDとして治療中に幻覚・妄想が出現し，DLBと診断されたが，薬剤性の幻覚妄想が強く疑われた症例である．

● 鑑別診断のポイント

症例7～9の3症例はいずれも統合失調症様の臨床症状を示した脳器質性ないしは症状精神病である．精神症状を示すことがある急性および慢性の脳器質性あるいは症状精神病性疾患を表2-1，2に示した[9]．症例10はPDの経過中に幻覚妄想を伴った症例である．脳器質性の幻覚妄想の特徴についてはすでに述べたので，ここでは同じく多彩な精神症状が現れ，統合失調症と誤診されることがある症状精神病について一般的な事項を紹介する．

1｜症状精神病とせん妄

症状精神病でBonhoefferの急性外因反応型を示す場合は，せん妄を伴い，①注意と覚醒性が障害され，その結果，注意の転動性が亢進する，さらに睡眠や覚醒のリズムが障害される，②幻覚は幻聴よりも幻視が起こりやすい，③エピソード中の出来事に対して健忘を残しやすい，④見当識障害を伴いやすい，といった特徴を示す．重要な点は意識障害（せん妄）を伴うことで，このような急性外因反応型で出現する幻覚妄想状態の診断はそれほど困難ではない．ただ，意識障害はあるがそれがごく軽い場合は見分けが困難であり，注意が必要である．原田[10]によれば，①一見，正常のようだが本来の活発さや生彩に欠ける，②注意力の低下がある，③感情・意欲の変化がある，といった点が最軽度の意識障害を見分けるうえで重要であるとしている．さら

表 2-1　急性脳器質性あるいは症状精神病性の精神症状をきたしうる疾患

変性疾患	感染症または無酸素症を併発した初老期および老年期認知症
占拠性病変	脳腫瘍，硬膜下血腫，脳膜瘍
外傷	頭部外傷
感染症	脳炎，髄膜炎，亜急性髄膜血管型梅毒，麻疹，猩紅熱，レンサ球菌感染症，敗血症，肺炎，インフルエンザ，腸チフス，発疹チフス，マラリア，リウマチ性舞踏病ほか
血管性	急性脳血栓，塞栓症，脳動脈硬化症経過中の一過性症状，一過性脳虚血発作，クモ膜下出血，高血圧性脳症，SLE
てんかん性	精神運動発作，小発作，発作後もうろう状態
代謝性	尿毒症，肝障害，電解質異常，高炭素ガス血症，アルカローシス，アシドーシス，ポルフィリン症
内分泌性	甲状腺機能亢進，粘液水腫，アジソン病，下垂体機能低下症，副甲状腺機能亢進および低下，糖尿病性亜昏睡，低血糖
中毒性	アルコール（ウェルニッケ脳症，振戦，せん妄），カンナビス，LSD，アンフェタミン
酸素欠乏症	気管支肺炎，うっ血性心不全，不整脈，無症候性心筋梗塞，出血，一酸化炭素中毒，麻酔後
ビタミン欠乏症	サイアミン欠乏（ウェルニッケ脳症），ニコチン酸欠乏（ペラグラ，急性ニコチン酸欠乏性脳炎），B_{12}・葉酸欠乏

〔Lishman WA：Organic Psychiatry-The Psychological consequences of cerebral disorder. Blackwell, Oxford, 1987 より〕

表 2-2　慢性脳器質性あるいは症状精神病性の精神症状をきたしうる疾患

変性疾患	アルツハイマー病，血管性認知症，前頭側頭葉変性症，ハンチントン病，プリオン病，正常圧水頭症，多発性硬化症，レビー小体型認知症，パーキンソン病，ウィルソン病，進行性核上性麻痺，大脳皮質基底核変性症，進行性多発性白質脳症，進行性ミオクロニーてんかん，他
占拠性病変	脳腫瘍，硬膜下血腫
外傷	頭部外傷後遺症
炎症性（感染症を含む）	進行麻痺，結核性髄膜炎，肥厚性硬膜炎，種々の亜急性および慢性脳炎
血管性	脳血管障害，多発性小梗塞
てんかん性	てんかん性認知症
代謝性	尿毒症，肝障害，悪性腫瘍の遠隔効果
内分泌性	粘液水腫，アジソン病，下垂体機能低下症，低血糖，副甲状腺機能亢進および低下症
中毒性	アルコール性認知症，コルサコフ精神病，マンガン中毒，二硫化炭素中毒
酸素欠乏症	貧血，うっ血性心不全，慢性肺疾患，一酸化炭素中毒，麻酔後
ビタミン欠乏症	サイアミン欠乏，ニコチン酸欠乏，B_{12}・葉酸欠乏

〔Lishman WA：Organic Psychiatry-The Psychological consequences of cerebral disorder. Blackwell, Oxford, 1987 より〕

に，注意力の低下として，長い思考の際に緻密さがなくまとまりが悪い，些細な単語の言い間違いがある，連続の引き算での間違い，などに現れやすく，感情・意欲の変化の特徴として，多弁，多幸，状況にそぐわない，緘黙，不機嫌，かたくなに返事をしない，ぼんやりしていて放置するとそのまま，を挙げている．

2 誤診のリスクが高い症状精神病とは？

　症状精神病で急性外因反応型以外のタイプでは，誤診の可能性が高くなる．とくに意識障害を伴わない幻覚妄想病像の場合は，しばしば統合失調症のそれにきわめて類似している．古くからよく知られている甲状腺機能低下症やクッシング症候群などの内分泌疾患や全身性エリテマトーデス(SLE)などの膠原病はその代表である．これら以外に，近年注意すべき疾患として挙げられているものに，ミトコンドリア病や抗NMDA受容体脳炎などがある．これらの疾患では横断的な症状の観察のみでは診断が困難なことがある．診断で重要なのは，①詳しい病歴の聴取，とくに身体疾患の有無，最近に投与された薬剤（催眠剤，抗不安薬，ステロイドなど），②諸検査データの検討，③経過の観察，④精神症状の特徴では，シュナイダーの１級症状を示すものは少ない，⑤幻覚は幻聴よりも幻視の形を取りやすい，といった点である．

3 疾患の特性を見逃さないために

(1)ハンチントン病

　以上を踏まえて症例7～10をみてみると，症例7は当初，統合失調症と診断されたハンチントン病である．ハンチントン病の初発症状が舞踏運動のような神経症状である場合の診断は容易であるが，神経症状で始まるのは約2/3で，残りの1/3は精神症状が初発症状である．このために，本症例のように統合失調症と診断されたり，なかには犯罪を犯して刑務所に入所していることもある[11]．早期診断のために注意すべき点として，ハンチントン病に必発の認知機能障害，性格・行動の変化，初期の神経症状の特徴を知ることが大切である．詳しく紹介すると，認知機能障害は初期から現れる．その特徴として，ADのような物忘れや記銘力障害は目立たないが，皮質下性認知症として知られる特有な認知症症状が知られている．その特徴は，思考の柔軟性の欠如であったり，実行機能の障害であったりする．記憶障害の特徴は，記憶の消失ではなく，「失念」というタイプの記憶障害であり，何らかの言葉のきっかけや十分な時間があれば思い出すことができる．判断力や注意力，集中力も初期から障害される．言語機能は比較的保たれる．

　性格変化や行動変化もこの疾患の特徴である．気分変調があり，易刺激性が亢進し，爆発的な易怒性が高頻度にみられる．間欠的に攻撃的な行為や社会的な逸脱行為に及ぶこともある．抑うつもしばしばみられ，自殺企図に及ぶことがある．アルコール依存，性的逸脱行為や食欲の異常亢進なども知られている．意欲の低下があり無為

となり，身辺に無頓着で，だらしなくなる．被害妄想はよくみられるが，幻覚がみられることは少ない．

神経症状としては眼球運動のわずかな変化，ごく軽度の協調運動障害や目立たない不随意運動を見逃さないことである．

(2) もやもや病

症例8はもやもや病（ウィリス動脈輪閉塞症）である．本病では精神症状を伴うことが知られているが，精神症状のみであることは稀である[12]．診断のポイントは，①虚血のために，一過性脳虚血発作や脳梗塞，あるいは，負担がかかった血管の破綻による出血が起こる（本例のように，成人の場合は2/3は脳出血で発症する），②梗塞や出血の結果，意識障害，運動障害，知覚異常，言語障害，失語，視力障害，高次機能障害，けいれん，異常行動などの多彩な症状が現れる，といったことであり，CTやMRIによる画像診断が重要である．

(3) 肥厚性硬膜炎

症例9は，剖検で肥厚性硬膜炎が確認されている．表2-2にあるように，肥厚性硬膜炎は精神症状を示すことがあるが，本例の場合は，若年時に結核に罹患，うっ血性乳頭と脳腫瘍の指摘があるので結核腫が疑われる．経過中の統合失調症や躁状態の診断は，続発性にけいれん発作が起こるようになり，服薬が不規則でコントロールが不良であることから，てんかん性精神病に発展した可能性が高い．てんかんについては他の章で詳しく述べられるので（⇒4章），本例に関する解説に留める．幻覚妄想状態を含む精神症状は，発作がおさまらず10〜20年経過するうちに数％の頻度で現れ，側頭葉てんかんがほとんどである．引き続く発作により，二次的に脳の機能障害が引き起こされた結果と考えられる．精神症状の現れ方は，①てんかん発作そのもの，すなわち，てんかん源性領域の発作発射に起因する発作性，②発作後の発作直後のもうろう状態時の精神病状態，③発作間歇期の意識清明下における（非発作性）精神病状態，がある．この中では③が問題となる．本例の診断では，何よりもコントロールされていないてんかん発作があること，発作間歇期に精神症状が起こるという病態があることを知っておくこと，精神症状自体は幻覚妄想の他に，抑うつ状態や易怒性などの気分変調を示すことがある．幻覚妄想自体は統合失調症性と鑑別が困難であるが，一般の統合失調症と比べててんかん患者の場合，感情面の障害が少なくあたたかみがあり疎通性がよい，異常体験についても積極的に訴えること，が注意すべき点として挙げられる．

(4) 薬剤性の精神症状

症例10は脳器質性疾患（PD）ではあるが，経過中に薬剤性幻覚妄想（表2-3）が現れた症例であり，日常臨床でよく遭遇し，統合失調症の合併などを疑うことがあるので取り上げた．本例のように幻覚妄想の病態が解明されても治療に苦慮することは多

表 2-3　精神症状を引き起こすことがある主要な薬剤

薬剤	現れやすい精神症状
ステロイド	躁状態，抑うつ，不安，急性精神病状態
インターフェロン	躁うつ，幻覚妄想，不安，焦燥
レセルピン	うつ病
抗コリン薬	錯乱，幻覚，せん妄
バルビタール	興奮，幻視，抑うつ，せん妄
H_2ブロッカー（潰瘍治療薬）	不眠，うつ状態，幻覚
ジギタリス	錯乱，せん妄
三環系抗うつ薬	幻覚妄想，せん妄，易刺激性
メチルエフェドリン（咳止め）	幻覚妄想
ACE阻害薬（降圧薬）	抑うつ，躁状態，不安，幻覚

この他，稀であるが精神症状を引き起こすことがある薬剤：ベンゾジアゼピン，アドレナリン遮断薬，カルシウムチャンネル拮抗薬，ドパミン受容体作動薬，エストロゲン，キノロン系抗菌薬，SSRI，チアジド系利尿薬など

く，早期から心理社会的なアプローチを行うことで，全体的に患者の状況を把握し，QOLの改善を図るという視点も重要である．いずれの症例も器質性精神病，症状精神病，中毒性精神病として精神症状に認知症や意識障害の徴候に気付くこと，疾患特有な身体所見や検査所見が早期の診断の鍵となる．

認知症を伴う脳器質疾患と診断され，機能性精神病などであった症例

Case 11　入院後に認知機能検査結果が改善した女性

徘徊するので，診断は認知症？

患者データ
- 初診時年齢：83歳．
- 性別：女性．
- 主訴：独語，徘徊．
- 既往歴：若いころに精神科病院に入院して治療を受けたというが，詳細は不明．単身者．

現病歴
- 某年夏，独り言をいいながら徘徊することがあり，近くの内科医院を受診したところ，「認知症がある，病院に入れたほうがいい」と言われ保健師に伴われA病院を初診した．

初診時所見
- HDS-Rで12点，MMSEは11点であった．見当識や短期記憶は大きく損なわれていたが，診察中もきょろきょろし立ち上がろうとして落ち着かない．衣類は汚れ，

シャツの重ね着と靴下が左右異なるなど着衣が乱れていた．生活の話や身体の不調の話など，医師が制止してもまとまらない話がずっと続く状態であった．自宅アパートでは，夜間ほとんど眠らず動いているようであり，昼間に保健師が訪問すると疲れて椅子でうたた寝をしていることもしばしばあった．疲労感で憔悴した表情であり，爽快さ，不機嫌さは目立たなかった．初診当日に施行した頭部CTでは，軽度のびまん性の脳萎縮を認めた．外来ではクエチアピン少量(20 mg/日)を処方され，3日後に入院となった．

初期診断
- アルツハイマー病．

【治療経過と診断の変遷】

　入院時はクエチアピンにより多動は若干改善していた．保健師の積極的関与などがあって，身体的には少し元気になったようであった．一方的に話し続けるところは変わらず，多幸となっており，やや誇大的．主治医に対しても「入院させてくれてありがとね，退院したら○万円出しますよ」など言い，車いすや介助が必要な他の患者に対して何くれと世話を焼きすぎる状態であった．炭酸リチウムを50 mg/日より開始．150 mg/日まで増量したところでこれらの症状は消失した．2か月で退院となったが，退院時のHDS-Rは22点，MMSEは26点と改善が認められ，高齢発症の躁病と考えられた．

Case 12 ● 抑うつ続き歩行困難などの症状が出現した男性

パーキンソン症状＋幻視＝レビー小体型認知症？　①

患者データ
- 初診時年齢：76歳．
- 性別：男性．
- 主訴：幻覚，パーキンソン症状．

生活歴
- 同胞6人中の第5子4男として北海道にて出生．尋常高等小学校卒後，旧国鉄に就職した．27歳頃に岐阜に移り結婚し，2子あり(長男は統合失調症)．その後，中部地方に住み鉄工会社に勤務した．

現病歴
- 69歳時，僧帽弁置換術を受けたのを機に抑うつ症状が出現した．翌年，A大学病院精神科を受診し通院．71歳のとき不安焦燥，イライラ，抑うつ気分が出現したが，程なく軽快した．72歳時，歩行困難などのパーキンソン症状が出現し，外来通院の経過の中で「人がいるような気配」「掛け軸の降りる音」などの幻聴が出現した．その後，パーキンソン症状が増強し，動悸，過呼吸，手のしびれも出現した．そのために73歳時に同院へ1回目の入院となり，通電療法にて症状は改善した．その後も幻覚妄想症状の増強時に同院へ入院し通電療法を受けている．

初期診断 ● レビー小体型認知症.

【治療経過と診断の変遷】

　幻覚とパーキンソン症状の存在でレビー小体型認知症（DLB）と診断されたが，その後の放射線学的検査で，MRIにおいて脳萎縮が明確ではなく，SPECTおよびMIBG心筋シンチ検査はDLBを支持しないため，操作的診断DSM-IVにより統合失調症または老年期精神病と診断が変更された（統合失調症のDSM-IV診断には上限年齢制限がない）．76歳時の11月頃よりドアの開閉を繰り返す行動が出現した．同年12月にうっ血性心不全の治療のため，A大学病院CCUへ入院した．退院後，幻聴，妄想から奇異な言動，問題行動が続くため再びA大学病院精神科を受診し，B病院に紹介入院となった．転院後，しばらく身体の痛みや動悸などの身体愁訴の訴えと痰がらみ，パーキンソン症状が続いたため，主剤をリスペリドンからクエチアピンに変更したところ，パーキンソン症状は軽減した．嚥下困難があり，胃ろうを造設し自宅退院となった．A大学病院に外来通院していたが，80歳時には「神様に払えと言われた」「大津波が来るから逃げないといけない」「2月になったらツクツクホウシが鳴く」などと言動がまとまらなくなり，胃ろうの操作手順もわからなくなった．しかし，その混乱状態も，クエチアピンの服用の継続などで言動にまとまりがつき，HDS-Rで29点と認知症が否定される経過を示している．

Case 13 ● 薬剤整理によりアカシジアなどの症状が改善した女性

パーキンソン症状＋幻視＝レビー小体型認知症？　②

患者データ
- 初診時年齢：71歳．
- 性別：女性．
- 主訴：幻視，パーキンソン症状．
- 既往歴：身体疾患として，C型肝炎，後に肝硬変にて治療中，糖尿病でインスリン投与されている．

生活歴
- 7人同胞の末子．中学卒業後，家業の菓子屋を手伝い，27歳で結婚．長女を出産後しばらくして5年間ほど事務の仕事をしていた．性格はきわめて几帳面，完璧主義，神経質で，家に傷をつけたくないと言いそっと動く．友人は少ない．

現病歴
- 70歳の3月頃から隣の家の物音やセンサーライトが気になるようになり，5月頃，針が異常に気になり，辺りに針が落ちていないか，手に針がついていないか気にするようになり，異常に手を洗うようになった．また話し声が隣家に聞こえるのではないかと不安が強かった．8月にAメンタルクリニック初診．消化器疾患の併存か

らせん妄と考えられ，薬物療法(抑肝散，リスペリドンなど)を受けるも副作用で転倒するなど治療に難渋していた．衣服・水道の蛇口・テレビのリモコンが針に変化してみえてしまうため，夫に捨てるよう訴えた．4時間も手を洗ったり，「自分の気持ちが外部に漏れるような気がする」ということもあった．それまで糖尿病のカロリー計算や身の回りのことはたいていできていたが，11月からは表情乏しく立位がとれず歩行困難になった．アカシジア様の焦燥感，過鎮静で食事もとれなくなり，12月にB大学病院精神科を受診した．発語は乏しく，見当識障害があり，C病院に紹介入院となった．

入院時所見
- 夫の談によれば，2〜3日前から日づけの感覚がわからないようで「ふすまを見て，変化している．針になっちゃうから．その後ろにあるものも針に変化する．ふとんであおられた空気が鼻にはいって針が入ったんじゃないかと感じる」などの言動があり，幻視があると考えられた．筋強剛などのパーキンソン症状も認めた．

初期診断
- レビー小体型認知症．

【治療経過と診断の変遷】

　当初，幻視とパーキンソン症状の存在によりDLBと考えられた．しかしながら，薬剤性の過鎮静とアカシジア，パーキンソン症状について薬剤整理をしたのちに症状の改善があったことと，画像所見で脳萎縮がない(図2-5)ことから症状を再検討したところ，幻視については「ものが針に変化する」という思考で頭がいっぱいになるという強迫観念であり，強迫性障害と診断が変更された．主剤のリスペリドンを中止し，パロキセチンに変更した後，一時的に吐き気，振戦が出現したものの，次第に精神症状やパーキンソン症状も改善し，退院となった．

【症例11〜13のまとめ】

　症例11〜13は遅発性パラフレニー，双極性障害，統合失調症の項の症例(症例7〜10)とは逆に，認知症疾患(脳器質性疾患)と診断されたが，統合失調症(症例13は強迫性障害)であることが判明した症例である．機能性精神病が認知症疾患と誤診されるのは，以下のような場合である．①認知症様にみえる病態(仮性認知症)がある，②神経症状や身体症状を伴う認知症疾患である，③意識障害や困惑，錯乱のような意識障害様にみえる病態を伴う「非定型精神病」[14]のように症状精神病と似通った精神疾

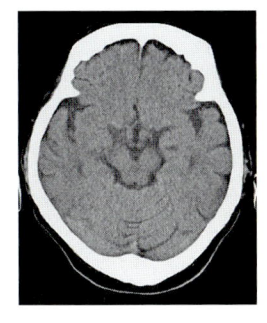

図2-5　レビー小体型認知症を疑わせた症例の画像所見
脳萎縮は認められない．

患である．

鑑別診断のポイント

1 | 仮性認知症を見抜くためのコツ

①の仮性認知症は高齢者の抑うつ状態がよく知られている[15]．すでに述べたように躁状態は一般に抑うつ状態と異なり，加齢の影響を受けにくく若年時の病像とあまり変わらないとされる[7]．一方で，高齢者で潜在的な脳機能の低下がみられる場合には，本来は機能性の精神疾患であるはずの躁病・躁状態の症状発現が，あたかも認知症あるいはせん妄様のような病態となるという[8]．症例 11 は稀な高齢発症の躁病と考えられるが，気分の高揚は目立たず，言動のまとまりが悪く，定型的な躁病像とは異なっており，回復後の認知症検査データも HDS-R は 22 点，MMSE は 26 点と MCI と考えられるレベルに留まっているので，脳機能低下も関与している可能性があり，縦断的に見て行く必要がある．単一要因のみでとらえない見方も大切である．

2 | パーキンソン症状・意識障害を伴う疾患は要注意

②の神経症状や身体症状を伴う認知症疾患では，とくにパーキンソン症状を伴う疾患は要注意である．症例 12, 13 のように薬剤性パーキンソン症状に幻覚が加わると DLB と診断されることがある．薬剤性以外にもラクナ梗塞を伴う血管性認知症（VaD）もパーキンソン症状が現れるので，DLB と誤診されやすい．画像を含めた検査データが重要である．

③「非定型精神病」はいわゆる従来診断の概念であり，操作的診断である DSM において一致する項目はないが，ICD-10 ではおおよそ F23, 25, 28 に相当する．国際分類では使われない病名となっているが，意識障害や意識障害を思わせる混乱・困惑・錯乱状態を伴い中毒性あるいは症状精神病と似た病像を示す場合は，鑑別が重要である．

アルツハイマー病，レビー小体型認知症，血管性認知症以外の認知症性疾患

3 大認知症疾患と称される AD, DLB, VaD はよく知られており，それなりに注意が払われるが，その他の認知症性疾患，とくにタウオパチーとして知られる疾患群（表 2-4）は一般に認知症自体が軽いこと，しばしば精神症状で始まることから誤診されることが多いので，以下に精神症状で始まり，老年期精神病〜MCI と考えられたが剖検でタウオパチーであったことが判明した 3 症例を紹介し注意を喚起したい．

表 2-4 老年期の変性性認知症

疾患	主要脳病変領域（変性の程度）	脳病変に対応する主要症状	認知症の程度	高齢者認知症に占める頻度
アルツハイマー病（AD）	海馬領域→大脳辺縁系→大脳連合野（中～高度）	記憶障害～道具機能障害～高度認知障害	高度に至る	40～60%
レビー小体型認知症（DLB）	脳幹・大脳辺縁系→大脳等皮質（軽～中等度）	認知機能障害～幻視～意識レベルの変動～パーキンソニズム	軽～中等度	5～10%
神経原線維変化型老年期認知症（SD-NFT）	海馬領域（軽～中等度）	記憶障害～認知機能低下	MCIレベル～軽度	3～6%
嗜銀性顆粒型認知症（DAG）	大脳辺縁系（軽～中等度）	認知機能低下，不機嫌，易怒，焦燥などのBPSD	軽～中等度	5～10%
その他のタウオパチーとして，高齢発症の進行性核上性麻痺，皮質基底核変性症，ピック小体病，石灰化を伴う神経原線維変化病がある．これらは初老期疾患であるが高齢者にも起こりうる．この他，高齢発症のユビキチン封入体を伴うピック病やハンチントン病が挙げられる．				少ない

（各疾患の出現頻度は連続剖検報告による）

Case 14 ● 興奮状態から老年期精神病と診断された男性

剖検の結果は"進行性核上性麻痺"？

患者データ
- 初診時年齢：80歳．
- 性別：男性．
- 主訴：易怒，興奮．
- 既往歴：著患を知らず，精神科受診歴もない．

生活歴
- 幼少時に母親が死亡し，養子に出された．18歳で大工見習いとなり，67歳まで仕事を続けた．結婚し1子がある．元来，他人と協調することができない狷介な性格で，家族には怒りっぽかったというが仕事の評判はよかった．65歳頃まで日に日本酒3合程度の飲酒歴があった．

現病歴
- 71歳頃から毎日シルバーパスを使って繁華街に出かけるようになった．生活態度に変化がみられ，風呂には入るがろくに体を洗わない，注意しても怒鳴り散らす，タバコの吸殻の不始末，すぐに喧嘩するなどの行動があり，徐々に増悪した．76歳時に自転車に乗った女性とぶつかりそうになり怒って石を投げたりした．警察に保護されることが頻回となった．80歳時に渋谷のデパートで試食の最後の飲子を女性が食べたということで，その女性を殴り（家族が）慰謝料を払っている．翌月再び繁華街の駅前で大声を出して興奮，警察に保護され精神科病院に夜間緊急入院となった．

入院時所見
- 明らかな被害妄想や嫉妬妄想は認められなかったが精神運動興奮状態が著明で，「どうしてこんなところへ連れてきた！」と大声を張り上げ，殴りかかろうとしたり噛み付こうとしたりする．十分な神経学的検索は行えなかったが，歩行障害や眼球運動障害は気付かれなかった．「老年期精神病」と暫定診断され，入院時の鎮静薬投与で血圧が低下したため，内科合併症病棟への入院となった．

初期診断
- 老年期精神病．

【治療経過と診断の変遷】
　入院翌日，覚醒後も激しい興奮状態であったため，内科病棟での治療が困難となり精神科病棟へ移った．しかし，その日の午後，突然心肺停止し死亡した．病理解剖がなされ，進行性核上性麻痺(PSP)に特異的とされる病理所見が前頭葉と皮質下神経核に認められ，診断が確定した．

Case 15 ● 医療保護入院で老年期精神病と診断された女性

嫌がらせ行為の原因は"神経原線維変化型老年期認知症"？

患者データ
- 初診時年齢：88歳．
- 性別：女性．
- 主訴：被害妄想，行動の異常．
- 既往歴：40歳代で乳癌の手術をうけたらしい．

生活歴
- 幼少時に里子や奉公などに出され苦労して育った．長じて上京し，水商売，家政婦などをして生計を立てた．以後，入院となるまでの58年間を東京都内のアパートに住み，一時期は茶道の先生もしていた．未婚で単身生活．

現病歴
- 80歳頃からスーパーのビニール袋，傘などをゴミの収集所から持ってくるようになる．87歳の夏頃から家賃の支払いが滞るようになった(健忘かどうか不明)．同年10月，飲酒しアパートの前で倒れているところを警察に保護された．本人は「管理人に投げ飛ばされた」と思い込み，それ以降，尿をアパートの通路にまいたり，共同炊事場の流しに便をおいたりする行動がみられるようになった．管理人が保健所に相談し，保健所から調査が行われたが，家族もおらず，注意するのみにとどまっていた．調査以降，さらに嫌がらせ行為がエスカレートし，汚物をまくことが頻回となった．O-157問題で社会的に騒がれていたこともあり，アパート住人から保健所への苦情が多くなり，保健所の訪問診療となった．訪問時，最初は，接触に拒否的であった．着衣は薄汚れているが，顔・腕・口腔の清潔は保たれている．腕時計をし，サンダルが脱げないようにかかと部分にストッキングをつけている．自室が2部屋あるが1つは倉庫のようになっており，生活している部屋はゴミやビニール袋が何層にも

重なっており，そのわずかな空間で寝起きをしている．裸電球が床の近くまで降ろしてあり周囲の物が加熱している．自室の前は，傘，靴などがたくさん積み重なっている．社会的な介入を模索するが，本人はあらゆる介護・サポートをすべて拒否する．行政の初回訪問から4か月経過したが，状況は悪化し，本人の身体的な問題（顔色不良，臥床傾向など）も懸念され，行政の強制処遇として医療保護入院で受診し，認知症病棟に入院となった．

入院時所見
- 入院時は，無理につれてこられたことの不満を口にして，採血にも応じず拒食拒薬し，検査に非協力であった．病的な妄想形成や，その他の精神病症状は観察されなかった．粗大な認知機能低下もみられていない．

初期診断
- 老年期精神病．

【治療経過と診断の変遷】

入院3か月目，ささいなことでへそを曲げるようなことはあるものの，概ね看護や介護になじんでいるが，検査には応じない．入院5か月目に発熱して肺炎症状，血尿，筋力低下が顕著になった．内科精査で，膀胱癌の肺転移が明らかとなった．急速に衰弱が進行し，肺感染症にて89歳で死亡した．病理解剖がなされ，神経原線維変化が海馬領域に生理的範囲を超えて多量出現しているが，老人斑は観察されないことから，神経原線維変化型老年期認知症と診断された．

Case 16 ● 人格変化を示し老年期精神病と診断された男性

病理診断で"嗜銀性顆粒型認知症"と判明

患者データ
- 初診時年齢：84歳．
- 性別：男性．

主訴
- 主訴：易怒，行動の変化．

現病歴
- 82歳頃，金銭の管理がおぼつかなくなってきたが日常生活には差し支えはなかった．元来，短気で無口であったが極端に口数が少なくなり，また易怒的となってきた．この状態は次第に進行し，徘徊，頻繁に食事をとる，ゴミ捨て場からやたらと物を集めてくる，家中の鍵をかけて回る，風呂に入っても着替えをしない，喋らずに筆談をするなどといった行動面の変化があった。また，とくに理由もないのに激昂し，乱暴するために家族の手に負えなくなってくるとともに，記憶障害も出現した．老年期精神病と考えられ，83歳時にA病院に入院となった．

初期診断
- 老年期精神病．

【治療経過と診断の変遷】

　入院後も突発的な怒り，予測不能の暴力行為が頻回に認められた．ごく稀に面会の家族と簡単な会話がみられたが，普段は全く喋らず，協力が得られないために知的能力検査はできなかった．しかし，新聞の株式欄を声を出して読んでいることがある，答えないが指示は理解しているなど，行動面からみて言語了解はよいようであった．失禁のためにオムツも使用していたが気が向くと自らトイレに行き，病棟内での見当識は保たれており，知的能力は比較的に保たれていると考えられた．神経学的に目立った異常はなかった．日常は自発性低下が目立ち，ほとんどベッドに臥床して過ごし，周囲に対しても不関であった．次第に不食となり，経管栄養を行っていたが肺炎のために死亡した．経過は1年8か月であった．病理解剖がなされ，嗜銀性顆粒型認知症であることが判明した．

【症例14～16まとめ】

　症例14は易怒性，抑制の欠如が目立ったPSP，症例15は被害妄想に伴う行動異常があった神経原線維変化型認知症，症例16は易怒性，行動異常があった嗜銀性顆粒型認知症で，いずれも認知症が目立たず精神状態が前面に出ていた．症例14，16の易怒性や行動異常の背後には性格変化がある．症例15は単身生活の高齢女性であり，症例1～3に共通した背景がある．

● 鑑別診断のポイント

　以上の3疾患はタウオパチー（タウタンパク異常疾患）と称される疾患群に属する[16]．いずれの症例も言動の異常が出現しているが，これらは人格変化に基づくものである．

　症例14はPSPである．PSPの病変の主座は皮質下神経核にあり，症例7のハンチントン病と並んで皮質下性認知症の代表的な疾患である[17]．症例15の神経原線維変化型老年期認知症は，ADよりもさらに高齢者に起こる認知症疾患である．ADと異なり，老人斑（アミロイドβ沈着）は形成されないが，加齢性変化でもある神経原線維変化の形成が高度に及んだもので海馬領域が侵されるが，新皮質はよく保たれる[16]．症例16の嗜銀性顆粒型認知症は病変が大脳辺縁系にある辺縁系認知症である[18]．表2-4に示したように，認知症の連続剖検記録からみると稀ではない認知症疾患であるが，神経原線維変化型老年期認知症や嗜銀性顆粒型認知症の多くはADと診断されていると思われる．

　これらの疾患では大脳新皮質はあまり侵されないので認知症自体は軽いが，認知症には至らなくても性格変化を示すことがあり，したがって，記憶障害などが目立たず精神症状で始まる場合には，暫定的に老年期精神病などと診断されることが多い．症例14，15のように認知症に至らずに人格変化が目立ったり，症例16のようにMCI

レベルで留まっていたりする高齢者の精神疾患例では注意が必要である．

正しい診断のために重要なこと

　誤診は一定の割合で常に存在する．神経内科学の泰斗であった故・沖中重雄先生が東大退官の最終講義で自らの誤診率が約14%であったと話されたのは有名な話である．誤診は常にあると考えて早期に正しい診断がなされることが大切である．

　ここで紹介した症例は，誤診というよりも早期の診断が困難であった症例が中心である．**誤診が最も起こりやすいのは，脳器質疾患や症状精神病が機能性精神病とされる場合で，とくに精神症状が初発症状の場合である**．詳しい病歴の聴取，神経症状や意識障害，認知症の徴候を見逃さないことと，縦断的に経過に注意すること，画像を含めた検査所見，そして，何よりも疾患についての十分な知識を持つことが早期の正しい診断に重要である．これとは逆に，脳器質疾患や症状精神病が機能性精神病と誤診される場合は，本文中に記したように，仮性認知症を示す場合，神経症状や身体症状，とくにパーキンソン症状を伴う認知症疾患で精神症状が前面に出ている場合，意識障害を伴う「非定型精神病」のような病態に注意が必要である．本章では遅発性パラフレニー，双極性障害，統合失調症を中心に述べたが，上述のような一般的事項はその他の精神疾患にも共通する．

謝辞

　提示症例を提供いただいた，新里和弘先生（都立松沢病院精神科），関口裕孝先生（桶狭間病院藤田こころケアセンター），羽渕知可子先生（愛知県立城山病院）に深謝致します．

●文献

1) 三好功峰，黒田重利（編）：臨床精神医学講座10 器質・症状性精神障害．中山書店，1997
2) Roth M, Kay DW：Late paraphrenia：a variant of schizophrenia manifest in late life or an organic clinical syndrome? A review of recent evidence. Int J Geriatr Psychiatry 13：775-784, 1998
3) 池田研二：老年期の幻覚妄想と脳病変．松下正明，ほか（編）：新世紀の精神科治療3 老年期の幻覚妄想—老年期精神科疾患の治療論．pp 90-140，中山書店，2005
4) 小阪憲司，池田 学：《神経心理学コレクション》レビー小体型認知症の臨床．医学書院，2010
5) 松浦雅人：慢性てんかん性精神病．精神科治療学 18：135-139, 2003
6) 新里和弘：高齢者の躁状態—二次性躁病とその周辺．老年精神医学雑誌 22：914-919, 2011
7) 坂上紀幸，清水宗雄：老年期精神障害の診断と治療を考える—躁状態．老年精神医学雑誌 6：1230-1237, 1995
8) Koenigsberg HW：Manic Pseudodementia：Case Report. J Clin Psychiatry 45：132-134, 1984
9) Lishman WA：Organic Psychiatry：The Psychological consequences of cerebral disorder. Blackwell, Oxford, 1987
10) 原田憲一：改訂版 意識障害を診わける．診療新社，1997
11) 中村重信，鳥居 剛：各種神経疾患に伴う精神症状の特徴と対策．ハンチントン舞踏病．老年精神医学雑誌 9：621-628, 1998
12) McDade G：Symptomatic schizophrenia with Moya Moya disease. Behavioural Neurology 4：25-28, 1991
13) Finsterer J：Central nervous system manifestations of mitochondrial disorders. Acta Neurol

Scand 114:217-238, 2006
14) 林 拓二,中江尊保:非定型精神病の概念.Schizophrenia Frontier 12:205-209, 2012
15) 谷向 知:老年精神医学におけるうつ病—認知症との鑑別から.綜合臨牀 59:1220-1223, 2010
16) 池田研二,山田正仁:その他の変性性認知症.日本認知症学会(編):認知症テキストブック.pp 316-338,中外医学社,2008
17) Albert ML, Feldman RG, Willis AL:The subcortical dementia of progressive supranuclear palsy. J Neurol Neurosurg Psychiarty 37:121-130, 1974
18) Gascon G, Gilles F:Limbic dementia. J Neurol Neurosurg Psychiat 36:421-430, 1973

〔池田研二,入谷修司〕

第 3 章

心気症・不安障害

Case 1 ● 初診時は心気症状と不安が主とみられた女性

認知機能低下はみられなかったけれど…

患者データ
- 初診時年齢：74 歳．
- 性別：女性．
- 既往歴：特記すべきものなし．
- 家族歴：3 人姉妹の長女．親族に認知症例はない．
- 主訴：身体の不調．

生活歴
- 几帳面で融通の利かない性格．23 歳で結婚，1 男 1 女をもうける．会社勤めを 60 歳までしていた．その後，長男が経営する会社の経理の仕事を手伝っている．夫の死後は独居．身の回りのことは自分でできているという．教育歴 9 年．

現病歴
- X−10 年から，自分の血圧が気になり，1 日に 20 回くらい測定するようになった．
- X−3 年，夫が死亡，自らも急性膵炎を発症．さらにめまい症もあって入院したことがある．改善して退院したものの，その後，一段と体調を気にするようになった．すこしでも体調がわるいと血圧の変動のせいだと言う．頭部 MRI，MRA を検査したが異常はみつからなかった．近医ではアトルバスタチン(リピトール®)5 mg/日，カルベジロール(アーチスト®)2.5 mg/日，テルミサルタン(ミカルディス®)40 mg/日が処方されていた．内科より精神科を勧められて初診となる．

初診時所見
- 初診時，礼容は保たれ，思考の乱れは認められなかった．焦燥感と言えるほどの症状はないが，身体動揺感と血圧が気になることを繰り返し訴えた．「フワーっとした，血圧が上がっていると思う」と言い，「血圧を測ってください」と言う．正常範囲にあることを告げるが，不安な様子であった．同伴した娘によると自宅でも同様で血圧測定を繰り返していると言う．物忘れがあるかと聞くと，「年相応だと思うが，念のため調べてほしい」と言う．印象としては，心気症状と不安が主であると思われた．

身体所見
- 利き手：右
- 身長：156 cm，体重：53 kg，BMI：21.8．

- 血圧：124/66 mmHg，脈拍：82回/分，整．
- 心電図，胸部X線：特記すべき異常なし．
- 血液検査：特記すべき異常なし．

神経学的所見
- 特記事項なし．

検査所見
- MMSE：28/30．
- ADAS：5/70．
- GDS：7/30．
- MADRS：15/70．
- 改訂版ウェクスラー記憶検査(Wechsler Memory Scale Revised；WMS-R)：言語性記憶指標…86，視覚性記憶指標…103，一般的記憶指標…90，注意・集中力指標…79，遅延再生指標…88，論理的記憶Ⅰ…22，論理的記憶Ⅱ…3．

初期診断
- WMS-Rにおいて，言語性記憶，一般的指標，注意・集中力が低く，とくに注意低下がみられたが，生活機能障害がないことやMMSE，ADASの結果が良好であったことから，認知症の可能性はなく，「身体表現性障害」と診断した．

【治療経過と診断の変遷】

　身体表現性障害との診断で，抗不安薬，抗うつ薬を投与しつつ，経過をみていた．1～2年は血圧に関する訴えは少なくなっていたが，身体動揺感の訴えは継続的に認められた．3年後にめまいで神経内科を受診したが，異常はみつからなかった．8月頃より，食欲不振がひどくなり，体重が低下．内科的には異常がみつからなかった．その頃から，物忘れが目立ち始め，それまで作れた料理が作れない，鍋を焦がす，買い物に行って同じものを何度も買ってくるなどの症状があり，長男家族と同居した．そこで再度の認知機能検査と頭部MRI，脳血流シンチを施行したところ，認知機能低下が明らかで，放射線学的にも特徴があり，「アルツハイマー病(AD)」と診断した．X＋4年頃から，あれほどしつこかった血圧の訴えが嘘のようになくなった．そのかわり認知機能低下が進行している．

認知機能検査(X＋4年後)
・MMSE：19/30．
・ADAS：18.3/70．
・WMS-R 論理的記憶Ⅰ…1点，論理的記憶Ⅱ…0点．

画像所見
・頭部MRI：軽度びまん性脳萎縮．軽度海馬萎縮(VSRAD 1.63)(図3-1)．
・脳血流シンチグラフィ：左右後部帯状回から楔前部，左右頭頂葉，左右側頭葉，左右前頭葉，左右後部帯状回に血流低下を認める．前回より血流低下部の変化が明瞭化している(図3-2)．

【本症例のまとめ】

　この症例を初診の段階で認知症があると診断することは不可能であり，もししたと

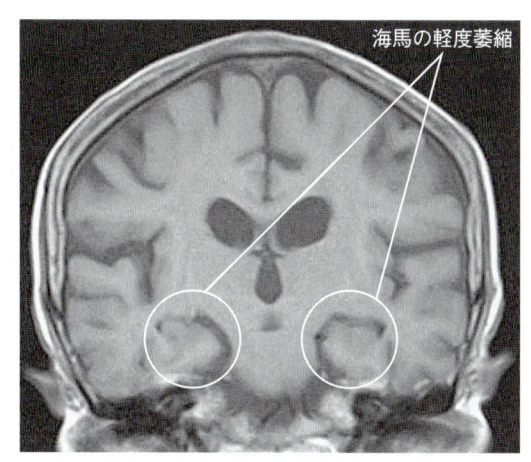

図 3-1 症例 1 の頭部 MRI 冠状断

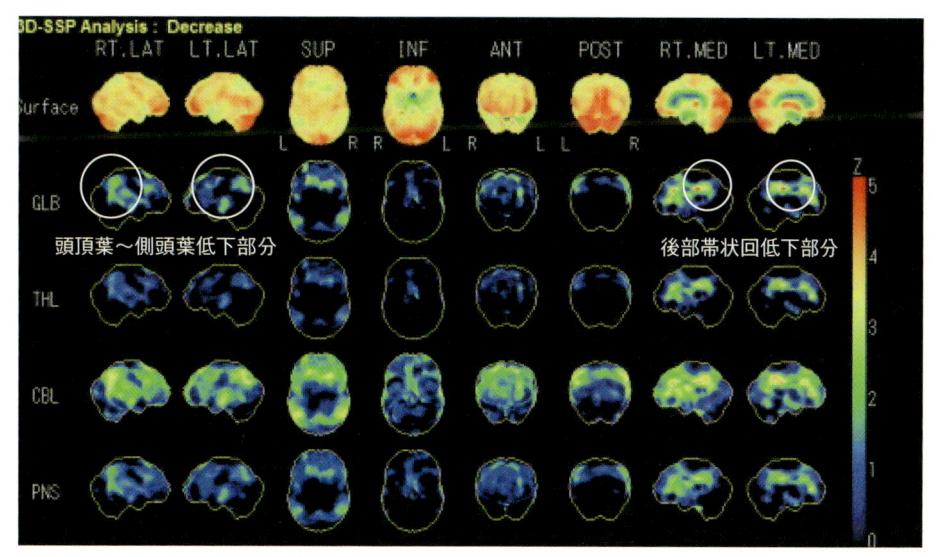

図 3-2 症例 1 の SPECT 3D-SSP

すれば過剰診断ということになるだろう．しかしながら後で振り返ると，経過の中で強迫症状，心気症状，めまい，食思異常症など多彩な症状があり，薬物の効果がはっきりしないといったやや気になる症状や徴候があったといえる．

　高齢者で神経症レベルの患者を診療するうえで，症状が非定型的であったり，薬の効き目が十分でないときは，認知症の可能性を頭の片隅に置いておくことが重要である．さらに，心気的傾向や不安症状が先行してあとから認知機能低下が目立ってくるAD 例では，認知機能の低下とともに，それまでの症状は消退し，むしろ多幸的になってしまうことが多いように思われる．

各論：非認知症の疾患を認知症と見誤らないために

Case 2 ● ここ2～3年で家に閉じこもるようになった女性
変貌の原因は身体症状と抑うつ症状？

患者データ
- 初診時年齢：80歳.
- 性別：女性.
- 既往歴：1年前に非定型抗酸菌症に罹患．排菌はないが抗生物質の内服を継続中．
- 家族歴：2人兄弟の2番目，認知症歴なし．
- 主訴：不眠，閉じこもり．

生活歴
- 生育歴には特記すべき異常なし．教育歴8年(高等小学校卒業)．20歳で結婚後，1男2女をもうける．もともとはなんでもはっきり物を言う性格であったが，この2～3年で変わってしまったと家人は言う．

現病歴
- 昔から，便秘気味でしばしば内服していた．また，不眠，背部，腰部の痛みや腹痛を訴えることが多かった．ここ2～3年で家に閉じこもるようになった．デイサービスでも知らない人と話したくないから，行きたがらなかった．腹痛，便秘の訴えが続くので，X-1年に近医に検査入院したが，特に異常所見はなかった．詳細は不明だが，その頃から安定剤，抗精神病薬などが処方されていた．その後，意欲低下が目立つようになった．歩くのを嫌がり，杖歩行にもなり，転倒も何回かあった．外出をいやがり，庭の手入れが好きだったがそれもしなくなった．不眠も強くなった．夜間頻尿で2時間おきにトイレに行き，そのたびに介助が必要であった．腹部の不快感を訴えることが多く，湿布を貼るなどの奇妙な行為もみられた．状態がよくならないので，通院していた内科からの紹介で受診した．
- 受診時の内服薬は，スルピリド(ドグマチール®)150 mg，アルプラゾラム(ソラナックス®)1.2 mg，アムロジピン(アムロジン®)2.5 mg，ベゲタミン®B 12.5 mg，エスタゾラム(ユーロジン®)2 mg，トリアゾラム(ハルシオン®)0.25 mg．

初診時所見
- 表情弛緩状．発語には深刻さがなく，常同的な訴えとなっている．

身体所見
- 利き手：右．
- 身長：156 cm，体重：52 kg，BMI：21.3．
- 血圧：128/78 mmHg.
- 難聴が強い．

神経学的所見
- 仮面様顔貌あり．軽度の手指振戦を認める．筋固縮を認める．寡動傾向著明．

検査所見
- MMSE：16/30．
- ADAS：21.7/70．
- FAB：5/18．
- 近時記憶・構成能力の低下が認められた．また見当識の低下も疑われた．FABの低下も認められ，思考の柔軟性や抑制コントロールなどの面でも低下が疑われた(近時記憶の低下の影響なども考えられるが)．
- 血液検査：特筆すべき異常なし．
- 心電図：T波陰転．

第 3 章　心気症・不安障害

- 頭部 MRI：海馬萎縮，大脳皮質萎縮 (図 3-3)．
- 脳血流シンチグラフィ：頭頂葉の血流低下 (図 3-4)．

初期診断
- 生活機能の低下，使用薬剤，認知機能検査，放射線検査などより，AD およびその BPSD としての身体表現性障害，薬剤性パーキンソン症候群と診断した．

【治療経過と診断の変遷】
　精神症状や神経症状の出現に対して，薬剤の影響が大きいと判断されたが外来では調整が困難であり，入院とした．ベゲタミンなどの眠前投与を中止し，ドネペジルを開始した．腹痛，夜間頻尿の訴えはしつこく繰り返されたため，ドネペジルの消化器症状の可能性も考えて少量維持とし，デュロキセチンを追加した．夜間の頻尿に対しては精神症状のみとは考えず，泌尿器科の意見もきいてプロピベリンを投与，眠剤と

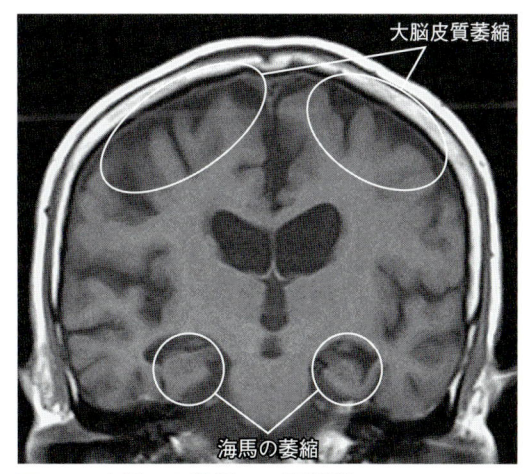

図 3-3　症例 2 の頭部 MRI 冠状断

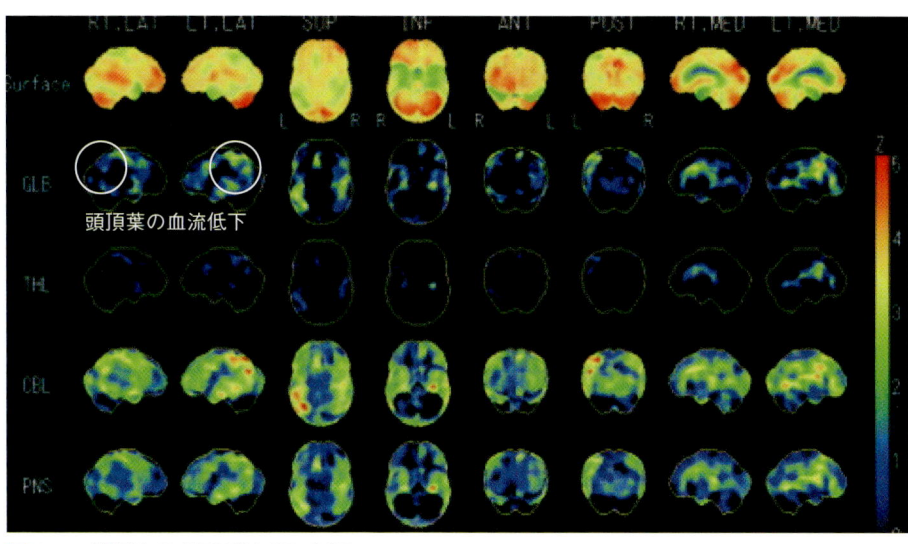

図 3-4　症例 2 の SPECT 3D-SSP

してリルマザホンも投与した．これにより症状は軽快したが，完全に消退することはなかった．自宅での介護可能と判断し退院となり，以後，外来通院中である．

退院時処方は，アムロジピン（アムロジン®）2.5 mg，デュロキセチン（サインバルタ®）20 mg，リルマザホン（リスミー®）1 mg，プロピベリン（バップフォー®）10 mg，ドネペジル（アリセプト®）3 mg.

【本症例のまとめ】

この症例はうつ状態，身体愁訴が前景にたつ AD と考えられる．経時的に見直すと，生活範囲が狭まったり意欲低下が目立ち始めた段階で何らかの認知症は疑えるように思える．しかしながら，実際には抑うつ気分や心気的訴えのみが重視され，多くの精神系薬剤が処方されて錐体外路症状が出現し，状態像をさらにわかりにくくしていた．生活範囲が狭まった理由として，身体へのこだわりやうつ症状を考え，その治療を中心にしたくなるところだが，高齢者では認知症の始まりであることが多いのでうつなどの精神症状だけでなく，認知機能低下の徴候がないかについても問診などをとおして配慮していく必要がある．

Case 3 ● 多彩な精神症状から不安障害＋非定型精神病と診断されていた女性

向精神薬の効果がはっきりせず，副作用も出やすくなった

患者データ
- 初診時年齢：68 歳．
- 性別：女性．
- 既往歴：30 歳頃，閉じ籠もった状態になり，精神科に入院．診断・治療の詳細は不明．
- 家族歴：3 人兄弟の 2 番目，長女．親族に認知症の人はいない．
- 主訴：不安感，落ち着きのなさ．

生活歴
- 生育歴に特記すべき異常なし．24 歳で結婚．以後，専業主婦であった．夫は会社役員であり，経済的困窮はない．1 男 2 女をもうける．性格は気分の変動が激しい．几帳面であったという．

現病歴
- 夫と 2 人暮らし．昨年までは元気だったが，今年に入って，気持ちが落ち着かない，光や音に過敏である，頭にざわめきがあり声が聞こえるなどの症状がでてきた．1 年間で 10 kg の体重減少があり，不眠と動悸，腰痛，下肢痛などの訴えが強くなった．特に 8 月頃からひどくなり，また体がしびれて，体の芯が痛いという．歩行が小刻みになってきたため近くの市民病院精神科を受診した．「ちょっとしたことがすごく心配で不安になる」「不安だ，不安だ」と言う．薬の飲み方，生活の仕方などについて医師からの説明に対する理解が悪く，繰り返し確認を求める．病院に何度も電話して不定愁訴を訴え，薬の飲み方を聞き直す．「治りますか」と繰り返し，対応する職員が困り果てている．自宅でも夫への依存性が強く，つねに不安を訴えている．

- 不安障害および非定型精神病を疑い，オランザピン(ジプレキサ®)および抗不安薬，抗うつ薬を投与されたが，アカシジア，流涎，歩行困難など錐体外路症状がひどくなり，クエチアピン(セロクエル®)へ変更された．物忘れもあり，MMSE 22/30．頭部MRI異常なし．精神科より紹介されて当院受診となった．
- 紹介元の内服薬は，クエチアピン(セロクエル®) 100 mg，フルボキサミン(デプロメール®) 50 mg×2錠，クロキサゾラム(セパゾン®) 2 mg×3錠，フルニトラゼパム(ロヒプノール®) 2 mg，ニトラゼパム(ベンザリン®) 5 mg，トラゾドン(レスリン®) 25 mg．

初診時所見
- 車椅子で受診．座位保持がつらいという．起立は自力で可能，助けなしでベッドに横になれる，トイレは自力で行ける，布団の上げ下ろしはできない，すぐに不安になる，頭がのぼせる，何も頭に入らないという．表情はかたく，身体愁訴のみを訴え，それ以外へは注意が集中しないようにみえた．思考の混乱状態が顕著であった．

身体所見
- 身長：145 cm，体重：35 kg，BMI：16.6．

神経学的所見
- 仮面様顔貌，動作緩慢を認めるが，筋固縮，振戦なし．小刻み歩行を認めた．脳神経異常なし，四肢腱反射異常なし，病的反射を認めない．

初期診断
- 紹介元の精神科クリニックでは，強度の不安症状，強迫観念，身体愁訴など多彩な精神症状があり，身体愁訴の訴えは妄想レベルであると判断され，既往歴も考慮して不安障害および非定型精神病と診断された．

【治療経過と診断の変遷】

身体愁訴が強く，入院して検査・治療を行うこととなった．入院後も焦燥を伴った身体愁訴が多く，四肢に力が入らない，足のしびれがあるといい，臥床がちであった．夜間，頻回のナースコールがあり，30分おきにトイレに行こうとし，ふらついて転倒することもあった．夕方から夜間にかけて，病室のトイレのそばに誰かが立っているので怖いという訴えも聞かれた．軽度のパーキンソン症状および幻視，焦燥などの精神症状があるが，薬剤の影響を否定できないため，処方薬は眠前のニトラゼパムを除いてすべて中止し，経過観察とした．1週間後には転倒の回数が減って歩行が安定してきたが，動作緩慢は残存した．プラミペキソールの投与開始，クエチアピンの再投与により，意欲改善，幻視，身体愁訴の軽減，ADLの改善がみられた．

入院時検査結果
・血液検査：特記すべき異常なし．
・脈拍：66回/分，整．
・心電図：異常なし．
・胸部X線：特記すべき異常なし．

認知機能検査
・MMSE：25/30．
・RCPM：19/36．

認知機能検査では，近時記憶の低下，失見当識を認めた．構成障害が疑われた．

画像所見
・頭部MRI：軽度の大脳皮質および海馬萎縮をみとめる．少数のラクナが散在してい

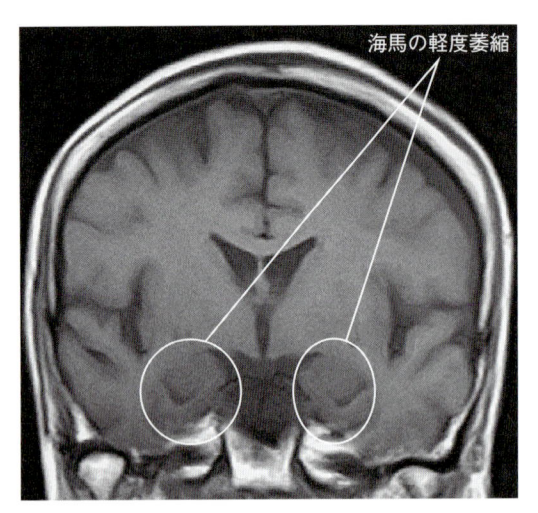

図 3-5　症例 3 の頭部 MRI 冠状断

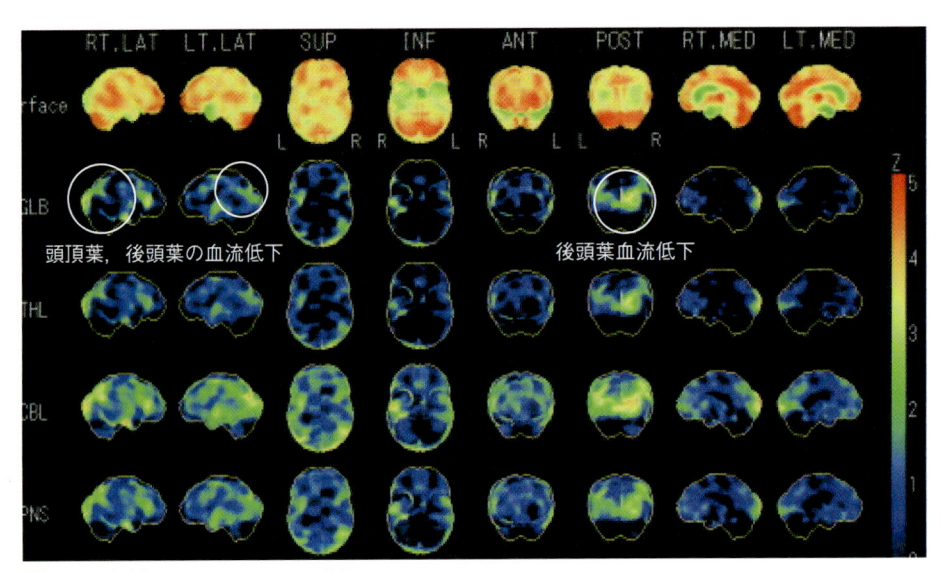

図 3-6　症例 3 の SPECT 3D-SSP

る（図 3-5）．
・脳血流シンチグラフィ：両側頭頂葉，後頭葉の血流低下（図 3-6）．

【本症例のまとめ】
　本症例は臨床経過，放射線学的検査を総合して，レビー小体型認知症（DLB）と診断した．診断基準[1]の要件とされる認知機能低下があり，幻視もみられた．前医では，多彩な精神症状に注目し，不安障害および非定型精神病の診断がついていた．経過の中で，薬物の効果が一定しないことや副作用が出やすい点に注意すべきであったかもしれない．認知機能低下が検査で明らかになった時点で，診断の見直しの必要性を感じて当院紹介となった．DLB ではうつ症状などの精神症状が前駆しやすく，診断に

苦慮する．高齢者で，身体愁訴を含む多彩な精神症状を示しながら薬剤の効果がはっきりせず，副作用が出やすい症例では，DLB を念頭において経過をみる必要がある．

Case 4 ● 物忘れに関する強迫的な訴えをしてくる男性

病識があるから認知症ではない？

患者データ
- 初診時年齢：75 歳．
- 性別：男性．
- 既往歴：特記すべきものなし．精神科受診は今回のこと以外はないという．
- 家族歴：伯父が認知症．70 歳代後半の発症であるというが，診断など詳細不明．
- 主訴：同じことばかり訴える．

生活歴
- 高校卒業後，自動車関係の会社で製造担当．60 歳で定年退職したあとは，とくに仕事はしていない．28 歳で結婚．妻と 1 男 1 女あり．有害薬品などの曝露歴はないという．性格は細かく，いろいろと気にしやすいという．

現病歴
- X−3 年前から，奥さんに対して横暴，暴力的だったり，奥さんのことを疑うようなことがあった．X−1 年前より「記憶がぽっぽ，ぽっぽ消えてしまう」という訴えを家人にしつこくするようになった．物忘れの他に，自動車運転のときに，飲んでいないのに酒を飲んでしまったと心配したり，息子が運転するときも息子に酒を飲ませてしまったらどうしようと過度に心配する．近くの神経内科を受診して，HDS-R を実施されたが 28 点で，認知症というよりも精神的なものかもしれず，大きな病院でみてもらうことを勧められた．日常生活上は問題ないが，世の中のことを危惧したり，2011 年の東日本大震災以上のものが，ここに起こるに違いないと繰り返し訴えた．新聞や週刊誌を手放せず，自室に全部取り込んで，整理ができない．捨ててはいないのに物がなくなることが多い，半年前に家を近所の人に売った，など事実に反する考えが頭から離れず，そのことで，息子とけんかになり市役所まで行って説明してもらったことがある．3 か月前より精神科クリニックに通院しているが，認知症の有無が気になり当科受診．
- 内服薬は，セルトラリン（ジェイゾロフト®）25 mg 0.5 錠，クロチアゼパム（リーゼ®顆粒）10%（100 mg/g）3 mg．

初診時所見
- 礼容は保たれているが，やや緊張気味．表情は比較的柔和．軽度に多弁傾向があり，記憶がなくなっていくことを訴える．発語内容からは思考の乱れは感じられない．同席した妻が，医師に日ごろの様子を説明している間は不満そうにしているが，沈黙を守っていた．

身体所見
- 利き手：右．
- 身長：159 cm，体重：52 kg．

神経学的所見
- 特記すべき異常なし．

海馬軽度萎縮

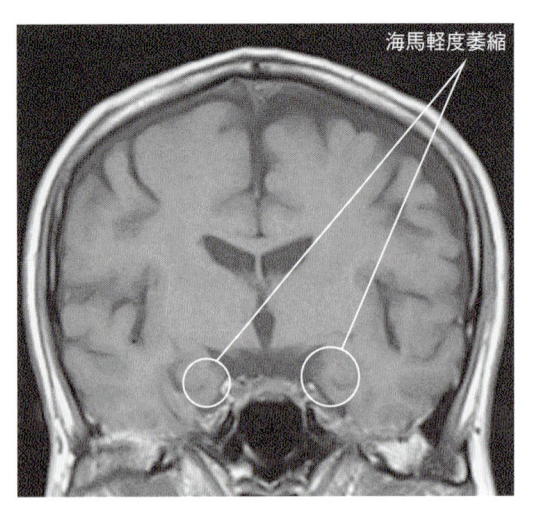

図 3-7　症例 4 の頭部 MRI 冠状断

| 検査所見 | ・血液学的検査，心電図に異常所見なし．|
| 初期診断 | ・強迫性障害．|

【治療経過と診断の変遷】
　臨床症状からは強迫性障害が最も考えられたが，「物がなくなることが多い」「記憶が飛んでいる」などの記憶障害を疑わせる訴えもあり，さらに詳細な検査を行うことにした．

認知機能検査
・MMSE：22 点（見当識：－1, serial 7：－4，遅延再生：－3）．
・ADAS：13/70（単語再生：7.7，口頭命令：1，見当識：4，単語再認：0.3,）．
・RCPM：28/36．
・FAB：8/18．
・WMS-R：論理的記憶Ⅰ：0，論理的記憶Ⅱ：0．

画像所見
・頭部 MRI：大脳皮質萎縮あり．海馬領域や扁桃体に軽度の萎縮を認める（図 3-7）．
・脳血流シンチグラフィ：両側頭頂葉，後部帯状回，右後頭葉の血流低下が認める（図 3-8）．

【本症例のまとめ】
　近時記憶障害，失見当識があり，MRI で海馬を中心とした萎縮や血流低下が認められるため，初期 AD と診断した．脳血流シンチグラフィでは DLB の可能性も完全には否定できないが，臨床症状からは疑いにくい．AD の前駆症状として強迫性障害が出現したと考える．よく言われていることであるが，「認知症では病識がない」というのは必ずしも正しくない．AD の初期では，本例のように強迫的に物忘れを訴える例もある．「病識があるからうつ病だろう」と単純に決めつけず，経過を見ていく必要

第3章 心気症・不安障害　87

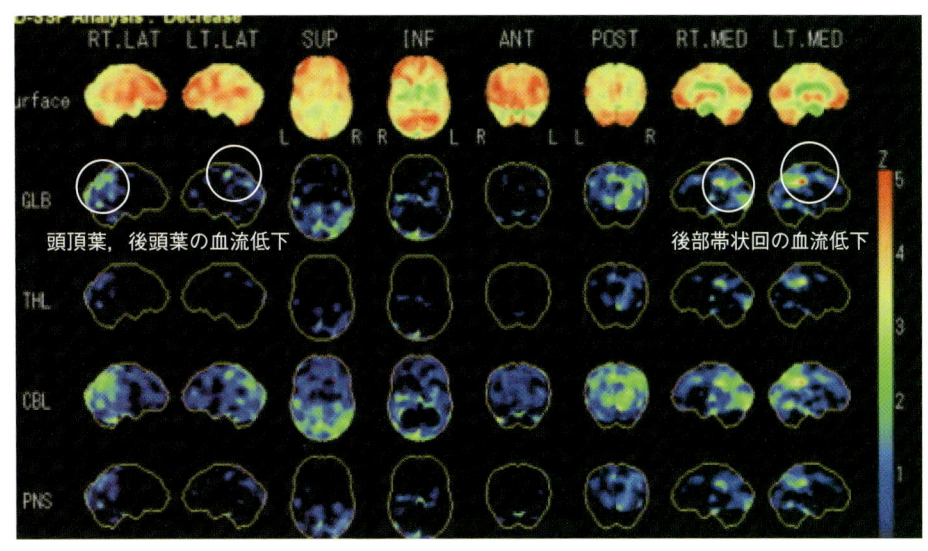

図3-8 症例4のSPECT 3D-SSP
（頭頂葉，後頭葉の血流低下／後部帯状回の血流低下）

がある．MMSEやHDS-Rにおいて遅延再生や失見当識が明らかな例では，MRIなどの放射線学的検査も行ってみるほうがよいだろう．

Case 5 ● 長期の身体愁訴にパニック発作を併発した女性

その内服薬，すべて必要？

患者データ
- 初診時年齢：85歳．
- 性別：女性．
- 既往歴：56歳時に胆石症にて手術をうけた．それ以外は特記事項なし．
- 家族歴：4人兄弟の3番目．認知症歴なし．
- 主訴：胸苦感．

生活歴
- 生まれは関東地方で高等小学校卒．20歳で結婚．2男1女をもうける．75歳時，夫が死亡．以後独居していたが，3年前に娘の住む東海地方に引っ越して同居をはじめた．性格は小さいことを気にする．くよくよしやすい．

現病歴
- パーキンソン症候群および高血圧と診断されて通院中であった．身体愁訴は以前から多かったが，X-1年から，月に1回くらい急に胸が苦しくなり，動悸，手足のしびれを訴えるようになった．1日のうちでは午前中の調子が悪い．頓用のアルプラゾラム（ソラナックス®）0.4 mgを飲むと軽快した．近医にて検査を受けたが，内科的には異常なかった．1か月前から食欲が進まなくなり，体重も2〜3 kg減った．近医に受診し検査したが，このときも異常はなかった．状態の改善がないため紹介受診となる．本人は物忘れをそれほど感じないという．身の回りのことは自分でできるが，家ではたいていボーッと寝て過ごしているという．同伴した娘によると，この

1年くらいで置き忘れ，しまい忘れが目立つようになったとのこと．
- 内服薬は，ニザチジン（アシノン®）75 mg，ベニジピン（コニール®）4 mg，テルミサルタン（ミカルディス®）40 mg，トリアゾラム（ハルシオン®）0.25 mg，マドパー® 300 mg，ピタバスタチン（リバロ®）2 mg，エスシタロプログラム（レクサプロ®）10 mg，エチゾラム（デパス錠®）0.5 mg×3 錠，クロチアゼパム（リーゼ®）5 mg×3 錠，半夏厚朴湯エキス顆粒 7.5 g，スルピリド（ドグマチール®）150 mg，アルプラゾラム（ソラナックス®）0.4 mg×頓用．

初診時所見
- 眠れない，お腹が痛い，しんどい，胸が苦しいなど不定愁訴が多い．焦燥感も強く，精神的には不安定な状態であった．

身体所見
- 利き手：右．
- 身長：153 cm，体重：56 kg，BMI：23.9．
- 血圧：126/69 mmHg，脈拍：86 回/分，整．
- 心電図：異常なし，91 回/分，整．
- 心エコー図：EF：65.6%，心筋の動きは異常なし．

神経学的所見
- 手指振戦，筋固縮，歩行障害は認めない．明らかな錐体外路障害はみられない．その他，特記すべき異常なし．

初期診断
- パニック障害．

【治療経過と診断の変遷】

　内服薬整理と脳機能精査目的で入院となる．マドパー® が投与されていたが，錐体外路症状は認められなかった．以前，スルピリドが投与されていたことから，薬剤性のパーキンソン症候群があったものと判断しマドパー® を中止したが，神経症状の出現はなかった．起床時から朝食までの間に呼吸が苦しくなる，動悸がするという訴えが多く，ナースコールが頻回にみられ，ソラナックス® 頓用にて軽快した．認知機能検査，放射線学的検査より AD およびそれに伴う精神症状と診断し，ガランタミンを開始した．ベンゾジアゼピン系薬剤の変更，減量を行い，抗うつ薬も変更したところ，状態が比較的安定した．血圧に関しても安定したため，降圧薬減量が可能であった．

認知機能検査
・MMSE：20/30（見当識・近時記憶の低下の可能性が示唆された）．
・ADAS：10/70．

画像所見
・頭部 MRI：びまん性大脳皮質萎縮，両側白質，基底核のラクナあり（図 3-9）．
・脳血流シンチグラフィ：両側頭頂葉，側頭葉，後部帯状回の血流低下を認める（図 3-10）．
・心筋シンチグラフィ：心筋の描出は良好で，H/M 比の低下なし．H/M 比 2.71．
　最終的な処方は，テルミサルタン 40 mg，ニトラゼパム（ベンザリン®）5 mg，セルトラリン（ジェイゾロフト®）25 mg，ロラゼパム（ワイパックス®）0.5 mg×2 錠，ザランタミン（レミニール®）8 mg×2 錠，アルプラゾラム 0.4 mg×頓用．

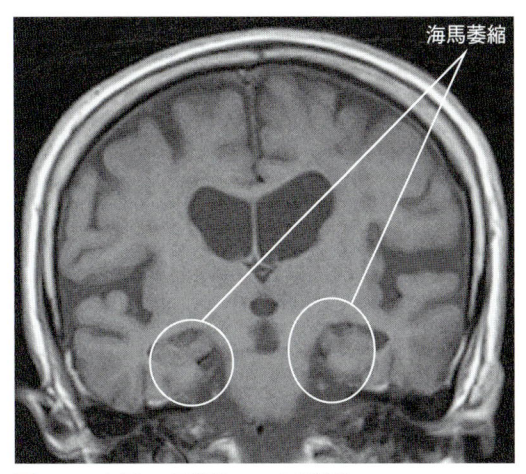

図 3-9　症例 5 の頭部 MRI 冠状断

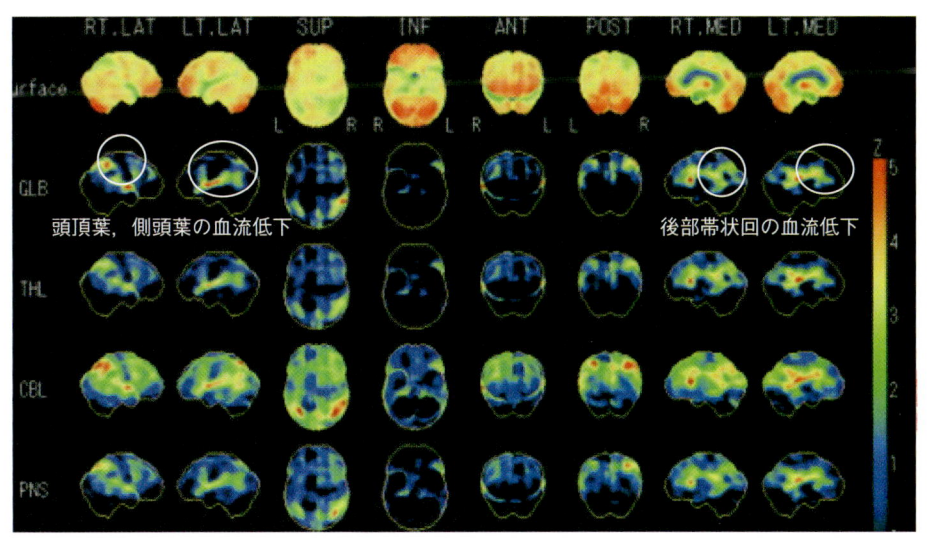

図 3-10　症例 5 の SPECT 3D-SSP

【本症例のまとめ】

　本症例は長期にわたる身体不定愁訴があり，その後，パニック発作を伴うようになった．身体的な検査で異常がみつからないと，抗不安薬，抗精神病薬などが安易に投与され，それによりさらに病態が複雑になってしまった．意欲低下，記憶障害の段階で認知症を疑うべきであろう．ただし，薬剤の影響がどの程度であるか判断できず，入院での薬剤調整となった．高齢者ではいったん多剤併用してしまうと，減量・整理が必要だとわかっていても外来通院では困難であり，入院してもらうことが多い．

Case 6 ● 交通事故後に車への恐怖や抑うつなどが現れた女性

診断は PTSD で間違いない!?

患者データ
- 初診時年齢：84歳
- 性別：女性．
- 既往歴：40歳時に左眼失明したというが詳細不明．53歳時に胆石症．脳卒中歴なし，精神科通院歴なし．
- 家族歴：6人兄弟の3番目．家族，親族に認知症，うつ病その他の精神疾患例はないという．
- 主訴：交通事故後の身体不調．

生活歴
- 23歳で結婚，出産歴なし．実子はなく，養女が1人いて，婿をとって同居している．養女によると性格は自分の意見を通したがり，わがままであるという．教育歴6年(高等小学校卒)．

現病歴
- もともとは大変活発で元気な人であったが，X-1年，カラオケに行った帰りに，横断歩道を渡っているときに自動車にはねられ，外傷性くも膜下出血，上腕骨骨折などの重傷を負った．約1か月間入院後，四肢麻痺などはなく，日常生活動作能力は自立した状態で，自宅に戻った．入院中はせん妄などの精神症状，異常行動はなかった．退院後から，車への恐怖を強く訴え，全身倦怠感，耳鳴り，激しい頭痛，腹部不快感，食欲不振などの身体愁訴が多くなった．睡眠中に大声を出したり，隣にいる夫を蹴ることもあった．内科，耳鼻科などでの検査では異常がみつからなかった．徐々に抑うつ気分が強くなり，「死にたい」という訴えもきかれるようになり，しだいに意欲の低下も目立ってきた．日中は自室にこもることが多く，動作が緩慢になっていた．また，物忘れも出てきたということで受診した(車椅子で受診)．表情はうつ状で，仮面様ともとれる．動作緩慢で，発語は少ないが，体調不良を強く訴えた．また，よく聞くと，カーテンや電球が人の顔にみえるともいう．
- 前医での内服薬は，フルボキサミン(ルボックス®) 25 mg，ゾルピデム(マイスリー®) 5 mg．

身体所見
- 利き手：右．
- 身長：146 cm，体重：45 kg，BMI：21.1．
- 血圧：101/64 mmHg，脈拍：69回/分，整．
- 心電図，胸部X線に特記すべき異常なし．
- 血液検査：特記すべき異常なし．

神経学的所見
- 動作緩慢以外には錐体外路症状は認めない．その他，特記すべき以上を認めない．

初期診断
- 心的外傷後ストレス障害(posttraumatic stress disorder；PTSD)．

【治療経過と診断の変遷】

　主治医は交通外傷後のPTSDに伴う，抑うつ，精神運動抑制があり，せん妄が合

併しているかも知れないと判断し，セルトラリン，アルプラゾラムを投与した．抑うつ気分は改善したが，身体動揺感，「松の木が人の顔に見える」「箪笥がななめに倒れそうに見える」などの錯視とも思える症状が断続的にみられ，クエチアピンを加えたり，セルトラリンをミルナシプランに切り替えるなど薬物の変更を繰り返したが，状態は変化しなかった．初診3か月後，家族が物忘れを気にして検査を希望したため，認知機能検査，頭部MRI，脳血流シンチグラフィを施行した結果，軽度の認知機能低下とDLBを疑わせる所見が認められた．主治医はこの段階で，DLBが基盤にあると判断し，ドネペジルの投与を開始．3mgから5mgへと増量して外来で経過をみていた．X＋2年には歩行障害，姿勢変換困難，筋固縮などの錐体外路症状が強くなって転倒が多くなり，リハビリテーション目的の入院を行ったが，あまり変化しなかった．

認知機能検査
・MMSE：24/30．
・RCPM：18/36．

画像所見
・頭部MRI：前頭葉，側頭葉に比較的強いびまん性大脳皮質萎縮．海馬萎縮および両側基底核に小梗塞巣散在(図3-11)．
・脳血流シンチグラフィ：両側前頭葉，頭頂葉，側頭葉，後頭葉内側における血流低下を認める(図3-12)．
・MIBG心筋シンチグラフィ：遅延相における心筋描出不良．H/M比1.32．

【本症例のまとめ】
　医師は，診断をするうえで決定的と思えるほどに重要な病歴や検査結果があると，他の診断の可能性について無意識のうちに排除しようとする傾向がないとはいえない．診断とは合わない症状や徴候があっても，都合のいい理由をつけて合理的に説明しようとする．こうして誤診にいたってしまう．
　この症例では，交通外傷という大きな出来事があり，時間的因果関係がありそうな経過で抑うつ症状，身体不定愁訴が出現した．車に対する恐怖の訴えもあり，診断はPTSDで間違いないと判断してしまった．物忘れや動作緩慢についてはうつ状態にもとづく精神運動抑制として説明しようとした．幻視についても高齢者では抑うつ状態に精神病症状を伴うこともあることから矛盾はないと考えた．恥ずかしい話だが，家族が物忘れについて不安を感じ，検査を求めたことが診断見直しの契機となった．結果はDLBを強く示唆するものであり，その後の経過もDLBとして間違いのないものとなった．高齢者では，初診時点でそれほど重要と思われないような徴候でも認知症の可能性を否定せずに検査し，経過をみることが大事であることを教えられた症例である．

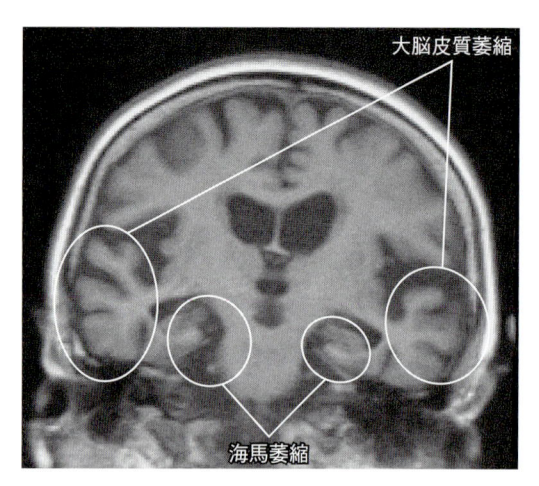

図3-11 症例6の頭部MRI冠状断

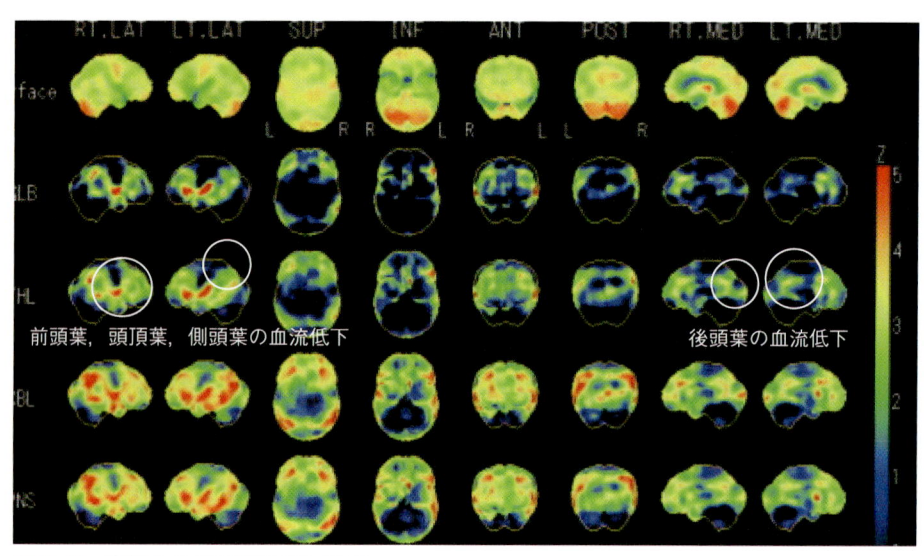

図3-12 症例6のSPECT 3D-SSP

鑑別診断のポイント

　　この章では，認知症と鑑別を要する疾患として，不安を基盤とする疾患群の症例を提示した．ICD-10の分類ではF4のカテゴリに入る疾患群であり，身体表現性障害，強迫性障害，パニック障害，PTSDなどが含まれる．ところで，認知機能の低下した状態にある患者は強い不安を抱くものだろうか？　そうだとすればそれはどのような機序によって生じるのであろうか？

1 | 全般性不安障害と認知症

　徘徊, 攻撃性など, 認知症の精神症状は認知機能障害の進行によってさまざまに変化する. その基盤は当然, 中核症状としての認知機能低下, 記憶障害に由来するであろう. この章で問題となるのは認知症との鑑別であり, 認知機能がそれほどはっきりとしない時期が問題となる. その中には軽度認知障害(MCI)の段階も入ってくる. MCIではうつ状態が高頻度に認められるが, 不安症状も高頻度に認められ, Behave-ADを用いた研究報告によると対象となったMCI例の52%に認められたという[2]. また, MCIでは不安症状が認知機能低下の要因となっている[3]. 性差もあり, 全般性不安障害と診断される例が男性において高頻度であるという[4,5]. ADにおける精神症状・行動異常の中で頻度が高いのは, 抑うつとアパシーだが, その次に多いのが不安である[6]. また, カナダにおける地域研究では, 不安の頻度は非認知症例で4%であったが, ADでは16%と高頻度であったという[7]. 認知症に伴う不安症状の現れ方はさまざまであり, 症例報告で提示したようなパニック障害, 身体表現性障害は, 臨床場面においてしばしば遭遇する. その他に, 予定が入っていることを何度も繰り返して聞く「Godot症候群」や, 独りで残されたときに, 何度も電話をかけて家人を困らせるような状態もよくみられる. これらの状態は家人の介護困難感を増大させる大きな要因となりうる. MCIレベルの症例でGodot症候群を伴うと, ADへの移行率が高いとの報告がある[2]. 一方で, このような不安症状は, 認知機能が中等度以上に低下するにつれて次第に軽減ないし, 消退していくようである.

　認知症患者で不安感が増大し, さまざまな症状へと発展していくのはどのような機序によるのかについて, 原田らは自我心理学的検討により, 初期ADの不安の原因として, 物忘れによって行動を司っているはずの自分がいつの間にか統制できなくなっており, 今までの自分とは異なっていることに気づくことが基盤にあるとした[8]. 筆者らは軽度AD患者の心理に関して, 心理検査(Cornel Medical Index；CMI)を行って検討した. その結果, ADでは周囲の環境に対する不適応感を強く感じ, 緊張が強いことがわかった[9]. CMIにおいて, 環境に対する不適応感は「物事を急いでしなければならないときは頭が混乱する」「いつも指示や命令をとりちがえる」「見知らぬ人や場所がとても気になる」「そばに知った人がいないとおどおどする」などの質問で評価される. 認知症例では, 記憶障害, 失見当識などの認知機能低下を基盤として, このような感覚をつねに抱きつつ生活しているのではないかと推察されたのである. 健康人においても, 例えば, 慣れない海外での旅行先で財布をなくしたりすると, どうしていいかわからず, 混乱してしまい, 周囲への警戒感や不適応感をいだき緊張状態となりがちであるが, それが長期間続いている状態といえるかもしれない. そして, このような緊張状態は精神的な疲労感を生じ, そこから, 不安感が強くなり, 抑うつ, 易怒性, 強迫症状などへと発展していくと考えられる(図3-13).

　BPSDとしての不安はAD以外の疾患でも多くみられる. 血管性認知症(VaD)では, Neuro Psychiatric Inventory(NPI)を用いた地域研究において, 18%の合併率が

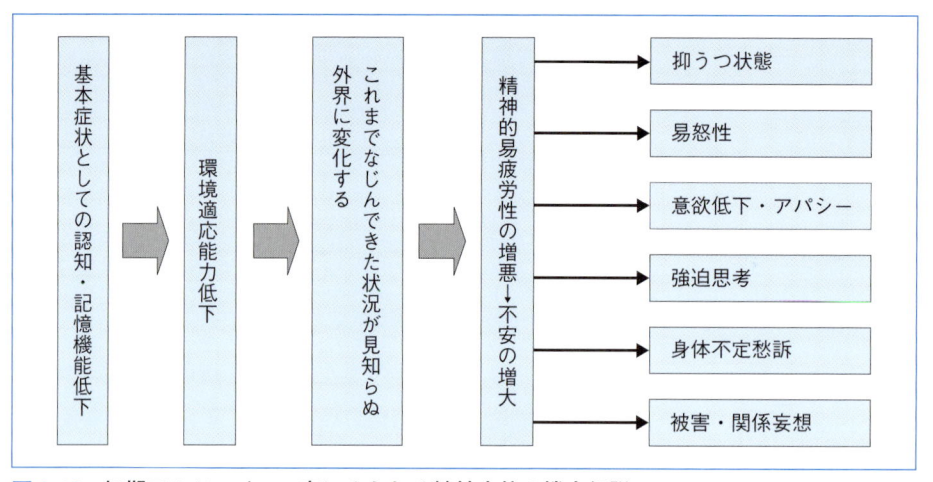

図3-13 初期アルツハイマー病にみられる精神症状の機序仮説

認められたという[10]．DLBにおいても，NPIによる検討では，depression, apathyに次いで不安の項目の点数が高くなる[11]．DLBでは精神症状の表現型が多彩であり，不安を基盤とした強迫，心気症状が妄想，重度の抑うつなどとともに出現することがある[12]．前頭側頭型認知症（FTD）においても，初期徴候として心気症が出現することがある[13]．

2 | 身体表現性障害と認知症

身体表現性障害は高齢者診療においてしばしば遭遇する．DSM-Ⅳ-TRによる身体表現性障害と心気症の診断基準を挙げておく（表3-1, 2）．

高齢者では不安感は精神的不安定さにつながり，そこから身体状態への過剰なこだわりへと広がっていきやすい．それでなくても高齢者は多病であり，何かしら身体不調を抱えていることが多い．さらに，意識されているいないにかかわらず，身体不調の先に，近づく死を感じている[14]．したがって，不安感は身体表現性障害，とくに心気症という形で表現されやすくなる．認知症の初期においても不安感が高まりやすい状況があり，身体表現性障害が認知機能低下に先行あるいは併存することが多くなる．疫学調査では，DLBでは身体表現性障害が高率に合併する(12%)．ADでは2.3%である[15]．DLBでは身体表現性障害が初発症状であることも多い[16]．DLBにおける身体表現性障害の表現型の中では，心気症(87%)，胃腸症状を伴う多発性の疼痛(73%)，転換性麻痺症状(60%)，知覚脱失(53%)，緊張病様症状(53%)が多いという[17]．

高齢者の心気症に対する従来の精神科的アプローチは，患者の環境，心理の分析を中心としてきた[18]．これはこれで重要なアプローチであるが，背景にあるかもしれない認知機能低下への配慮が減じてしまうことには，注意を払わなければならない．

表 3-1　身体表現性障害の分類（DSM-Ⅳ-TR）

　身体化障害　somatization disorder
　鑑別不能型身体表現性障害　undifferentiated somatoform disorder
　転換性障害　conversion disorder
　疼痛性障害　pain disorder
　心気症　hypochondriasis
　身体醜形障害　body dysmorphic disorder
　特定不能の身体表現性障害　somatoform disorder not otherwise specified

〔髙橋三郎，大野　裕，染矢俊幸（訳）：DSM-Ⅳ-TR 精神疾患の分類と診断の手引，新訂版．p 25，医学書院，2003 より〕

表 3-2　心気症の分類（DSM-Ⅳ-TR）

　A．身体症状を誤って解釈して重篤な病気に罹っているとの恐怖またはとらわれ
　B．適切な医学的評価/保証にもかかわらず持続的固執
　C．上記 A の確信は妄想的強固さがなく，外見についての限られた心配に限定されていない
　D．さまざまな領域における機能の障害
　E．6 か月以上の持続
　F．除外基準（略）

〔髙橋三郎，大野　裕，染矢俊幸（訳）：DSM-Ⅳ-TR 精神疾患の分類と診断の手引，新訂版．p 191，医学書院，2003 より〕

3│強迫性障害と認知症

　いわゆる「強迫行動」症状に関して，神経症圏の患者での症状と器質性精神障害に伴う症状では違いがあり，神経症としての強迫症状を多く見てきた精神科医は，文献などに登場する認知症や脳血管障害後の「強迫」の記述に違和感を覚える（表 3-3）．強迫症状は FTD やハンチントン病，頭部外傷後遺症，脳血管障害など多くの脳器質性疾患で認められるとされている．その特徴は病識の欠如，「不安」「自我違和性」「体験の自己帰属感」の乏しさであり，前頭葉の機能低下に基づく可能性がある[19]．脳器質性疾患で認められる強迫症状では，その主観的体験である強迫の「自我違和性，不合理性」と体験の「自己帰属感」が欠けている．その点が従来の強迫性障害の概念との相違である[19]．

　神経症圏の強迫と脳器質性のそれとは厳然と区別できそうであり，そうすべきであるようにも思える．ところが，両者は類似した基盤がある可能性がある．強迫性障害と AD はグルタミン酸系神経の障害という共通の病態があることが示唆されている[20]．FTD にみられる常同行為は，強迫行為とは自我異質性を有しない点で違いがあると考えられるが，実際には両者の移行もあり，前頭葉症状としてとらえることもできる[21]．

　このような症状面のあいまいさもあって，強迫症状と認知症との合併に関して疫学的な研究は進んでいないようにみえる．筆者が調べた限りでは，AD と強迫症状の関連に関する報告は症例報告レベルであった[20, 22, 23]．しかし，実際の臨床場面では神経症としての強迫症状が認知症に先行することは，今回の症例のようにそれほどめずら

表 3-3 強迫性障害の分類（DSM-Ⅳ-TR）

A.	強迫観念または強迫行為のどちらか． (1)，(2)，(3)，および(4)によって定義される強迫観念： 　(1) 反復的，持続的な思考，衝動，または心像であり，それは障害の期間の一時期には，侵入的で不適切なものとして体験されており，強い不安や苦痛を引き起こす． 　(2) その思考，衝動，または心像は，単に現実生活の問題についての過剰な心配ではない． 　(3) その人は，この思考，衝動，または心像を無視したり抑制したり，または何か他の思考または行為によって中和しようと試みる． 　(4) その人は，その強迫的な思考，衝動，または心像が（思考吹入の場合のように外部から強制されたものではなく）自分自身の心の産物であると認識している． (1)および(2)によって定義される強迫行為： 　(1) 反復行動（例：手を洗う，順番に並べる，確認する）または心の中の行為（例：祈る，数を数える，声に出さずに言葉を繰り返す）であり，その人は強迫観念に反応して，または厳密に適用しなくてはならない規則に従って，それを行うよう駆り立てられていると感じている． 　(2) その行動や心の中の行為は，苦痛を予防したり，緩和したり，または何か恐ろしい出来事や状況を避けることを目的としている．しかし，この行動や心の中の行為は，それによって中和いたり予防したりしようとしていることとは現実的関連をもっていないし，または明らかに過剰である．
B.	この障害の経過のある時点で，その人は，その強迫観念または強迫行為が過剰である，または不合理であると認識したことがある． 注：これは子どもには適用されない．
C.	強迫観念または強迫行為は，強い苦痛を生じ，時間を浪費させ（1日1時間以上かかる），またはその人の正常な毎日の生活習慣，職業（または学業）機能，または日常の社会的活動，他者との人間関係を著明に障害している．
D.	他のⅠ軸の障害が存在している場合，強迫観念または強迫行為の内容がそれに限定されていない（例：摂食障害が存在する場合の食物へのとらわれ，抜毛癖が存在している場合の抜毛，身体醜形障害が存在している場合の外見についての心配，物質使用障害が存在している場合の薬物へのとらわれ，心気症が存在している場合の重篤な病気にかかっているというとらわれ，性嗜好異常が存在いている場合の性的な衝動または空想へのとらわれ，または大うつ病性障害が存在している場合の罪悪感の反復思考）．
E.	その障害は，物質（例：乱用薬物，投薬）または一般身体疾患の直接的な生理学的作用によるものではない．

〔髙橋三郎，大野裕，染矢俊幸（訳）：DSM-Ⅳ-TR 精神疾患の分類と診断の手引，新訂版．pp 177-179，医学書院，2003 より〕

しいものではない．高齢者の強迫症状を診察するうえでは，AD，DLB，FTD などの認知症の存在に配慮する必要がある．

4 その他の不安障害と認知症

不安を基盤とする症状には，上記の身体表現性障害，強迫性障害の他に，パニック障害，PTSD などがある．症例記載の中に挙げた例のようにパニック発作が初発である認知症に遭遇することは決して珍しいことではないが，パニック障害のみを対象とした認知症の合併症調査は，まだ行われていないようである．不安症状全般を対象とした研究の中にパニック発作を伴う症例が包含されているからかもしれない．パニック発作は非常に目立つ症状であり，どうしてもその症状に引きずられて診断，治療方

針を決めてしまいがちである．

　しかし，高齢者では当然のことだが，狭心症などの身体疾患の鑑別をする必要があるだけでなく，問診で認知機能，生活機能についても配慮しておくことが望まれる．先に記載したように，認知機能の低下は不安を亢進させやすく，それがパニック発作のような表現形態をとることは十分考えられるからである．

　PTSDが認知症と共通の病態基盤を持っているとは考えにくい．しかし，症例で示したように，心的外傷となるイベントの発生が認知症の発症と時間的に近接している場合，臨床経過と症状にとらわれてストレス障害の治療のみに焦点をおいたまま時間が経過し，認知機能低下がなおざりにされてしまう危険がある．薬効や精神療法が十分な効果をもたらさない高齢者のストレス障害では，認知機能の低下が進んでいないかについても頭の隅においておくのがよいだろう．

● 文献

1) McKeith IG, Dickson DW, Lowe J, et al：Diagnosis and management of dementia with Lewy bodies：third report of the DLB Consortium. Neurology 65：1863-1872, 2005
2) Gallagher D, Coen R, Kilroy D, et al：Anxiety and behavioural disturbance as markers of prodromal Alzheimer's disease in patients with mild cognitive impairment. Int J Geriatr Psychiatry 26：166-172, 2011
3) Rozzini L, Chilovi BV, Peli M, et al：Anxiety symptoms in mild cognitive impairment. Int J Geriatr Psychiatry 24：300-305, 2009
4) Potvin O, Hudon C, Dion M, et al：Anxiety disorders, depressive episodes and cognitive impairment no dementia in community-dwelling older men and women. Int J Geriatr Psychiatry 26：1080-1088, 2011
5) Van der Mussele S, Le Bastard N, Vermeiren Y, et al：Behavioral symptoms in mild cognitive impairment as compared with Alzheimer's disease and healthy older adults. Int J Geriatr Psychiatry, 2012
6) Di Iulio F, Palmer K, Blundo C, et al：Occurrence of neuropsychiatric symptoms and psychiatric disorders in mild Alzheimer's disease and mild cognitive impairment subtypes. Int Psychogeriatr 22：629-640, 2010
7) Nabalamba A, Patten SB：Prevalence of mental disorders in a Canadian household population with dementia. Can J Neurol Sci 37：186-194, 2010
8) 原田宗忠, 西田麻衣子, 山田裕子, ほか：初期アルツハイマー型認知症の高齢者における不安と自己の側面. 日本認知症ケア学会誌 8：40-50, 2009
9) Hattori H, Yoshiyama K, Miura R, et al：Clinical psychological tests useful for differentiating depressive state with Alzheimer's disease from major depression of the elderly. Psychogeriatrics 10：29-33, 2010
10) Lyketsos CG, Steinberg M, Tschanz JT, et al：Mental and behavioral disturbances in dementia：findings from the Cache County Study on Memory in Aging. Am J Psychiatry 157：708-714, 2000
11) Kao AW, Racine CA, Quitania LC, et al：Cognitive and neuropsychiatric profile of the synucleinopathies：Parkinson disease, dementia with Lewy bodies, and multiple system atrophy. Alzheimer Dis Assoc Disord 23：365-370, 2009
12) 上田 諭, 小山恵子, 古茶大樹, ほか：遅発緊張病の症状群を伴うレビー小体型認知症—いかに症例を理解し治療するか. 精神神経学雑誌 113：144-156, 2011
13) Machado A, Simoes S：Mapochondriacal symptoms as the first sign of frontotemporal dementia. J Neuropsychiatry Clin Neurosci 22：451-451, 2010
14) ボーヴォワール SD, 朝吹三吉(訳)：老い. pp 528-594, 人文出版, 1972
15) Onofrj M, Bonanni L, Manzoli L, et al：Cohort study on somatoform disorders in Parkinson disease and dementia with Lewy bodies. Neurology 74：1598-1606, 2010

16) 小阪憲司：DLB の初期診断．Modern Physician 26：1869-1871, 2006
17) Onofrj M, Thomas A, Tiraboschi P, et al：Updates on Somatoform Disorders (SFMD) in Parkinson's Disease and Dementia with Lewy Bodies and discussion of phenomenology. J Neurol Sci 310：166-171, 2011
18) 中村 敬，樋之口潤一郎：高齢者心気障害の臨床．老年精神医学 15：415-422, 2004
19) 荻原朋美，天野直二：強迫の診立てと治療 脳器質性疾患の強迫症状．精神科治療学 22：623-631, 2007
20) Mrabet Khiari H, Achouri A, Ben Ali N, et al：Obsessive-compulsive disorder：a new risk factor for Alzheimer disease? Neurol Sci 32：959-962, 2011
21) 濱田秀伯：精神症候学 第 2 版．pp 118-153，弘文堂，2009
22) Frydman I, Ferreira-Garcia R, Borges MC：Dementia developing in late-onset and treatment-refractory obsessive-compulsive disorder. Cogn Behav Neurol 23：205-208, 2010
23) Marksteiner J, Walch T, Bodner T, et al：Fluoxetine in Alzheimer's disease with severe obsessive compulsive symptoms and a low density of serotonin transporter sites. Pharmacopsychiatry 36：207-209, 2003

〔服部英幸〕

第 4 章

てんかん

Case 1 ● 抑うつ，物忘れに加え応答不良が変動して出現した女性

過去の大きなイベントが思い出せない

患者データ
- 初診時年齢：82 歳.
- 性別：女性.
- 利き手：右利き.
- 陳述者：本人，息子.
- 既往歴：出生発達正常，熱性けいれん・頭部外傷・頭蓋内感染症なし．60 歳頃網膜剥離，63 歳胃癌で胃を一部摘出，74 歳と 82 歳で腸閉塞，75 歳白内障手術，79 歳胆石で腹腔鏡下胆嚢摘出術．
- 家族歴：てんかんの家族歴なし．
- 主訴：物忘れと応答に変動がある，認知症の治療は正しいか．

生活歴
- 長男と生活．

現病歴
- 78 歳頃から，抑うつ症状 (何もしたくない，死にたい)，物忘れ (物を置いた場所がすぐにわからなくなる：本人は物忘れの自覚がある，入院していたことや旅行したことなど比較的大きな過去のイベントが思い出せない) と応答が不良になる状態 (顔色不良，口数が少なくなり顔つきが変わる，一点を見つめまばたきが減る，唇を舐める，動作が止まる，5 分ぐらいで戻るが本人は症状の自覚がなく，直前に何をしていたかを覚えていない) が出現．近医で認知症と考えられ，ドネペジル 3 mg と，他に精神安定剤・漢方薬を処方をされた．服薬が不確実だったため，翌年から息子が服薬管理を行ったが，症状は持続した．80 歳時，同様の意識減損で他院を受診し，左内頸動脈瘤と心尖部の肥大型心筋症を指摘されたが，投薬は受けなかった．81 歳から応答が不良になる状態の回数が増え，クロナゼパム 0.5 mg を追加され，さらに睡眠薬や安定剤の処方を受けたが，眠気が強くなり起きあがれなくなった．82 歳時，腸閉塞で入院したが，退院後も起きあがれない状態が続いた．睡眠薬・安定剤を減量してリルマザホン，クロナゼパム 0.5 mg，ドネペジル 3 mg に変更し，覚醒はよくなり昼間は何とか活動できるようになったが，意識減損発作は週数回と

|身体所見| ・頻発．ドネペジル開始後に応答が不良になる状態が増えた印象があると息子は感じており，服薬させなくなった．

身体所見
・意識清明，頸動脈雑音（−），甲状腺腫（−），全身リンパ節腫脹（−）．心収縮期雑音（＋）．肺音正常．足背動脈は両側触知．

神経学的所見
・即時記憶も近時記憶も悪い．計算は，数字を忘れてできない．白内障手術後で瞳孔不同あり，右対光反射消失．筋力低下なし，筋緊張正常，不随意運動なし．交互運動・協調運動問題なし．歩行はときに不安定なことがあるが，加齢の範囲内と判断．感覚・振動覚，右足首で軽度低下．左腕橈骨筋の深部腱反射低下．

検査所見
・神経心理検査：改訂長谷川式簡易知能評価スケール（HDS-R）…26/30 点（減点は「場所」1 点，「計算」1 点，「野菜の名前」2 点）．Mini-Mental State Examination（MMSE）…21/30 点（減点は「場所」4 点，「計算」4 点，「文章を書く」1 点）．
・血液検査：甲状腺，感染症，ビタミン B 群含め問題なし．
・髄液検査：問題なし．
・脳波：後頭部優位律動 10〜11 Hz で，organization はやや不良，右優位の両側の側頭部の局在性不規則徐波，右優位の両側の前頭側頭部（frontotemporal）に左右独立した鋭一過性波（sharp transients）が頻発した．波形上は，棘成分に後続する徐波は不明瞭で，てんかん性放電とは断定的に診断できず，鋭一過性波と呼称した．以上をまとめると，右優位の両側の側頭部の局所異常と，前頭側頭部（frontotemporal）から出現する部分てんかん発作の可能性を示唆したが，発作間欠期の所見からのみでは側方性に関して明瞭に言及できなかった（図 4-1）．
・画像検査：頭部 MRI（1.5 T）…両側大脳白質の深部領域から側脳室周辺を主体に T2，FLAIR 高信号の慢性虚血性変化を示した．中等度の両側の大脳萎縮があり，とくに側頭葉と後頭葉に明瞭であった．両側海馬の萎縮があり，また FLAIR でやや高信号であり硬化所見に矛盾しなかった（図 4-2）．発作間欠期の脳血流シンチ（IMP-SPECT）…両側前頭葉の中程度の血流低下，および両側側頭葉の軽度の血流低下が疑われる．頭頂葉，帯状回後部の血流低下は明らかでない（図 4-3）．

初期診断
・認知症．

【治療経過と診断の変遷】

　当初は，物忘れなどの認知症の症状と，それが単に変動しているとみなされていた．しかしながら，応答に変動がある状態の病歴を，てんかん発作という観点から見直してみると，家族の詳細な症状の記載内容（意識減損，口部自動症，運動制止，前方凝視）から内側側頭葉由来の複雑部分発作と考えられた．また脳波で両側前側頭部にてんかん性放電を疑わせる所見と同部位のデルタ徐波を認めた．以上より，①側頭葉てんかん，あるいは，②軽度の認知症に側頭葉由来の複雑部分発作が合併した状態と診断した．認知機能障害に関して，神経心理検査では境界域であり，また比較的大きな過去のイベントの記憶が大きく欠けるという物忘れ症状は，初期の認知症としては非典型的と思われた．頭部 MRI で両側前頭葉〜両側側頭葉（海馬を含む）の萎縮を認めたが，認知症〔特にアルツハイマー病（Alzheimer's disease；AD）〕に特異的な画

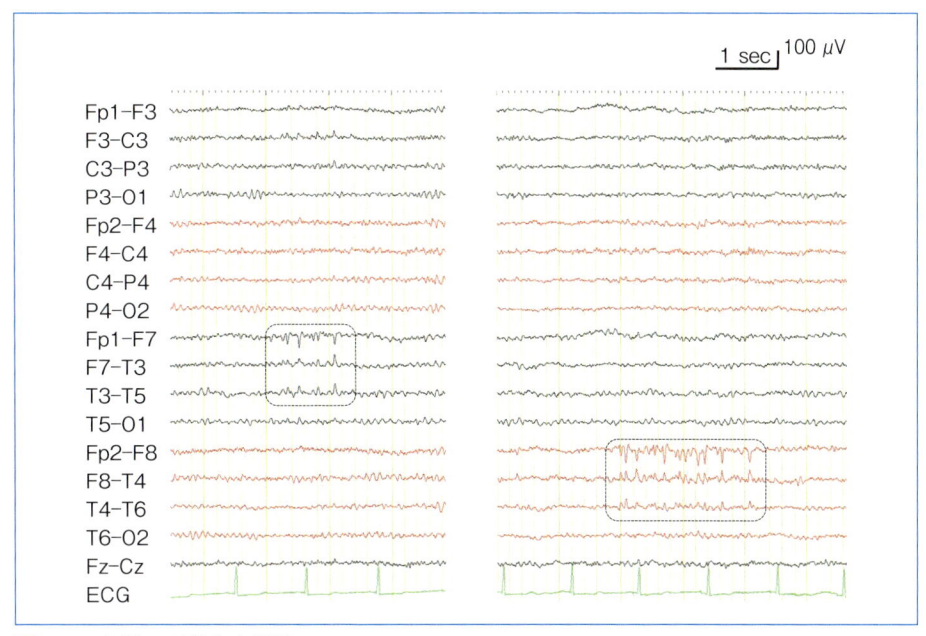

図 4-1　症例 1 の頭皮上脳波
両側の前側頭部に左右独立して頻発する鋭一過性波（sharp transients）を認める（囲み部分）.

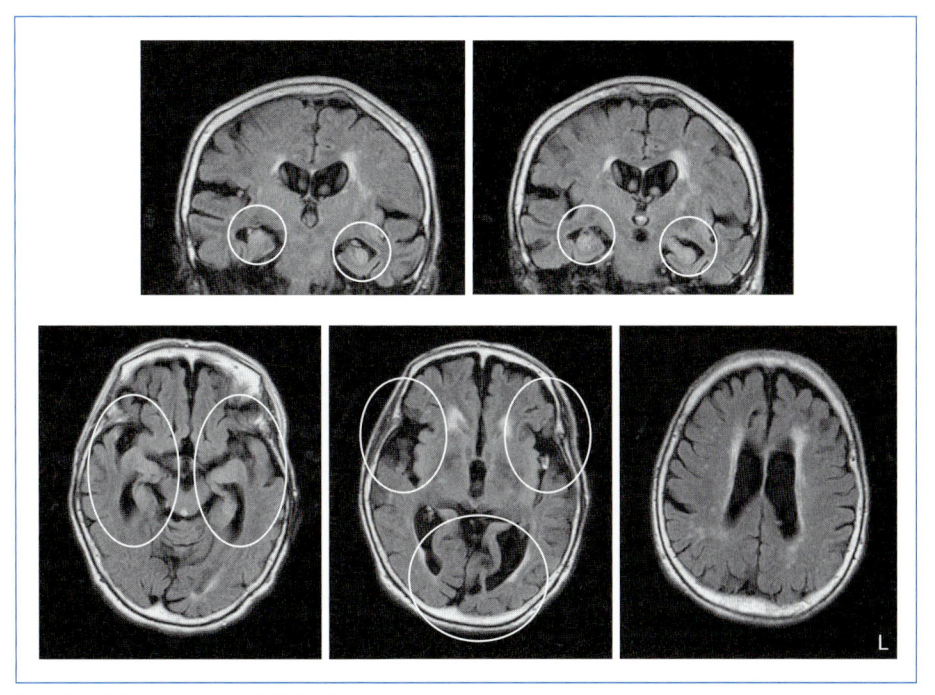

図 4-2　症例 1 の頭部 MRI FLAIR 像
上段：両側海馬の萎縮と硬化を認める（○印）.
下段：とくに側頭葉および後頭葉の大脳萎縮を認める（○印）が，アルツハイマー病に特異的な萎縮とはいえない.

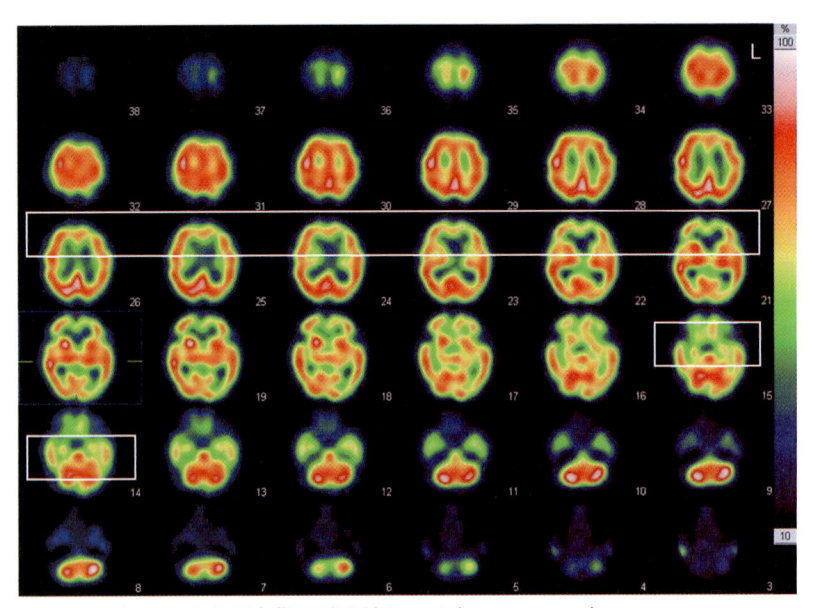

図 4-3 症例 1 の発作間欠期の脳血流シンチ（IMP-SPECT）
両側前頭葉の中程度の血流低下，および両側側頭葉の軽度の血流低下が疑われる．

像所見ではなく，また海馬の萎縮と一部硬化を示唆する所見がある点はてんかんに関連すると考えられた．てんかん発作の閾値を下げる状態としては，うつ病，認知症，ドネペジルがあり，認知症の初期の状態にてんかん発作が合併した可能性があった．

　上記を説明のうえ，カルバマゼピンを少量（50 mg）から開始し，クロナゼパムは中止した．ドネペジルは上述のように発作閾値を下げる可能性があり中止して観察することとした．しかし息子がカルバマゼピンの副作用で不眠が出現したと考え，1日のみで服薬を中止していた．不眠について対症療法を追加し，よく説明して再開し 100 mg に増量．意識減損発作は改善したが，月1回程度で残存した（散歩中に杖を落とし，数分間意識がなかった，気がついてからそのときのことを思い出せなかった，翌月昼間にお菓子を食べていた最中にも同じようなことがあった）．薬物血中濃度は 2.8 μg/mL で他の副作用症状を認めなかったため，150 mg に増量を試みたが，眠気が強くなることを息子が心配するので 100 mg で継続し，発作が出現したときのみ 50 mg を追加服用することとして経過観察している．

【本症例のまとめ】
- 78歳からのうつ症状，認知症の症状が出現し，当初はその症状が単に変動しているだけとみなされていた．経過中に，応答が不良になる状態が頻発するようになった．
- 目撃者による発作の症状と脳波所見から，応答が不良になる状態はてんかん発作（複雑部分発作）と診断された．
- 併用薬によるてんかん閾値の低下，あるいはうつ症状や認知症によるてんかん閾値の低下が疑われた．
- 少量のカルバマゼピンが奏効した．

Case 2 ● 原因不明の全身けいれん発作がみられた男性

なぜ机や膝をぐるぐるなでるのか？

患者データ
- 初診時年齢：78歳.
- 性別：男性.
- 利き手：右利き.
- 陳述者：本人，妻，息子.
- 既往歴：出生発達詳細不明，頭部外傷なし，頭蓋内感染症なし．S状結腸と背部脂肪腫の手術歴あり．
- 家族歴：類症なし．
- 主訴：けいれん発作，認知機能低下．

現病歴
- 68歳頃，電車に乗っているときと，家で洗面しているときの2回，突然意識消失して近医に搬送されたことがあるが，検査では異常なしと言われて投薬は開始されなかった．76歳時，記銘力低下について近医受診．HDS-R 22点で認知症と診断されドネペジルを開始された．77歳，就寝中に突然全身けいれん発作を発症（発作が5～6分続いた後，1時間ぐらいうろうろ歩き回って家族が止めると暴れる，回復後本人にはその記憶が全くない）．その後も睡眠中に月1回程度同じようなけいれん発作を生じた．近医ではこの症状をせん妄と判断され，チアプリドを開始されたが改善せず，受診日当日にも起こったので来院した．他に，突然反応がなくなり右腕で机や膝をぐるぐるなでる，目の前の物がつかめずに手探りをしたりする，1分ぐらいですっと戻る，という症状も1日2回～3日に1回程度で起こっていた．

身体所見
- 心肺腹部異常なし，頸動脈雑音なし，浮腫なし，足背動脈両側触知．左角膜出血．

神経学的所見
- 時間の見当識，即時・近時記憶がとくに悪い．失行ほぼなし．開脚歩行．頻尿．

検査所見
- 神経心理検査：HDS-R…9/30点（減点は「時間」3点，「場所」1点，「計算」2点，「聴覚性言語性近時記憶」6点，「視覚性即時記憶」5点，「語の流暢性」4点）．MMSE…21/30点（減点は「時間」3点，「場所」1点，「計算」2点，「聴覚性言語性近時記憶」3点）．
- 血液検査：一般項目に問題なし．
- 脳波：両側の前頭側頭部（frontotemporal）に左右独立した間欠性不規則デルタ徐波および鋭波を認める（図4-4）．
- 画像検査：頭部MRI（1.5 T）…両側の側頭葉前方の中等度の萎縮．海馬の体積は保たれている．白質～皮質下に深部領域から側脳室周辺を主体としてFLAIR高信号の慢性虚血性変化を示した（図4-5）．

初期診断
- 認知症と，原因不明のけいれん発作の合併．

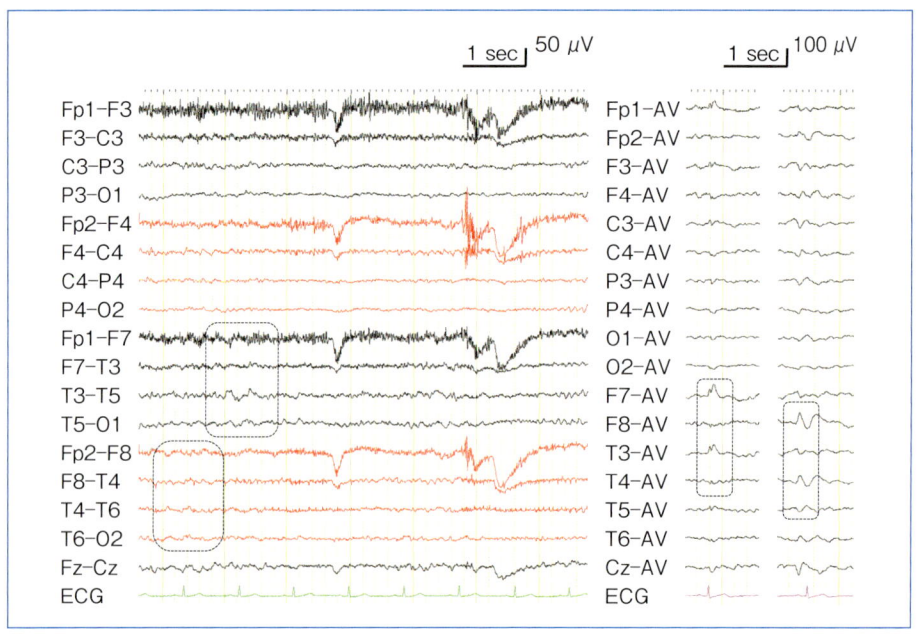

図 4-4 症例 2 の脳波
左：開眼中も両側の前頭側頭部に独立した間欠性不規則徐波（デルタ波）を認める（囲み部分が異常所見）．
右：両側の前頭側頭部に鋭波を認める（囲み部分）．

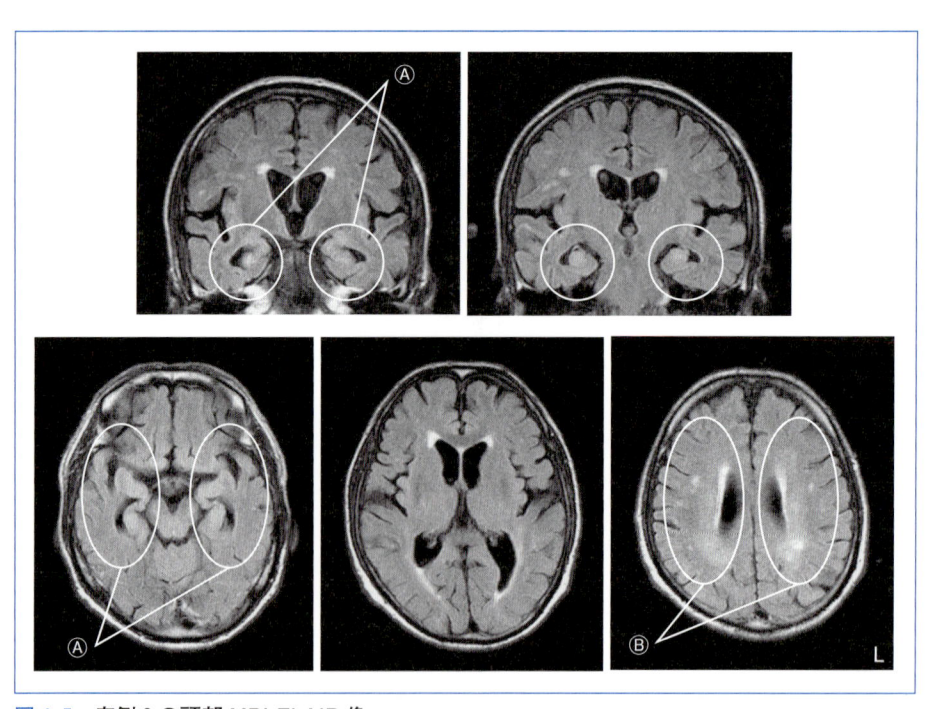

図 4-5 症例 2 の頭部 MRI FLAIR 像
両側の側頭葉は萎縮（Ⓐ）．海馬の体積は保たれている．白質～皮質下に高信号病変（Ⓑ）を認める．

【治療経過と診断の変遷】

　認知症と全身けいれん発作が併存したために，後者は急性の脳内病変が新たに出現したか懸念された．諸検査の結果，脳梗塞，脳出血などの急性病変はなかった．全身けいれん発作以外に重要な情報として，「右腕で机や膝をぐるぐるなでる」「目の前の物がつかめずに手探りをしたりする」「1分ぐらいですっと戻る」の病歴は，上肢の自動症および意識減損からなる複雑部分発作を強く示唆した．以上より，恐らく認知症と薬剤でのてんかん閾値の低下が起こり，全身けいれん発作が出現した．またこれは複雑部分発作の二次性全般化と判断された．脳波所見もこれに矛盾せず，臨床的に側頭葉てんかんと診断してカルバマゼピンを100 mgから開始し，150 mgで継続．意識消失発作・けいれん発作は抑制されており，診察時の応答も改善した．

【本症例のまとめ】

- 68歳からの意識減損発作，その後全般発作が出現し悪化した．前者は発作症状と脳波所見から複雑部分発作と診断された．
- 経過中に同時に中等度の認知症を合併した．
- 高齢者での複雑部分発作により認知機能の低下もきたすが，併存疾患の認知症がてんかん閾値を下げて発作が合併したと考えられた．
- カルバマゼピンを開始して，ドネペジルも併用して発作は抑制されている．

Case 3 ● うつの数か月後から未視感・恐怖・不安感などが出現した男性

神経心理検査は高得点で海馬萎縮硬化なし

患者データ
- 初診時年齢：64歳．
- 性別：男性．
- 利き手：右利き．
- 陳述者：本人，妻．
- 既往歴・家族歴：特記すべきことなし．
- 主訴：物忘れ，意識が曇る．

現病歴
- 62歳からうつ傾向，近医でフルボキサミンとスルピリドを処方された．2・3か月後，突然10秒ほど物が2重に見え，状況がわからないようになり，意識が曇る．その後不快感・不安感を伴う発作が出現するになった．妻の目撃では，発作中顔面蒼白になり，足はすり足になる，四肢硬直はないという．明らかな前兆はなく，パソコンのゲームをするとき，ぼーっとしているとき，歩行時にも起こり，頻度は1日3回程度．内服開始後から日中も過眠傾向を示した．同時に1〜2か月前に行った焼き肉屋の名前について行ったことすら覚えていないということがあり，徐々にひど

くなっている．発作以外に，未視感 (jamais vu：見慣れた景色なのに，急に初めての
ような気がして寒気がする) と，発作性の恐怖や不安感があった．発作性の既視感
(déjà vu：急に現在の状況が懐かしい感じがして以前にも経験したように感じる)，
心窩部につき上げてくるような感覚はない．その他に，発作性の幻臭，幻聴はない．
紹介元での MRI では，異常はないと言われた．

身体所見
- 特記事項なし．

神経学的所見
- 特記事項なし．

検査所見
- 検査心理検査：WAIS-R…VIQ140，PIQ133，IQ140．
- WMS-R…言語性記憶 119，視覚性記憶 108，一般記憶 118，注意集中 131，遅延再生 106．
- 血液検査：軽度の脂質異常症．
- 画像検査：頭部 MRI (3T)…右海馬・扁桃核の腫大を示すが，T2 強調画像での高信号領域や造影効果はなし．慢性の白質の虚血性変化もほとんどなかった (図 4-6)．
- FDG-PET…右海馬・扁桃核を含んで右側頭葉に比較的広範にブドウ糖代謝低下を示した．頭頂葉にブドウ糖代謝低下はなく，認知症を示唆する所見はなかった．
- 脳波：①間欠的不規則徐波 (1〜2 Hz) を右側頭部に頻回 (10〜50 秒) に認め，②鋭波を右前側頭 (anterior temporal) に 100〜200 秒ごとに認めた．以上より，右前側頭部の局所異常と同部位より出現する部分発作を示唆した．

初期診断
- うつ症状と意識が曇る発作はあるが，MRI では海馬萎縮と硬化の異常なし．非典型的な側頭葉てんかん．

【治療経過と診断の変遷】

当初はうつ症状に伴い，日常の会話での受け答えが不良になったと思われていた．また紹介元での MRI も海馬萎縮などは認めていなかった．しかしながら，日常の会話での受け答えが不良となる状態を，妻が詳細に覚えており，その症状からは内側側

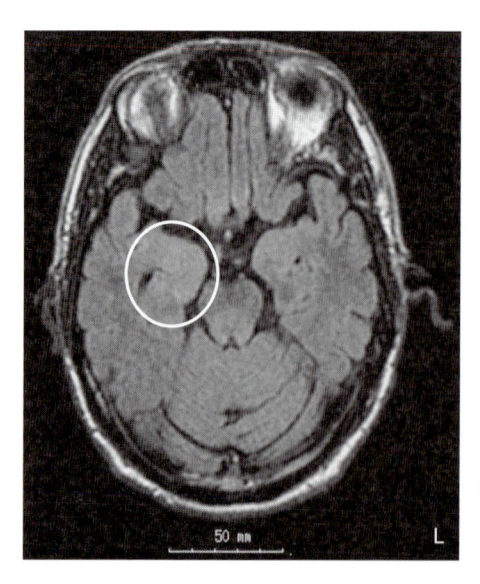

図 4-6 症例 3 の頭部 MRI FLAIR 像
右海馬・扁桃核の腫大を示すが，T2 強調画像での高信号領域や造影効果はなし．

頭葉由来の単純部分発作と複雑部分発作（側頭葉てんかん）が最も疑われた．以上より，うつ病に伴いてんかん閾値の低下が起ったことが疑われた．一般的には海馬萎縮あるいは硬化病変を伴うことが多いが，頭部 MRI 検査では，右海馬・扁桃核の腫大を示し，萎縮病変はなかった．また腫大病変は腫瘍性の特徴は示していなかった．さらに脳波上も鋭波と不規則徐波をともに右前側頭部に認めたことから，MRI の腫大病変がてんかん原性であることが強く示唆された．当初カルバマゼピン（200 mg）2 錠で治療を開始後，発作は一切認めなくなり，その後 5 年間発作なしで経過している．MRI は定期的に検査されているが，その後腫大の悪化はなく，むしろ腫大は改善傾向を示す．

【本症例のまとめ】
- 64 歳からのうつ症状とともに，日常の会話での受け答えが不良となることが増えてきた．
- 神経心理検査では，WAIS-R も WMS-R も非常に高得点であるが，日常生活で最近の出来事の記憶が顕著に低下している傾向があった．
- 自覚症状と妻の目撃した異常行動の症状からは，内側側頭葉由来の複雑部分発作に一致した．脳波，頭部 MRI，FDG-PET 検査では，右海馬・扁桃核の非腫瘍性の腫大に伴う高齢発症の内側側頭葉てんかんと診断された．
- 少量のカルバマゼピンで発作は 5 年間抑制され，その間に画像所見はむしろ改善傾向を示した．

Case 4 ● 突然受け答えがちぐはぐになる女性
「人の名前も行く場所もわからない」

患者データ
- 初診時年齢：71 歳．
- 性別：女性．
- 利き手：右利き．
- 陳述者：同居している嫁，本人．
- 既往歴：家族歴：特記すべきことなし．
- 主訴：話が飛ぶ，疲れたと言う．

現病歴
- 6 か月前から，会話中に「娘の名前がわからない」「行く場所がわからない」「疲れた」ということが起こってきた．頻度は回/月程度で起こり，徐々に増加してきた．家族は，物忘れ，うつ病が起こったのではないかと心配して，当院の物忘れ外来を受診した．目撃者である嫁によると，症状は，急に返事しない，表情がなくなる，前方凝視，上肢自動症などがあり，その症状は 10 分間で元に戻る．本人はその間のこと

はまったく覚えていないが，症状が軽度のときには，会話は継続できるが人の名前がわからない，行く場所がわからないなど，ちぐはぐな応答となることがある．家族が心配して，本人を連れて物忘れ外来を受診した．

身体所見
- 血圧 142/64 mmHg．

神経学的所見
- 特記事項なし．

検査所見
- 神経心理検査：HDS-R 29/30 点．
- 血液検査：軽度の高脂血症．
- 画像検査：頭部 MRI…軽度の右海馬萎縮を示し，軽度の白質の慢性虚血性変化あり．MRA で中等度の右 MCA の狭窄があるが，SPECT では，狭窄部位を含めた有意な脳血流の低下なし．
- 脳波…①鋭波を右前側頭 (anterior temporal) に 100〜200 秒ごとに認め，②間欠的不規則徐波 (1〜2 Hz) を右側頭部に 100〜200 秒ごと認めた．以上より，右前側頭部の局所異常と同部位より出現する部分発作を示唆した．

初期診断
- うつ症状と軽度の認知症合併の疑い．

【治療経過と診断の変遷】

　うつ症状と軽度の認知症合併で，その症状が変動していたと当初考えられた．しかしながら症状が発作的に変動することからてんかん発作が鑑別診断に考えられた．外来での脳波検査で右側頭部にてんかん性異常を認めたために，てんかん発作が疑われ，物忘れ外来から神経内科外来へ紹介された．症状からは内側側頭葉由来の複雑部分発作が示唆された．カルバマゼピン (200 mg) 1 錠で治療開始し，血中濃度は 4.5 mg/L となり，その後，上記の発作と「疲れた」と訴えるようなこともなくなり，表情，態度も明るくなった．5 年間発作はなく，その後投薬は減量中で，紹介元での継続加療となった．

【本症例のまとめ】

- 71 歳から受け答えがちぐはぐとなる状況が発作性に出現するようになり，その間は娘の名前，場所などがわからなくなった．
- 家族が物忘れとうつ病を心配して，物忘れ外来を受診させた．
- 症状の検討と脳波所見から，てんかん発作が総合的に診断され，少量の抗てんかん薬で発作は抑制された．なお，症状の一部は，一過性前健忘あるいは一過性てんかん性健忘 (transient epileptic amnesia) に類似した．

てんかんと認知症の鑑別診断のポイント

　てんかんとは，WHO による定義によると「種々の病因によってもたらされる慢性の脳疾患であり，大脳の神経細胞の過剰な放電から由来する反復性の発作 (てんかん

発作)を唯一あるいは主徴とし，これに種々の臨床症状および検査所見を伴う状態」とされる[1]．より平易に表現されたものの1つとして，日本神経学会による「てんかん治療ガイドライン2010」では，「てんかんとは慢性の脳の病気で，大脳の神経細胞が過剰に興奮するために，脳の症状(発作)が反復性(2回以上)に起こる．発作は突然に起こり，普通とは異なる身体や意識，運動や感覚の変化が生じる．明らかなけいれんがあればてんかんの可能性は高い」[2]とされている．いずれも共通点は，①慢性の病態であること，②発作は反復性であること，③通常は発作がほぼ唯一の主症状であること，④その発生機構が大脳の神経細胞由来の過剰な活動(てんかん性活動)であること，と換言できる．

　発症年齢は，周産期・小児期が圧倒的に多かったが，昨今の世界的な高齢化社会の現状では，40歳以上，さらには60歳以上でのてんかんの初発が増加して，20歳以下の発症率よりも多い統計もある(図4-7)[3]．そのために，高齢者で初発した場合は，さまざまな併存疾患を有し，てんかん発作との鑑別が問題となる病態が少なくない(表4-1)[4]．そのなかでも，認知症の症状とてんかん発作の症状との異同が問題となることが多い．すなわち，認知症とてんかん発作の鑑別を考えるにあたっては，以下の点を注意する必要がある．

　1) 認知症の病態あるいは薬剤がてんかん閾値を下げるために，認知症とてんかん発作が併存することが少なくない(とくに症例1, 2)．

　2) 認知症の症状か，てんかん発作かの鑑別が困難な状況がある(とくに症例1)．

　3) 認知症との鑑別にはてんかん発作の症状を積極的に確認する(とくに症例3, 4)．

　4) transient epileptic amnesia(一過性てんかん性健忘)の概念が最近注目されている(とくに症例4)．

　5) 高齢発症の扁桃核腫大を伴う側頭葉てんかんについて(症例3)．

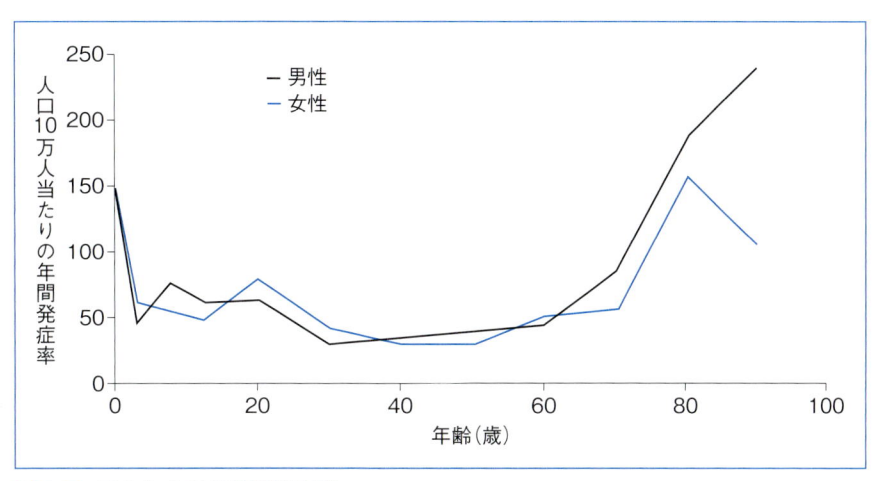

図4-7　てんかんの年齢別発症率
(Olafsson E, Ludvigsson P, Gudmundsson G, et al: Incidence of unprovoked seizures and epilepsy in Iceland and assessment of the epilepsy syndrome classification: a prospective study. Lancet Neurol 4: 627-634, 2005 より)

表 4-1 高齢者のてんかん発作との鑑別となる病態

1)	心血管障害	失神, けいれん性失神, 心不全, 不整脈など
2)	脳血管障害	一過性脳虚血発作(軽度の意識障害を伴う場合)など
3)	片頭痛	脳底型片頭痛など
4)	薬物中毒	アルコール離脱, 各種中枢神経作用薬など
5)	感染症	急性脳炎, 慢性脳炎, 寄生虫感染症, 敗血症など
6)	代謝性疾患	低血糖, 高血糖, 電解質異常, 甲状腺機能障害, ポルフィリア, 高炭酸血症など
7)	睡眠異常症	レム睡眠行動障害, 周期性四肢運動障害, 夢遊症, 夜驚症など
8)	精神科的疾患	心因性非てんかん性発作, うつ病, 解離性障害, 遁走, 双極性障害, 不安神経症など
9)	一過性全健忘	(反復することもある)
10)	認知症	アルツハイマー病など(症状の変動を示す場合)

(日本てんかん学会ガイドライン作成委員会:日本てんかん学会ガイドライン作成委員会報告—高齢者のてんかんの診断・手術適応ガイドライン. てんかん研究 28:509-514, 2011 より)

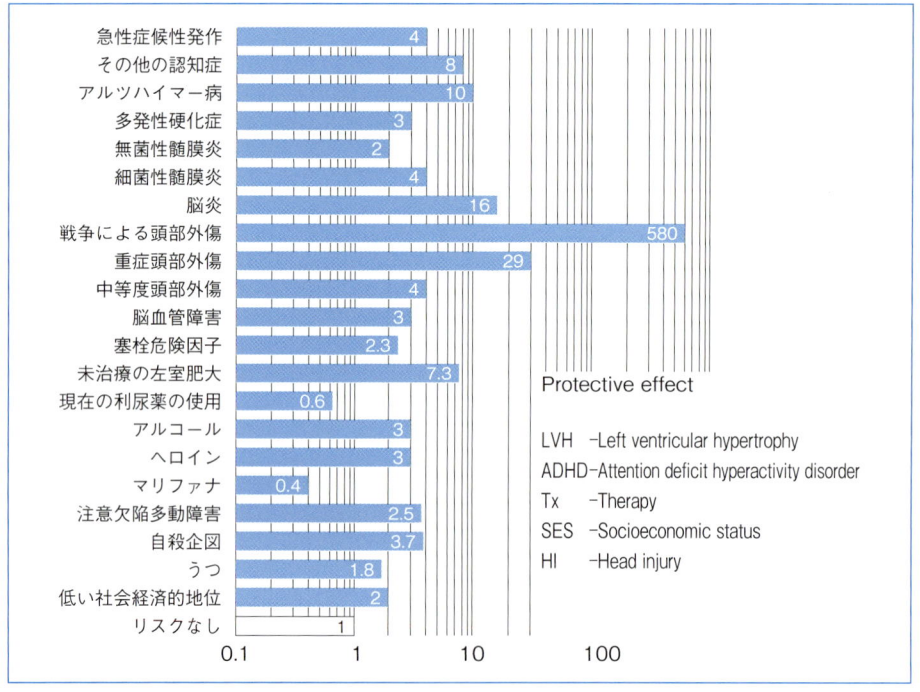

図 4-8 てんかん発作の危険因子のオッズ比
〔Hesdorffer DC:Risk factors, Epidemiology. In:Engel J, Pedley TA, Aicardi J(eds):Epilepsy:A Comprehensive Textbook, Volume 1. pp57-64, Lippincott Williams & Wilkins, Philadelphia, 2008 より〕

上記の各項目に関して, 以下に概説する.

1 認知症患者にてんかん発作が併存することが少なくない

図 4-8[5]に示すように, さまざまな疾患で, てんかん閾値が低下してんかん発作を併存するようになる危険率(オッズ比)を見ると, ADとその他の認知症でのオッズ比はそれぞれ 10, 8 と高く, 脳血管障害全般の 3 よりもはるかに高い. その他に高齢

表 4-2 てんかん閾値を下げる薬物一覧

アルコール・バルビタール酸・ベンゾジアゼピン系薬物の離脱時
抗うつ薬(イミプラミン，アミトリプチリン，軽度ながら SSRI)
抗精神病薬(クロルプロマジン，チオリダジン)
気管支拡張剤(アミノフィリン，テオフィリン)
抗生物質(カルバペネム系抗生物質，抗菌薬および NSAID との併用)
局所麻酔薬(リドカイン)
鎮痛薬(フェンタニル，コカイン)
抗腫瘍薬(ビンクリスチン，メソトレキセート)
筋弛緩薬(バクロフェン)
抗ヒスタミン薬

者の認知症との鑑別で重要なうつ病では，抗うつ薬そのものがてんかん閾値を下げるだけでなく，うつ病そのものもオッズ比が1.8 を示す．

　また，高齢者は内科疾患を併存することが少なくなく，各種薬剤がてんかん閾値を下げる可能性があることにも常に注意が必要である．表 4-2 は認知症患者に限らず一般的に使用される可能性が高いものを列挙している．また AD の治療薬であるドネペジルなどは，「脳内のアセチルコリンを増加させる」機序により，添付文書上の重い副作用として，「脳性発作，けいれん」が記載されている．一方，過去にてんかん患者の記憶力の改善のために本剤を投与した臨床研究がなされた．それによると，単語想起スコアは有意な改善を示したが，3 か月間の発作の出現率は有意差にはいたらなかったものの，実薬群では増加傾向を示した[6]．またランダム化二重盲検試験では，記銘力を含む認知機能の改善も，発作の悪化も陰性の結果を示した[7]．以上より，ドネペジルなどは軽度てんかん閾値を下げる可能性があるために，他の要因などとの複合要素がある場合には注意を要する．今回の提示症例では，症例 1 はドネペジルの発作出現への関与が示唆され，症例 2 ではむしろ否定的であった．

2 | 認知症の症状か，てんかん発作かの鑑別が困難な状況がある

　前掲の表 4-1 には，高齢者のてんかん発作と鑑別する必要がある病態を示した．たとえば，通常若年成人の失神発作は意識は速やかに回復して，もうろう状態はほとんどなく意識清明となる．しかし高齢者の場合はその後の意識障害が遷延化することがある．同じことは逆にてんかん発作後のもうろう状態も起こり，高齢者ではてんかん発作，とくに大発作に意識が清明とならない状態が数日間遷延して，脳血管障害と見誤られる場合がある．

　また認知症に合併することがあるレム睡眠行動障害(REM sleep behavior disorders；RBD)は，夜間のてんかん発作(とくに前頭葉由来で複雑で激しい自動症が特徴的な複雑部分発作)との鑑別がとくに重要となってくる．RBD は，①レム睡眠期の筋緊張の抑制が障害されるために，夢でみたことをそのまま行動に移してしまう，②寝言や睡眠時の異常行動が本人のみていた夢と一致する，③暴力的で，けがを伴うこ

とが多い，④老年男性に多い，⑤パーキンソン病に先行発症，⑥心因性発作に誤診されることも多い，という特徴がある．睡眠ポリグラフィ検査で診断可能で，正常のレム睡眠期の筋緊張の低下が起こらない．しかしながら体動および筋電図活動により脳波が雑音で判読できないこともある。臨床上重要な鑑別点は，複雑部分発作は最中の意識が減損して記憶がないが，RBDではその間の異常行動を夢の出来事として想起できることである．

3 | 認知症との鑑別にはてんかん発作の症状を積極的に確認する

　認知症と鑑別が問題となるてんかん発作は，けいれん発作ではなく，非けいれん性のてんかん発作であり，とくに内側側頭葉(海馬および扁桃核)由来の複雑部分発作である．初診時には，患者の家族から，「ボーッとして受け答えが悪い，上の空のようで話をしても返事をしない」などの，ごく一般的であまり疾患特徴のない症状を説明する場合が少なくない．そこで，複雑部分発作に特徴的で，積極的に診断できる症状を問診上積極的に聞き出せるようにしたほうがよい．

　内側側頭葉(海馬および扁桃核)由来の部分発作の典型例では，最初に前兆(運動症状以外の単純部分発作に相当)として，既視感(déjà vu)，未視感(jamais vu)，恐怖や不安感，心窩部につき上げてくる感じ，その他の自律神経症状を自覚する．その後意識が減損して(複雑部分発作)，本人はそれ以降覚えていないか夢幻様状態できわめて断片的にしか覚えていなくなる．客観的な症状として，運動制止，前方凝視，口部と手指自動症，焦点と対側のジストニア姿位，全身がややこわばった状態，などからなる(図4-9)[8]．このようなてんかん発作に特徴的な症状を複数回同定できればその可能性はきわめて高くなり，診断の大きな助けとなる．

4 | 一過性てんかん性健忘の概念が最近注目されている

　元来，一過性全健忘(transient global amnesia；TGA)の症状をきたす原因の鑑別診断として，てんかん発作は常に問題となってきた．TGAは恐らく，静脈うっ滞による海馬CA1の機能不全により出現する一過性の健忘で，症状は，①発作中明らかな前向性健忘と一部逆向性健忘が存在する，②意識障害はなく，③高次脳機能障害は健忘に限られる，④発作中神経学的の局所徴候はない，⑤てんかん発作の特徴がない，⑥発作は24時間以内に消失する，などが挙げられる．狭義の診断には，最近の頭部外傷や活動性のてんかんのある患者は除外するとされる．最近はあるタイプのてんかん発作の症状は，むしろTGAに類似することを積極的にとらえて，一過性てんかん性健忘(transient epileptic amnesia；TEA)という状態が提唱されてきた[9,10]．すなわち発作性の健忘症状が主症状のてんかん発作を積極的に抽出して，てんかん症候群の一型を明らかにしようとするとする試みである．その組み入れ基準として，①反復する，客観的に目撃された健忘のエピソードであること，②発作の最中には，他の認知

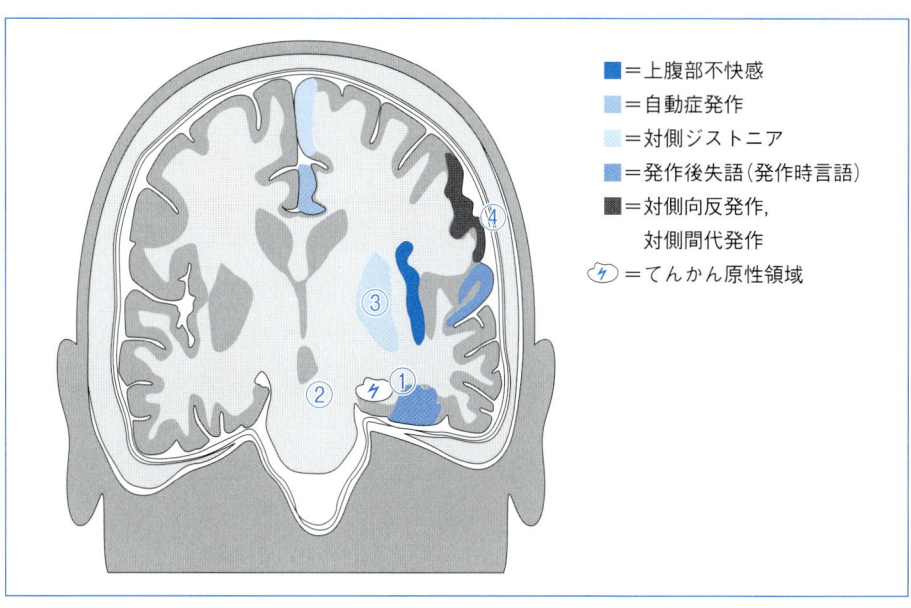

図 4-9　左（内側）側頭葉てんかんにおける発作発現部位の推移の模式図
①で海馬・扁桃体，②で脳幹へ広がり意識減損となる．自動症は局在不明．③ではジストニア症状と反対側の基底核，④では頭部回転（偏向発作）方向と反対側の前頭眼野への波及を示す．
〔Lüders HO, Noachtar S（著），兼本浩祐，川崎 淳，河合逸雄（訳）：てんかん　アトラス＆ビデオ．p 52，医学書院，1997 より一部改変〕

機能が正常であること，③病状の経過中てんかん発作も有することが明瞭であること，を設定して，50 名の患者を抽出して臨床特徴を検討した．その結果，①中年高齢者に多い（平均 62 歳），②発作の回数は TGA に比較して圧倒的に頻回（12 回/年）である，③ TGA に比較して健忘症状は比較的短時間（30〜60 分間）のみ持続する，④起床時に起こりやすい（50 例中 37 例），⑤最初からてんかんと診断された症例はむしろ少ない（17 例のみ），⑥本症状に対して抗てんかん薬が著効する（44 名/47 名），⑦遷延性記銘力障害を示す（40 名/50 名），⑧通常の記銘力検査は正常でも，過去 3 週間にわたる記憶は有意に低下している，⑨ 40 年間にさかのぼる過去の人生の記憶も障害されている，などの TGA とは明瞭に異なる臨床的特徴がよく抽出された．

さらに興味深いことに，初期診断はきわめて多様であり，非特異的な状態（26%），側頭葉てんかん（24%），TGA（20%），精神原性（18%），TIA，脳卒中（6%），不整脈（4%），認知症（2%）の順に挙げられた．TEA の診断までの期間は平均 21 か月（中央値 12 か月）（5〜25 か月）と比較的長かった．

脳波所見は，てんかん性放電（側頭部）が 37%，徐波が 32%，正常が 31% と，必ずしもてんかん性放電を認めるわけではない．これは一見奇異にみえるが，「脳内でてんかん発作を起こす発作時脳波変化が出現しても，単純部分発作ではその 40% しか頭皮上電極から記録できない」という過去の研究結果に矛盾しない．恐らく脳の深部（たとえば海馬など）のみに局在する活動あるいは穹隆部でもてんかん性活動が起きている脳表の範囲が狭い場合には，頭蓋骨によって電位が 1/7〜1/10 に減衰するため

に，頭皮上からは異常脳波が記録できない状態に至ったと判断される．また，MRI (CT)検査では，明瞭な異常は49例中1例のみ(meningioma)と報告されているが，今後さらに検討の余地はあると理解する．

症例4では，TEAに一部類似した臨床症状を呈して，「会話は継続できるが人の名前がわからない，行く場所がわからないなど，ちぐはぐな応答」が目撃されている．また症例3では，神経心理検査では，WAIS-RもWMS-Rも非常に高得点であるが，発作間欠期の日常生活で最近の出来事の記憶が顕著に低下している傾向があり，上記のTEAの臨床特徴に一部類似する．これは海馬でのてんかん性活動のために一過性に記銘力の機能低下を反映したものであり，TEAに特異的な症状ではなく，むしろ遷延するてんかん性活動による影響での機能低下と判断される．

5 | 高齢発症の扁桃核腫大を伴う側頭葉てんかんについて

側頭葉てんかん(temporal lobe epilepsy；TLE)の中で扁桃体の腫大が最近話題となっている．最初に英国で，難治性TLE(検査例174名)のうち，ビデオ脳波モニタリングとMRIで画像上"Image-negative TLE"と診断した11名が抽出され，7名で著明な扁桃体腫大を発作起源側に認めたことが2003年に初めて報告された[11]．これはTLE全体の4%に相当し，臨床特徴として，発症年齢が海馬硬化群(平均11歳，0.5〜38歳)より有意に高かった(平均29歳，14〜62歳)．わが国では，筆者らのグループが4年間の期間中に11名(発症年齢40歳，標準偏差20歳)の扁桃核腫大を伴う側頭葉てんかんを見いだし報告した[12]．少量の抗てんかん薬で発作はコントロールされ，数年間のfollow upでは増大を示した症例はなく，変化なしあるいは腫大が改善傾向を示した．以上より，「扁桃核腫大を伴う側頭葉てんかん」は症状としては海馬硬化を伴う内側側頭葉てんかんと同様の症状を示すが，中高年で発症しやすく，また腫瘍性ではなく軽度で，ひいては自然緩解の可能性もある炎症・免疫機転を示唆する亜群であることが示唆されている．中高年発症の場合には，海馬萎縮だけでなく，扁桃核腫大にも十分注意を払う必要がある．

● 文献

1) 池田昭夫：てんかんの概念と定義．辻 貞俊(編)：最新医学別冊 新しい診断・治療のABC 74/神経5 てんかん．pp21-31，最新医学社，2012
2) 「てんかん治療ガイドライン」作成委員会：てんかん治療ガイドライン2010．医学書院，2010
3) Olafsson E, Ludvigsson P, Gudmundsson G, et al：Incidence of unprovoked seizures and epilepsy in Iceland and assessment of the epilepsy syndrome classification：a prospective study. Lancet Neurol 4：627-634, 2005
4) 日本てんかん学会ガイドライン作成委員会：日本てんかん学会ガイドライン作成委員会報告—高齢者のてんかんの診断・手術適応ガイドライン．てんかん研究28：509-514, 2011
5) Hesdorffer DC：Risk factors, Epidemiology. In：Engel J, Pedley TA, Aicardi J(eds)：Epilepsy：A Comprehensive Textbook, Volume 1. Lippincott Williams & Wilkins, Philadelphia, pp57-64, 2008
6) Fisher R, Bortz JJ, Blum DE, et al：A pilot study of donepezil for memory problems in epilepsy. Epilepsy Behav 2：330-334, 2001

7) Hamberger MJ, Palmese CA, Scarmeas N, et al : A romdomaized, double-blind, placebo-controlled trial of donepezil to improve memory in epilepsy. Epilepsia 48 : 1283-1291, 2007
8) Lüders HO, Noachtar S(著), 兼本浩祐, 川崎 淳, 河合逸雄(訳):てんかん アトラス&ビデオ. 医学書院, 1997
9) Butler CR, Graham KS, Hodges JR, et al : The syndrome of transient epileptic amnesia. Ann Neurol 61 : 587-598, 2007
10) Milton F, Muhlert N, Pindus DM, et al : Remote memory deficits in transient epileptic amnesia. Brain 133 : 1368-1379, 2010
11) Bower SP, Vogrin SJ, Morris K, et al : Amygdala volumetry in "imaging-negative" temporal lobe epilepsy. J Neurol Neurosurg Psychiatry 74 : 1245-1249, 2003
12) Mitsueda-Ono T, Ikeda A, Inouchi M, et al : Amygdalar enlargement in patients with temporal lobe epilepsy. J Neurol Neurosurg Psychiatry 82 : 652-657, 2011

〔池田昭夫, 木下真幸子〕

第 5 章

知的障害

Case 1 ● 42歳でてんかん発作を起こした知的障害のある女性

ダウン症とアルツハイマー病の関係は？

患者データ
- 初診時年齢：49歳．
- 現年齢：56歳．
- 性別：女性．
- 主訴：歩行障害，表情の乏しさ．

生活歴・生育歴
- 仮死状態で出生．ダウン症で重度の知的障害があり，中学卒業後は自宅から授産施設に通所，20歳のとき障害者施設に入所した．言語によるコミュニケーション能力は低かったものの，音楽を好んで高い関心を示し，さまざまな音楽にあわせて歌い，ダンスを上手に踊り，豊かな表情で気持ちを表現するなど，非言語性の表出能力は言語性に比して高く，また身辺処理などの生活能力も比較的高かった．32歳時および42歳時にBlessed Dementia Scaleの介護者スケール🔑を用いて認知機能が評価されているが，得点はどちらも5で，日常生活活動からみる認知障害は軽度であった．また少なくとも42歳までは機能低下は現れていない．

現病歴
- 43歳時，はじめててんかん発作を起こし，抗てんかん薬が開始された．48歳時立位の不安定，ついで歩行障害が出現した．またそれまで豊かであった表情が乏しくなり，介護者が本人の希望を察知することが困難になった．

初診時所見
- 言語によるコミュニケーションはとれない．四肢に明らかな麻痺はないが，立位，

🔑 Blessed Dementia Scaleの介護者スケール：同スケールは1968年Blessed, Tomlinson, Rothが発表した認知症重症度の定量的尺度である[1]．本来はアルツハイマー病（AD）スクリーニングなどに用いられるが，当症例は言語能力がきわめて低く，ミニメンタルテストなど本人に質問する形式の評価が困難であったため，介護者スケールを持つこの評価が用いられた．同スケールは介護者が現状を回答する質問紙であり，食事，着替え，排泄など日常生活活動および性格，関心，意欲の変化についての計22問の質問で構成されている．たとえば食事の項目では「手助けなしで自分で食べることができる」「少し手助けをすれば自分で食べることができる」「しっかりとした手助けを受ければ自分で食べることができる」「食べさせなくてはならない（全介助）」から選択する．同スケールは4点未満が障害なし，4〜9点が軽度障害，10〜28点が重度障害に分類される．

第 5 章　知的障害　117

|検査結果| 歩行は不安定で，車いすを使用している．表情は乏しく受動的である．
- 脳 CT にて全般性脳萎縮および慢性硬膜下血腫を認めた．42 歳時撮像した脳 CT と比較して，脳萎縮は進行していた．血液学的検査は異常なし．甲状腺機能は正常内であった．

|初期診断|
- 慢性硬膜下血腫

【治療経過と診断の変遷】

慢性硬膜下血腫の除去術を施行し，一時的に歩行障害の軽度改善を認めたが，半年後には車いす生活となった．その後も精神機能の障害は進行し，現在はほとんど無表情で自らは全く行動を起こさない無為の状態である．47 歳までは介助なしで食事は自分で食べることができたが，48 歳時より介助が必要となり，じきに全介助となった．咀嚼を十分にしないため，固形物は食べられず，ペースト状にしていたが誤嚥が多く，49 歳時，50 歳時に肺炎を発症した．50 歳時に経口から経管栄養に切り替えた．56 歳現在は寝たきり状態で，みずから苦痛や希望を表出することは全くない．48 歳時には慢性硬膜下血腫による歩行障害および認知障害と診断し，外科的治療を行ったが，この時点ですでに認知症の合併もあったと考えられ，外科的治療による症状の改善は部分的で一時的であった．54 歳時に施行した脳 CT では，全般性脳萎縮はさらに進行している．てんかんは 43 歳で初発であるが，その後も抗てんかん薬の投与にもかかわらずコントロールが困難で，現在も続いている．

【本症例のまとめ】

本症例はダウン症のため重度知的障害を有するものの，施設内の生活に関して一部は自立し，また言語表出はほとんどないものの，音楽や踊りを楽しんでいた症例である．たまたま認知症の症状が出現していない 32 歳と 42 歳時に認知機能について客観的な介護者評価を受けており，少なくとも 42 歳までは認知症は発症していないことが明らかである．43 歳時にてんかん発作が初発しているが，てんかんは認知症を発症したダウン症者で初めて発作が出現することがよくあり，注意すべき合併症の 1 つである．当症例ではダウン症に 40 歳代で認知症を合併したと考えられる．一部慢性硬膜下血腫による症状も加わっていたと考えられ，外科的治療を行ったが，症状改善は一時的で部分的であった．認知症の進行に伴い，それまで表情や態度で表していた意思表示が全く読み取れなくなった．こういった意思表示が乏しくなった症例では，疼痛は注意すべき合併症であり，介護者が注意深く観察を行わないとさまざまな疼痛を見落とすことになる．

ダウン症者については，30〜40 歳代以降 AD を発症するリスクが一般と比較して高く，英国では 30 歳で客観的な評価を行って，将来の認知症発症が疑われた際に比較するベースラインを確立しておくことを推奨している[2]．

Case 2 ● 振戦の出現などでパーキンソン病が疑われた重度知的障害の男性

抗コリン薬を服用し始めたら迷子になるようになった

患者データ
- 初診時年齢・現年齢：56歳.
- 性別：男性.
- 主訴：施設敷地内の寮へ1人で帰れなくなった，無表情になった.

生活歴・生育歴
- 出生時軽度の仮死があったというが詳細は不明である．定頸10か月，初歩2歳過ぎ，始語3歳過ぎと発達の遅れがあった．言葉は「まんま」などごく簡単な単語を発するのみであった．居住地域に重度知的障害児を対象とする療育機関がなかったことと，両親の養育に限界があることを理由として，11歳時に障害児施設に入所した．施設敷地内の慣れた場所は迷うことなく移動し散歩を楽しみ，生活のルーチンスケジュールはよく理解していた．また身辺処理も一部自立しており，タオルたたみなどの作業は進んで手伝っていた．

現病歴
- 55歳頃，左手の振戦が出現し歩行がやや不安定になったことから近医を受診し，パーキンソン病（PD）を疑われ，トリヘキシフェニジル塩酸塩6 mg/日，分3の投与が開始された．56歳時よりときおり施設敷地内で迷ったと思われるエピソードが重なるようになり，表情の乏しさが目立ち，受動的で日中活動や戸外の活動への参加をいやがるようになった．ときおり尿失禁も出現した．

初診時所見
- 左手＞右手であるが，両手に姿勢時振戦を認め，立位および歩行はやや不安定であった．言語によるコミュニケーションはほとんど取れず，表情にも乏しく，本人からの意思表示はない．施設に45年間暮らしているため，職員が過去と現在の状態をよく把握しており，かつてはできて，現在できなくなった生活機能動作について系統的に話を聞くことができた．その結果，整容，更衣，排泄，慣れた場所への移動などの生活機能動作で以前に比べ低下がみられ，以前は行っていた身振りや表情での意思表示が，現在はほとんどなくなっていた．

検査結果
- 脳CTでは中等度の脳室拡大を認めた．今回初めての撮像であり，比較するCT画像がないので，この脳室拡大が以前からあったものかどうかは不明である．血液学的にはおおむね正常で，甲状腺機能も異常なし．

初期診断
- 認知症，とくにADの発症を疑った．

【治療経過と診断の変遷】

　知的障害者の認知症を診断するうえでの重要な鑑別診断は，①身体疾患（甲状腺機能低下症など），②感覚障害（聴覚や視覚機能の低下），③抑うつ，④薬物副作用（抗コリン薬など），⑤家族の喪失などのライフイベント，である．当症例では甲状腺機能は異常なく，感覚障害はコミュニケーションが取れないことから判断は難しいが，施設職員の観察では積極的に疑うような場面はなかった．またこの数年間に家族の喪失や環境の急激な変化といったライフイベントはなかった．しかし認知症様症状出現の

1年前から抗コリン薬を服薬していたことから，まず同薬を漸減中止した．抗コリン薬中止から数週間後徐々に表情が増え，数か月後には55歳頃の生活機能に復した．姿勢時振戦は続いているが，食事などの動作に大きな困難はなく，歩行はやや不安定ではあるが，いわゆる突進現象やすくみ足といったパーキンソン歩行は認めない．

【本症例のまとめ】

児童のときから施設に暮らす重度知的障害者に，55歳時抗コリン薬の投与をきっかけとして，認知症様症状が出現したが，同薬中止により投与前の状態にほぼ復した．知的障害者の認知症を診断するうえで，抗コリン薬など薬剤性の可能性を考慮することは重要である．抗コリン作用を持つ薬剤はPD治療薬の他に，制吐薬，鎮痙薬，気管支拡張薬，向精神薬など，一般に処方されている多くの薬剤にも認められる．認知症を疑った場合は，内服中の薬剤に注意すべきである．

Case 3 ● 20歳代から1人暮らしと作業所通いを続けていた男性

40歳になったら着替えができなくなった

患者データ
- 初診時年齢：40歳．
- 現年齢：41歳．
- 性別：男性．
- 主訴，受診に至った経緯：着替えなどの生活能力や作業所での作業能力が低下してきた．

生活歴・生育歴
- 妊娠40週で未熟児として出生．初歩は4歳と遅れ，このときダウン症と診断された．中学卒業後は自宅で過ごしていたが，15歳頃より年に1度程度の頻度で，ふらっと自宅を出ていき数日で帰宅するということがあった．それ以外はほとんど自宅を出ることなく過ごしていた．20歳代前半で相次いで両親を病気でなくしたことをきっかけに，在宅支援を受けながら独居および作業所への通所を開始した．食事，更衣，排泄は介助なしに1人で行うことが可能であり，言語を用いたコミュニケーションは簡単な指示を理解し，自分の希望を簡単な文章でなら表現することができた．また簡単な家事を行ったり，少額のお金を扱うことができた．近所の作業所へも迷わず移動することができた．こうして在宅支援および近所に住む同胞の身辺・金銭管理のもと，1人暮らしと作業所通所を続けていた．

現病歴
- 40歳時にセーターを後ろ前に着るなど，それまで自分でできた着替えが不完全になった．その後徐々に生活機能面で低下が出現し，それまでできた家事ができない，少額のお金が扱えないなどの困難が生じてきた．また作業所においても動作が遅くなり，新たに決められた場所へ物をしまうことができない場面があるなど，これまではなかった作業処理能力や記憶の低下が指摘された．

初診時所見
- 礼節は保たれ，「おはようございます」「ありがとうございました」などの挨拶がある．その他の会話は「そうだね」「痛くない」「大丈夫」などほとんど単語レベルである．自分の名前や同行した同胞の名前はいえるが，ミニメンタルテストは施行不能であった．四肢に明らかな麻痺はなく，歩行は安定している．

検査結果
- 脳CTでは明らかな異常を認めない．血液検査も正常内．甲状腺機能に異常なし．
- 当症例では知的障害により言語理解や表出がきわめて限局されており，ミニメンタルテストやその他の客観的知能検査は施行不能であった．そこで40歳で出現したと思われる認知障害を客観的に評価する目的で，家族に「知的障害がある人のための認知症判別テスト（日本語版 DSQIID）」を施行した．その結果，認知症の疑いがあると判断された．

初期診断
- 初診時の身体所見，神経学的所見，画像所見からは診断困難であったが，本人のこれまでの状態をよく知る家族への質問から40歳を境にこれまでできた生活機能動作ができなくなってきたこと，それらは甲状腺機能低下，視覚障害，聴覚障害などの身体疾患や感覚障害が原因ではなく，環境の急激な変化によるものでもない，ということから認知症を発症したと考えられた．また脳CTで明らかな脳血管障害を認めなかったことから，認知症の中でもADと診断した．

【治療経過と診断の変遷】

　認知症発症初期であり，家族は本人が作業所に通い独居を続けるというこれまで通りの生活をなるべく長く続けられるよう希望し，そのための身辺管理をこれまで以上に行いたいと話したことから，家族の同意を得て，ドネペジル3 mg/日投与を開始した．投与開始から4週間は毎朝家族が本人宅を訪れ，内服管理と観察を行った．また家族の同意のもと，作業所職員にも病状と出現する可能性のある副作用について説明を行い，行動観察を注意深く行うよう協力を求めた．4週間後の再評価で，明らかな副作用はなく，身体所見，神経学的所見にも変化はなかった．介護者である家族と作業所職員は，一時少なくなっていた意思表示が改善したと報告した．介護者の報告を臨床改善と判断し，投与量を5 mg/日に増量，12週間後と24週間後に再評価を行った．明らかな副作用はなく，家族と作業所職員は洋服を後ろ前に着る，新しい職員の名前を覚えられないなどの症状は続いているものの，意思表示，動作の遅さなどには改善がみられたと報告した．現在投与35週であるが，副作用は認めず，在宅支援と家族の支援を受け，独居で作業所通所を継続している．

　知的障害がある人のための認知症判別テスト（日本語版 DSQIID）：この検査は2007年 Debらによって開発された知的障害者用認知症判別尺度（Dementia Screening Questionnaire for Individuals with Intellectual Disabilities）[2,3]であり，2012年国立重度知的障害者総合施設のぞみの園研究部で日本語版が発行された[4]．わが国において知的障害者を対象にした信頼性，妥当性が検証されている数少ない検査である．56の質問項目で構成されており，支援を通して対象者をよく知る人（家族・支援員など）が答える．たとえば質問「介助なしには身体を洗ったり，入浴することができない」という質問には「元々そうである」「元々そうであったがより低下した」「新しい兆候である」「該当しない」から選択し，回答する．20点以上が認知症の疑いがあると判断される．当症例では20点であった．

【本症例のまとめ】

　ダウン症による重度の知的障害があるが，生活機能は比較的高く，在宅支援と家族の金銭・身辺管理を受け20歳代から独居と作業所通所を続けていた症例である．40歳でそれまで可能であった更衣，作業に支障をきたすようになり，家族の気づきにより症状出現から早期に病院受診となった．初診時身体所見，神経学的所見からはどこまでが本来の知的障害で，どこから新たな認知障害であるのか判断できなかった．診断の決め手となったのは，本人のこれまでの状態をよく知っている家族による評価である．ダウン症者が30～40歳代以降に，一度獲得した生活機能を低下させた場合，認知症合併の可能性を考えなければならない．神経心理学的検査の実施が困難な場合は，本人の診察と介護者への質問紙による情報収集の双方を行う必要がある．ADを発症したダウン症者に対するコリンエステラーゼ阻害薬の効果があったとする症例報告はあるが，ランダム化比較試験はドネペジルを30例に投与した報告のみ[5]で，現時点では薬物治療の明らかなエビデンスはない．この報告では，全般的機能，認知機能，行動障害ではプラセボ群と有意な差はなかったが，介護者の回答ではプラセボ投与群で13%が改善と回答したのに対し，ドネペジル投与群では37%が改善と回答し，有効性が示唆されている．本人が意思表示を行うことが少ないので，副作用の出現に対する介護者の注意深い観察が必要である．このように介護者の十分な理解と協力，介護者と情報共有する方法の確立が必要であるが，可能な限り慣れ親しんだ環境での生活を続けるという知的障害者にとって最も好ましい状況を維持するためには，コリンエステラーゼ阻害薬の投与を検討する意義は十分あると考える．

知的障害と認知症を鑑別するためのポイント

1 一度獲得した生活機能が低下したか

　知的障害とは，知的機能および適応行動（概念的，社会的および実用的な適応スキルで表される）の双方の明らかな制約によって特徴づけられる能力障害で，18歳までに生じるものをさす．認知症は，一度正常に達した認知機能が後天的な脳の障害によって持続性に低下し，日常生活や社会生活に支障をきたすようになった状態である．

　では，知的障害のある成人が，20～40歳代以降に一度獲得した生活機能を低下させ，その原因が認知症であると考えられる場合の診断のポイントは何か？　それがこの章のテーマである．一般と比較して，ダウン症者では認知症発症リスクは高く，30～40歳代という若い年齢で認知症を発症することが知られている．知的障害者の認知症診断のポイントは，「一度獲得した生活機能を低下させる」という点である．ミニメンタルテストなどの認知症のスクリーニングテストは，正常群の統計的検討でカットオフ値が定められている．したがって，認知症合併が疑われる知的障害者の得

点がカットオフ値以下であっても，認知症発症前の得点と比較できない限り，認知症と診断することはできない．2009年に The British Psychological Society は，知的障害者の認知症についてアセスメント，診断，治療，介入について包括的にまとめたガイドブックを発表した[6]．この中でダウン症者については，30歳で評価を行って，将来の認知症発症が疑われた際に比較するベースラインを確立しておくことを推奨している．また認知症発症リスクや治療可能な併発疾患発症が増加することから，40歳以上のダウン症者についてはすべてに認知症スクリーニングを検討する必要があると述べている．

しかし，現実的にはわが国で受診する知的障害者のほとんどは比較するベースライン評価を持たない．そこで患者本人の診察，検査と並んで患者の行動の変化をよく知る介護者（家族，支援者など）への質問紙による情報収集が重要となる．わが国で使用できる，介護者への質問紙形式の知的障害者用認知症アセスメントとして，英国で開発された Dementia Screening Questionnaire for Individuals with Intellectual Disabilities（DSQIID）の日本語版が2012年に発行された[4]．

2│陥りやすいピットフォール

前述したとおり，認知症を疑われて受診した知的障害者にミニメンタルテストなどのスクリーニングテストを施行して，その得点がカットオフ値以下であっても，認知症発症前の得点と比較できない限り認知症と診断することはできない．またそもそも言語を介しての検査は施行不可能な場合も少なくない．少なくとも認知症を疑われる症状の発症前から患者の日常生活をよく観察している介護者から，質問紙などを用いて日常生活機能の変化に関する情報を収集することが重要である．

知的障害者の認知症とは？

十分な病歴聴取や検査を施行できない知的障害者では，一般の認知症よりも診断が困難な場合が少なくない．しかし知的障害者は認知症を発症したのちも，可能な限り慣れ親しんだ環境で生活し続けることがQOLの観点からも重要であり，そのためには適切な診断を下し，適応があれば認知症治療も考慮する．知的障害者の認知症と鑑別すべき疾患は，一般の認知症と同じく甲状腺機能低下症などの身体疾患，聴覚や視覚機能の低下といった感覚障害，抑うつ，抗コリン薬などの薬物副作用，家族の喪失などのライフイベントである．2008年英国で発表された知的障害者の認知症に対する治療ガイドライン[7]を図5-1に示す．

● 文献

1) Blessed G, Tomlinson BE, Roth M : The association between quantitative measures of dementia

```
┌─────────────────────────────────────────────────────────┐
│ 適応                                                      │
│ 1. アルツハイマー病タイプの認知症（行動障害の有無にかかわらない）│
│ 2. 行動障害を呈するレビー小体型認知症                        │
└─────────────────────────────────────────────────────────┘
                            ↓
┌─────────────────────────────────────────────────────────┐
│ 以下の1つまたは複数の尺度を用いて主要問題を特定する．        │
│ ■ 知的障害者用認知症アンケート（DLD）                       │
│ ■ Vineland Adaptive Behaviour Scale（Vineland）           │
│ ■ 適応行動尺度（ABS）パート1                               │
└─────────────────────────────────────────────────────────┘
                            ↓
┌─────────────────────────────────────────────────────────┐
│ ドネペジル，ガランタミンまたはリバスチグミンでの治療を最少量で │
│ 開始する．副作用について注意深く観察する．介護者との電話連絡を │
│ 確立しておく．                                             │
└─────────────────────────────────────────────────────────┘
                            ↓
┌─────────────────────────────────────────────────────────┐
│ 4週間後に患者の再評価を行う．                              │
│ ■ 重篤な副作用について観察して，生じた場合は服用を止める．   │
│ ■ 必要に応じて薬の量の増加を検討する．                     │
└─────────────────────────────────────────────────────────┘
                            ↓
┌─────────────────────────────────────────────────────────┐
│ 以下について観察を注意深く続ける．                          │
│ ■ 臨床改善                                                │
│ ■ 薬の副作用の有無                                         │
└─────────────────────────────────────────────────────────┘
                            ↓
┌─────────────────────────────────────────────────────────┐
│ 12週間後と24週間後に臨床的に再評価を行う．                  │
│ ■ DLD，ABS Part 1，Vinelandを用いて主要問題分野の再評価を行う．│
│ ■ 最大許容量での治療にもかかわらず24週間後に効果が見られない │
│   患者については薬物治療を中止する．                        │
└─────────────────────────────────────────────────────────┘
                            ↓
┌─────────────────────────────────────────────────────────┐
│ 改善が見られる患者については治療を継続して，48週間後に再評価を│
│ 行う．DLD，ABS Part 1，Vinelandを用いて主要問題分野の再評価を│
│ 行う．                                                     │
└─────────────────────────────────────────────────────────┘
                            ↓
┌─────────────────────────────────────────────────────────┐
│ 治療が48週間以上継続される場合は，                          │
│ ■ 6か月間隔で評定尺度を用いた患者の観察を継続する．         │
│ ■ 疾患の末期段階への進行などの将来の治療中止について考えられる│
│   理由を介護者に知らせる．                                 │
└─────────────────────────────────────────────────────────┘
```

図5-1 知的障害者の認知症治療の流れ

〔Bhaumik S, Gangadharan SK：Dementia and ageing. In：Bhaumik S, Branford D（eds）：The Fifth Prescribing Guidelines for adults with intellectual disability. pp69-80, HealthComm UK Ltd, 2008より〕

and of senile change in the cerebral gray matter of elderly subjects. Br J Psychiatry 114：797-811, 1968
2) Deb S, Hare M, Prior L, et al：Dementia Screening Questionnaire for Individuals with Intellectual Disabilities（DSQIID）. Br J Psychiatry 190：440-444, 2007
3) Deb S, Hare M, Prior L：Symptoms of dementia among adults with Down's syndrome：a qualitative study. J Intell Disabil Res 51：726-739, 2007
4) 知的に障害がある人のための認知症判別テスト（日本語版DSQIID）．国立重度知的障害者総合施

設のぞみの園研究部研究課,2012
5) Prasher, VP, Huxley A, Haque MS, et al : A 24-week, double-blind, placebo-controlled trial of donepezil in patients with Down syndrome and Alzheimer's disease-Pilot Study. Int J Geriatr Psychiatry 17 : 270-278, 2002
6) Dementia and People with Learning Disabilities. The British Psychological Society 2009(http://www.rcpsych.ac.uk/files/pdfversion/cr155.pdf でダウンロード可能)
7) Bhaumik S, Gangadharan SK : Dementia and ageing. In : Bhaumik S, Branford D(eds) : The Fifth Prescribing Guidelines for adults with intellectual disability. pp69-80, HealthComm UK, 2008

(深津玲子)

第6章

アルコール症

Case 1 ● 当初は病的飲酒とは言えなかった男性

断酒指示から半年経って…

患者データ
- 初診時年齢：62歳．
- 現年齢：64歳．
- 性別：男性．
- 家族歴：X−17年再婚，相手は先夫との間の子供2人，長女は県内N市へ婚出，長男はM市在住，本人は妻とI市で2人暮らし．実父がうつ病？ 祖母と実父の兄弟に認知症者がいる．
- 主訴：仕事場で指示されたことがわからなくなる，仕事場に道具を置き忘れて帰ってくる，妻の不在時に鍋を焦がすなどを心配した妻の説得で受診．

生活歴，生育歴
- A市生まれ，高卒，建設会社作業員，X−1年に定年退職後も建設会社でパート勤務．

飲酒歴
- 初飲は20歳時，初期に耐性は高かった．最近は晩酌を1〜2合．酔うと手の震えで箸が持てなくなったり，呂律が回割らなくなったり，子どもに当たったりする．

現病歴
- X−1年，退職した頃から物忘れが目立つようになってきた．前日の夕刻話したことを覚えていない，仕事中の上司の指示が理解できなかったり忘れたりするため，作業に時間がかかりすぎると注意される．仕事場に道具を置き忘れて帰ってくる．電話の聞き取りメモしたことを忘れてしまう．日記を毎日つけていたが，簡単な漢字や親しい甥の名前を漢字で書けない．自宅でやっている作業が終わる前に別の作業を始めてしまう．行きなれた道の右左折がわからなくなる．高速道路を降りたところで方向を混乱して接触事故を繰り返し，最近は運転中にギアチェンジしなくなった．家電品や不凍栓などの日常の操作手順を混乱したりわからなくなった．また，妻の不在時に鍋を焦がすことを繰り返した．
- 家族との会話で話題や内容が理解できず話についていけず，怒りっぽくなり自己中心的になった．娘の出産の手伝いに妻が泊まり掛けで出かけることに反対したため，必要性を説明しても理解できず娘と口論になった．本人も感情のコントロールが利

かぬことを認め，認知症を心配した家族の説得で脳外科病院を受診した．頭部 MRI 検査など受け，診察の結果，認知症の心配はない，精神的な問題だから頑張れといわれた．しかし，ミスせぬよう努力しても状況に変わりがなく，X 年 2 月当科を受診．

初診時所見
- 対人接触は自然で，表情は年齢相応の生気感があり，意識は清明．本人は，名前を覚えられない，家で仕事中に別事をやると前の仕事を忘れるなどの記憶力低下を訴えた．
- 飲酒は晩酌 2 合．過去には，付き合いで飲むときに「断ることを知らん」と言われたことや，飲みながら型枠大工仕事をやったことがあった．最近は日曜や正月は日中ちょこっと口にするが，2 日にわたらないと述べた．明確な病的飲酒パターンと言えず，アルコール依存症の診断は保留した．

検査所見
- HDS-R は 26/30，MMSE は 25.5/30，レーヴン色彩マトリックスでは 31/36 と認知症水準でなかった．
- 記憶検査では，物語再生が即時再生 4.5/15 ↓（年齢平均より低値．以下同じ），遅延再生 2.5/15 ↓，ヒント再生 2.5/15 ↓と成績低下，10 単語記銘検査，Rey の図形は正常範囲であった．
- 前頭機能検査では，Trail making test (TMT) が A＝142 秒，B＝310 秒↑（年齢平均より高値．以下同じ），B－A＝168 秒↑，Stroop Test がドット＝22.5 秒↑，漢字＝20 秒，漢字－ドット＝2.5 秒と時間延長があった．

画像検査
- 頭部 MRI では前頭萎縮軽微，海馬萎縮を認めず，VSRAD による海馬萎縮度は 0.58（図 6-1a），^{99m}Tc-ECD 脳血流 SPECT の e-ZIS 統計画像は頭頂部，後頭部に低下を認めたが，両側内側前頭前野の血流低下が目立ち（図 6-1b 矢印），アルツハイマー病 (Alzheimer's disease；AD) の血流低下パターンといえなかった．e-ZIS 統計解析結果は，Severity のみ 1.22（閾値 1.19）と AD の閾値をわずかに上回った．なお，血液化学検査で γ-GTP 25 IU/L 他，肝機能障害はなかった．

初期診断
- 記銘，記憶障害を本人も家族も気付いていて，日常生活に支障が出始めていたが就労できている．認知症スクリーニングテストで認知症水準ではなかった．前頭葉機能検査で不良の点は問題が残るが，エピソード記憶に低下があることから，健忘型軽度認知障害 (amnestic MCI) を初期診断とした．
- MRI および脳血流 SPECT は前頭葉機能低下と矛盾しない．前頭葉機能低下はアルコールの関連影響が否定できず，断酒が望ましいと伝え，半年後の再受診を指示した．

【治療経過と診断の変遷】

X 年 8 月，妻同伴で再受診．本人は，頭がすっきりしない，銀行カードの暗唱番号を忘れたり携帯の紛失を 4 日間気づかなかったり，症状が進行した感じがすると述べた．なお，車通勤を続け事故は起こしていなかった．

断酒を確かめると，町会の集会と結婚式で飲酒し，結婚式後は 3 日続けて飲酒したという．妻は，最近，自身が不在中に夫が飲酒したことに気付いたという．そこで初診時の飲酒行動を詳細に問うと，休日や妻の不在時には 2 日にわたる少量分散飲酒

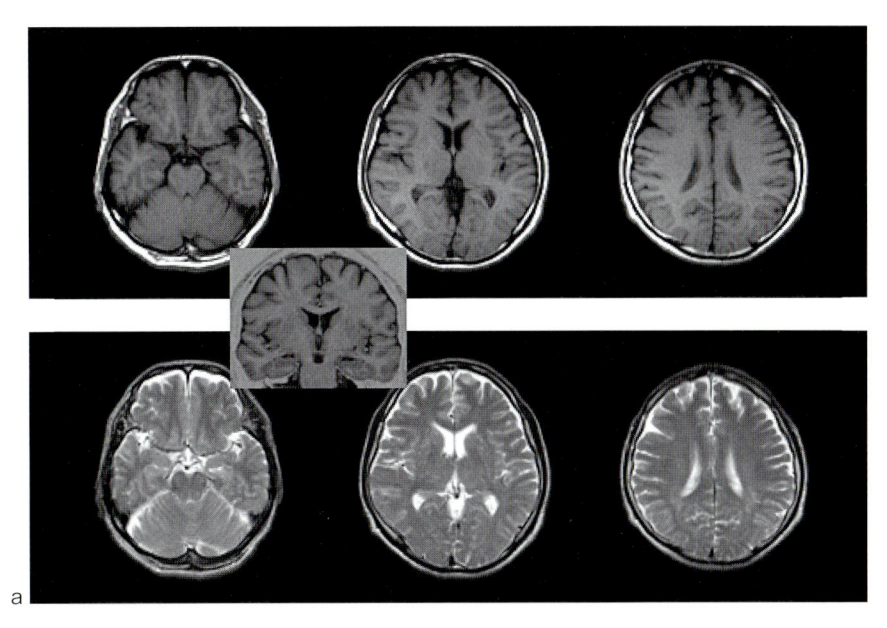

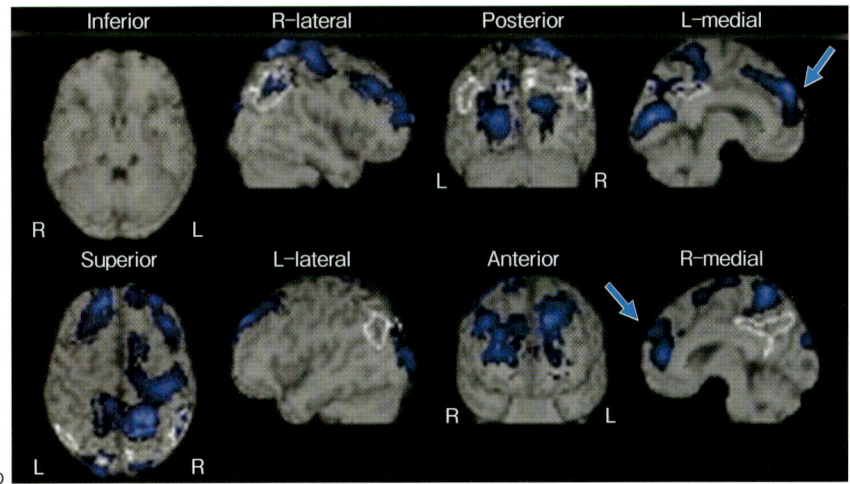

図 6-1 症例 1 の MRI 画像と e-ZIS 統計画像
a：MRI 画像（X 年 2 月）．VSRAD 0.58．
b：e-ZIS 統計画像（X 年 2 月）．解析結果は Severity 1.22（閾値 1.19），Extent 12.20%（14.9），Ratio 1.69 倍（2.22）．

で，飲酒量は 4 合程度であった．病的飲酒パターンが明瞭となったので，診断はアルコール依存症と amnestic MCI の合併とした．

諸検査を再施行したところ，HDS-R では 26→29/30，MMSE では 25.5→25/30，レーヴン色彩マトリックスでは 31→26/36 で，認知症の進行は明瞭でなかった．

物語再生では即時再生 4.5→7/15，遅延再生 2.5→4/15，ヒント再生 2.5→5/15 と記憶領域は改善があった．一方の前頭機能検査の TMT では，A＝142→146 秒，B＝310→439 秒，B－A＝172→293 秒，Stroop Test ではドット＝22.5→17 秒，漢字＝20→15 秒，漢字－ドット＝2.5→2 秒と，結果は相反した．

抗認知症薬はドネペジルを投与した．アルコール依存症には，断酒教育資料を渡し

断酒を指示した．抗酒剤は本人も妻も望まなかった．

X年10月，妻によれば，怒りっぽくイライラが目立ち，「飲んでどうなってもよい」などと言い出したという．本人は現場監督が変わりストレスで酒なしではやれないと述べた．遷延性退薬症状の乗り切りに入院を提案したが，本人も妻も外来継続を希望した．

そこで，バルプロ酸，ミルタザピン，イフェンプロジル，抑肝散などで遷延性退薬症状に対処し，おおむね断酒で経過した．

X+1年5月には不景気から建設会社を解雇されたが，翌6月には別会社に仕事を見つけている．アルコールは一生懸命我慢している．以前に比べ大分思い出せる，物忘れは以前ほどでないと述べた．

【本症例のまとめ】
- アルコール依存症に発展した時期にあわせて，認知症症状が急激に出現してきた事例．
- 初診時に飲酒行動を詳細に問わなかったためにアルコール依存症を見落とした．
- 再診までの半年間に飲酒回数・飲酒量の減少で記憶障害に改善をみたのは，アルコールが病態に関与していたことを示唆した．
- 前頭葉機能低下と前頭領域の脳血流低下は，軽度ないし初期アルコール性認知症の合併を示唆した．

Case 2 ● 宿泊先で徘徊騒ぎを繰り返す男性

酔ってチョコっと申し訳なかった

患者データ
- 初診時年齢：80歳．
- 現年齢：81歳．
- 性別：男性．
- 家族歴：8歳時結婚．子どもは娘と息子の2人どちらも結婚し，それぞれに孫が3人．本人はA市に妻と2人暮らし．娘はA市内に在住，息子は首都圏で医院を開業している．
- 主訴：家族旅行中に宿泊していた旅館から出て行ってしまい，民家に入り込んでいるところを発見されるということが繰り返された．

生活歴，生育歴
- B町生まれ．営林署技師の息子．3人兄弟の長男．農業高校卒後森林組合に入職．その後，C町役場に入り支所長で60歳の定年退職．その後，ホームセンターで10年働いた後は無職．性格は心配性，几帳面，馬鹿正直．

飲酒歴
- 初飲は就職後．強いとも弱いとも思わなかった．結婚当時，晩酌で3合．週3回程

度，仕事帰りに飲酒してくることがあった．妻の実家は飲酒する者がいなかったので，夫の森林組合での飲酒機会の多さに驚いたという．飲んで帰ったあとで飲酒することはなかった．飲んで来ない日は晩酌で3合が続いた．退職後，最近まで晩酌で2合の飲酒が続いている．昼間の飲酒が稀にあったが，常態化はしていない．

現病歴
- X−5年頃からもの忘れや徘徊に気付かれていた．もの忘れは徐々に進行し，息子が心配して半年ごとに本人の様子を見るための帰省を繰り返していた．
- X年春頃から，自宅を出ると帰ってこられなくなり，そのたびに発見されて問題なく経過していた．X年8月，帰省してきた息子が，本人夫婦を連れてB町の盆踊りに泊まり掛けで出かけた．前年までは空き家の実家に泊まっていたが，同年春に実家を取り壊したため旅館に泊まることになった．すると日中にもかかわらず旅館を抜け出した．飲酒はしていなかった．見つけて連れ戻したが，再び行方不明となり，本人の実家のあった近所の民家に入り込んだところを連れ戻された．徘徊騒ぎを繰り返したため，旅館側から宿泊を断られてしまった．

初診時所見
- 年齢相応の老けた表情で，会話中は笑顔を見せ対人接触は良好であった．
- 受診契機の宿での徘徊は「そんなことがあったんですか？」と記憶のないことに深刻になる様子は見せず，「酔ってチョコっと申し訳なかったという記憶はある」と述べた．しかし，家人は飲酒の事実はなかったという．
- 「酔ってチョコっと申し訳なかったという記憶はある」と述べたのは，過去の酩酊時の失敗を想起して健忘を埋める作話と取れた．実家が春に取り壊されたことが記憶になく，実家を探しに行ったと推測された．

検査所見
- 診察場面の検査では，HDS-Rが14/30で，遅延再生は0/6，5品目記銘検査は2/5，語流暢性は0/5と不良であった．立体図形模写を失敗，時計試験で針入れ失敗，手指構成模倣試験は複雑課題で失敗した．なお，血液化学検査でγ-GTP 47 IU/L他，肝機能障害はなかった．

初期診断
- 認知症スクリーニングテストが認知症水準で，血管性認知症やレビー小体型認知症を疑う臨床所見は欠いていて，記憶領域の悪さが目立ち，視空間認知障害や構成失行から，ADと診断した．

【治療経過と診断の変遷】

　抗認知症薬の提案に，副作用は避けたいと同意が得られなかった．抑肝散とチアプリドを投与した．加えて禁酒を指示した．しかし，2週間後には不眠からアルコールの要求が激しいため，入院させたいと妻や息子が希望してきた．そこで，診断精査確定と薬物調整目的で2週間の入院とした．

　入院後数日間は居場所の見当がつかず説得に素直に応じたことから，開放病棟で維持が可能に思えた．ところが場所の見当がつくようになると帰宅要求や外出要求が夕方に強くなった．しかし，看護師が1対1対応で開放病棟の入院を維持した．薬物は外来処方に，ミアンセリン，バルプロ酸，プロペリシアジン，イフェンプロジル（抗渇望効果を期待）などを追加した．

　MMSEでは14/30，レーヴン色彩マトリックスでは12/36と，中期に近い認知症

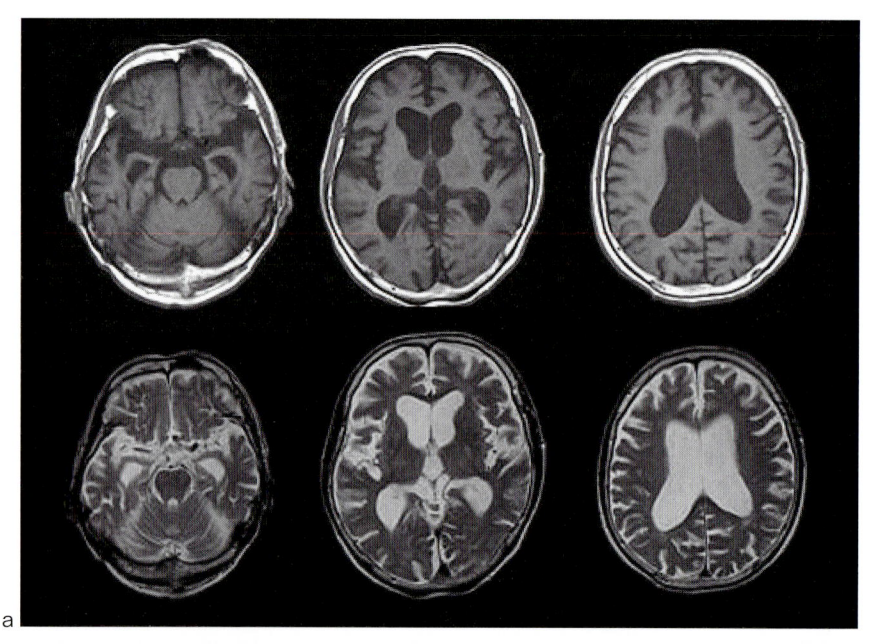

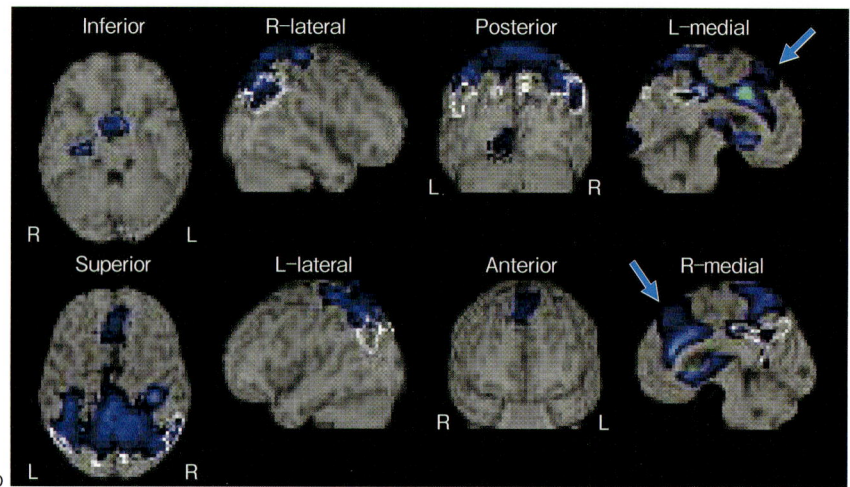

図 6-2　症例 2 の MRI 画像と e-ZIS 統計画像
a：MRI 画像（X 年 8 月）．VSRAD 5.03
b：e-ZIS 統計画像（X 年 8 月）．解析結果：Severity 1.74（閾値 1.19），Extent 37.57%（14.9），Ratio 3.79 倍（2.22）

水準と言えた．記憶検査では，物語再生が即時再生 1/15 ↓と成績低下，Rey の図形では模写を拒否．前頭機能検査のうち TMT が練習で遂行不能，Stroop Test がドット＝85 秒↑，漢字＝46 秒と時間延長と前頭葉機能低下が明瞭であった．

頭部 MRI では，前頭，側頭優位に加え頭頂の萎縮，前大脳縦裂開大，側脳室の顕著な拡大，とくに側脳室下角の拡大，第三脳室拡大が認められた．海馬萎縮の程度は VSRAD 5.03 で AD 水準を示した（図 6-2a）．

^{99m}Tc-ECD 脳血流 SPECT の e-ZIS 統計画像では，両側内側前頭前野，前部帯状回で血流低下が大きく（図 6-2b，矢印），両側頭頂，楔前部にも血流低下を認めた．

加えて間脳領域の血流低下もあった．e-ZIS 統計解析では，Severity 1.74（閾値 1.19），Extent 37.57（14.2），Ratio 3.79（2.22）で AD を示唆した．しかし，両側内側前頭前野や前部帯状回や間脳の血流低下はアルコール因を示唆した．

以上から，AD にアルコール性認知症が合併していると判断した．

退院時，日中は重症認知症デイケアへ通院して妻の介護負担を軽減することにした．なお，本人に断酒を指示し，妻には飲酒を拒否する姿勢を打ち出すよう指導した．抗認知症薬の投与は，初診時同様，妻も娘も同意しなかった．

退院後，断酒は継続された．重症認知症デイケアへ毎日通院し，徐々になじみ，デイケアスタッフの手伝いをするようになった．1 年経過後には，女性スタッフに先回りして指図し，直ちに応じないと大きな声で指示出しするため，男性職員にたしなめられたりしている．

1 年 2 か月経過時，MMSE は 14→23/30，レーヴン色彩マトリックスは 12→23/36 と顕著な改善を示した．Stroop Test はドット＝85→30 秒，漢字 46→16 秒と短縮し改善が見えた．しかし，TMT は A のみ遂行可能となったが 311 秒と顕著な延長から，前頭葉機能は十分改善していないことがわかった．

【本症例のまとめ】

- 臨床経過は緩徐な進行，記憶領域の障害が主の AD の病像に，アルコール性認知症の前頭葉機能障害の合併が入院精査で診断できた．
- 初診時，HDS-R で語流暢性の顕著な不良が前頭葉機能低下を示唆したが，アルコールと関連付けず診断が安易であった．
- 抗認知症薬を投与せず断酒継続して生活の質が改善し，MMSE やレーヴン色彩マトリックスの認知症スケールが改善したのは，アルコール性認知症の合併の判断を支持する経時変化と言える．

Case 3　毎晩日本酒 8 合を飲酒する男性

年相応のもの忘れを心配しすぎ？

患者データ
- 初診時年齢：69 歳．
- 現年齢：71 歳．
- 性別：男性．
- 家族歴：2 人兄弟の第 2 子，28 歳で結婚．子ども男子 2 人，それぞれ結婚して家庭を持っている．妻と 2 人暮らし．家系内に明確な精神疾患の負因はないが，父親は職をよく変わる人だったという．母方の従妹でパーキンソン病で亡くなったと言われている者が 2 人いる．

| 生活歴, 生育歴 | ・主訴：もの忘れを訴えて受診した脳神経外科から紹介されて受診.
・N市生まれ．商業高校卒業後寿司店で修行し，寿司職人となって働く．30歳で独立してN市で寿司屋を開業し，弟子を育て，支店を出すなど繁盛した．60歳時，老後を温暖な土地で過ごしたいと考えA市へ転居し，そば屋を開店させ現在も続けている． |

| 飲酒歴 | ・初飲は高卒後．耐性が高かった．20歳代では3升/日の飲酒量だったが，最近は弱くなって8合/日に減っている．日中飲酒はない．夕食時に飲酒をする他に，夜中に目覚めて飲酒することがある．身体依存を疑わせる所見はなかった． |

| 現病歴 | ・20年前から，高血圧でかかりつけ医から投薬を受けている.
・X−4年前に，もの忘れを訴えてA病院脳神経外科を受診した．HDS-Rでは正常範囲内であった．CT, MRI, SPECT検査では軽度の血管の狭窄と血流低下を認めたが，ADを疑わせる所見や脳梗塞などの目立った所見は認めなかった．そのため経過観察することになった.
・X年になって，もの忘れがひどくなり，食事したことを忘れたり，日付がわからなくなるなどして日常生活に支障を及ぼすほどになったと訴えて，A病院脳神経外科を受診した．しかし，本人の訴えに一致する所見に欠けるという理由で，当科へ紹介された． |

| 初診時所見 | ・表情は自然で，対人接触は円滑で快活によくしゃべる．しかし本人は，人の話を聞いた先から忘れてしまう，固有名詞を忘れてしまう，人と行き会ったときに名前を忘れてしまっている，などと述べた．妻は，自分と夫は同じくらいのもの忘れで問題ないと思うと述べた． |

| 検査所見 | ・HDS-Rでは29/30（見当識−1），MMSEでは27/30（遅延再生−3），レーヴン色彩マトリックスでは35/36と，認知症水準に至っていなかった．自覚的なもの忘れと客観的な評価との間に乖離が認められた． |

| 初期診断 | ・大酒家が初診の4年前から記銘力低下が自覚され認知症を心配して受診してきたが，日常生活に支障を及ぼす程度ではなかった．スクリーニングテストで認知症水準になく，紹介元で認知症を疑う所見がないのに物忘れを強く訴えたことから，神経症圏の認知症恐怖症と考えた.
・アルコール摂取量は日本酒8合/日と高容量であったが，明瞭な依存徴候を認めず，病的飲酒パターンでなかったのでアルコール乱用とした．なお，血液化学検査はγ-GTP 187 IU/L，GOT 96 IU/L，GPT 55 IU/L，LDL-C定量304 mg/dLと高値の他，異常はなかった.
・奥さんの言葉通りの年齢相応の物忘れを心配し過ぎて認知症に思えているのだろうと，しばらく間を置いても心配であれば精査をする旨伝えた． |

【治療経過と診断の変遷】

2週間後に精査を希望して受診して来た．そこで神経心理検査や画像検査を行った．記憶検査では，10単語記銘検査，物語再生，Reyの図形で正常範囲であった．数唱は順唱5桁で正常下限，逆唱5桁で正常であった．前頭葉機能検査では，TMTがA＝180秒↑，B＝218秒↑，B−A＝38秒，Stroop Testがドット＝23秒↑，漢字

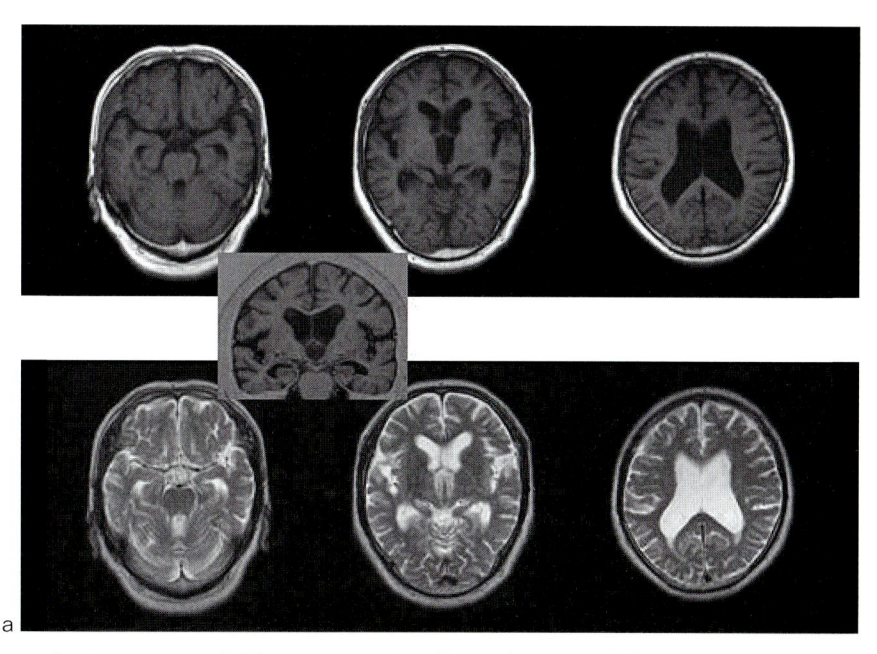

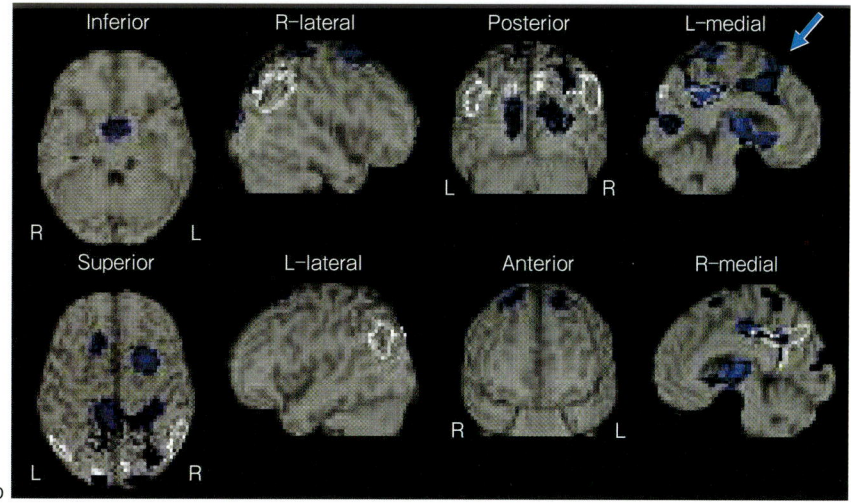

図 6-3 症例 3 の MRI 画像と e-ZIS 解析画像
a：MRI 画像（X 年 7 月）．VSRAD 2.57
b：e-ZIS 統計画像（X 年 7 月）．解析結果：Severity 1.34（閾値 1.19），Extent 19.90%（14.9），Ratio 3.63 倍（2.22）

＝17 秒と時間延長を示した．

頭部 MRI では前頭方向優位の全汎性脳溝開大，側脳室拡大，第 3 脳室拡大 VSRAD による海馬萎縮度は 2.57 であった（図 6-3a）．^{99m}Tc-ECD 脳血流 SPECT による e-ZIS 統計画像では，左内側前頭前野（図 6-3b，矢印），両側後頭，頭頂，後部帯状回および楔前部の各一部で血流低下は認めた．e-ZIS 統計解析結果は，Severity 1.34（閾値 1.19），Extent 19.90%（14.9），Ratio 3.63（2.22）で，3 指標とも閾値を上回っていた．

本人に自覚された記銘困難は数唱の順唱で，正常下限の結果によるかもしれないが他の記憶検査で異常は認められず，認知症スクリーニングテストで認知症水準にならかった．したがって，臨床診断はMCIとした．後部帯状回や楔前部の血流低下やe-ZIS統計解析結果を勘案すれば，ADの初期段階と判断した．なお，前頭葉機能低下や左内側前頭前野の血流低下はアルコール因を示唆した．

認知症としてはMCI水準で，ADの初期と考えられると伝えた．抗認知症薬を求めたため，適応はないが希望があれば処方すると伝え，副作用の説明を行った．そのうえでなお服用を希望したので，ドネペジルを投与した．

アルコールの脳機能への影響が認められるので断酒するよう伝えると，断酒に自信がないが心がけると述べた．

アルコール依存症でなくても断酒により反跳性不眠が起きる可能性がある．確かめると，以前から高血圧治療を受けているかかりつけ医からゾピクロン（7.5 mg）1錠を処方されていた．そこで，反跳性不眠の予防目的にミアンセリン（30 mg）2錠を投与した結果，断酒による反跳性不眠は見られず，むしろ過眠状態になった．なお，身体依存徴候を認めることはなかった．断酒は継続され，ミアンセリンは漸減中止し，かかりつけ医のゾピクロン（7.5 mg）1錠のみで睡眠は安定した．

断酒は継続され，1年半経過したときには「記憶が戻ってきた．ぽつんぽつん思い出せることが出てきた」と述べ，2年4か月経過したときには「記憶力は戻らないけれど少し記憶が戻ってくる感じがする」と述べた．記憶領域の改善が自覚され，認知症は進行しないで経過している．なお，肝機能はγ-GTP 13 IU/L，GOT 17 IU/L，GPT 17 IU/Lと正常化し，脂質もLDL-C定量83 mg/dLと正常化している．

【本症例のまとめ】

- 毎晩8合飲酒の大酒家で，臨床的にはMCI水準の認知症．
- 初診時は，自覚される物忘れの程度とスクリーニングテストの結果との間に乖離が見られたこと，紹介元で認知症を否定しているため精査しないで神経症圏，認知症恐怖症と誤診した．
- 詳細検査の結果，TMT，Stroop Testの時間延長が前頭葉機能低下を示唆した．
- 記憶検査は正常であったが，脳血流測定では頭頂部，後部帯状回，楔前部などで血流低下があり，初期ADと考えられた．
- 前頭葉機能低下や左内側前頭前野の血流低下など，アルコール性認知症に見られる所見を伴っていた．
- 断酒と抗認知症薬で2年4か月経過してMCIの進行は見られず，記憶力が回復してきていると述べている．

アルコール性認知症とアルツハイマー病の鑑別診断のポイント

1 | アルコール性認知症とは？

　アルコール性認知症を理解することで鑑別診断が考えられる．そこで，広く知られていないアルコール性認知症について述べることから始める．

　アルコール性認知症にはアルコール毒性そのものが原因する一次性の，すなわち狭義のアルコール性認知症と，そうでない二次性のものとがある（表6-1）．二次性のアルコール性認知症にはウェルニッケ-コルサコフ症候群などアルコール摂取に伴う栄養障害によるものや，肝脳症など代謝障害によるもの，酩酊時の脳外傷や脳血管障害によるもの，マルキアファーヴァ-ビニャミ病などいまだに機序の不明な脳組織の変性が原因するものなど多様である．この一次性アルコール認知症がアルコール性認知症としてよい（表6-2）．神経病理学的証明がないことからアルコール性認知症を認めない立場があるが[1]，最近アルコールが神経新生を阻害することが明らかとなり[2]，断酒はアルコールによって阻害されていた神経新生過程が再開することになり脳体積の回復や認知機能の改善をもたらす[3]ため，病理所見に欠けると推定される．神経新生は，アルコール性認知症が長期間の断酒で回復可能な reversible（treatable）de-

表6-1　アルコール性認知症の分類

	原因	疾患	症状
一次性	アルコール毒性	アルコール性認知症	前頭葉機能障害　人格変化*（前頭葉の障害）
二次性	栄養障害	ウェルニッケ-コルサコフ症候群	ビタミンB$_1$欠乏
		ペラグラ脳	ニコチン酸欠乏
	代謝性	肝脳変性症	肝硬変，基底核病変
	脳血管障害	多発脳梗塞	
	外傷性	慢性硬膜下血腫	
	原因不明	マルキアファーヴァ-ビニャミ病	脳梁の変性
		モレル病	大脳皮質第三層硬化

＊：若年者に目立つ．今回取り上げた症例には認めない．

表6-2　アルコール性認知症の定義

- 断酒継続しても就労能力の改善がない，新規事態に臨機応変の対応ができない，自己状況に気づけない，深刻に悩めない，気楽で楽天的，浅薄，無関心などの臨床像を示す
- 前頭葉機能検査で明確になる遂行機能障害と記憶学習障害，臨床症状から把握される前頭葉性人格変化
- 発症年齢から若年型認知症であり，長期の断酒で改善の可能性があることから reversible（partial or full）dementia
- 神経病理学的証明がない＊

＊：神経幹細胞の新生増殖（proliferation），分化（differentiation），遊走（migration），生着（survival）のすべての段階をアルコールが阻害することが最近明らかにされている

mentiaの範疇に入る認知症である根拠と推定され検証が待たれる．このアルコール性認知症がreversible dementiaである好例を，加藤が報告している[4]．それは稀な症例で，49歳時に重篤な認知症が出現し，6年間の持続後，とくに誘因なく徐々に改善し6年かけて自宅に退院している．この回復過程を神経新生から考えると理解しやすい．

　アルコールが関連していると思われる認知症を，一次性か二次性かの議論を避けて，一括りにしてアルコール関連認知症（alcoholic-related dementia；ARD）ととらえる考え方もある[5]．ウェルニッケ-コルサコフ症候群をあえてアルコール性認知症と呼び換えては言わないことを考えると，ARDとアルコール性認知症は臨床的にはほぼ同義と考えてよいだろう．ARDでは抽象能力や短期記憶などに障害がみられるのに対し，ADでは再認や記憶想起や喚語などに障害が強い点で認知症の病態に相違がある．また，ARDは断酒を継続するかぎり認知症の進行は起きないという点も大きな相違点がある．ARDを提案したOslinが自身のARD診断基準の信頼性を検討している[6]．その際，2年間同じナーシングホームで過ごしたARDとADの経時的変化をMMSEでみると，ARDでは進行が見られないのに対して，ADでは明らかに病勢が進行していた．physical self-maintenance scale（PSMS）でみた身体機能も2年間にADでは低下が認められたが，ARDでは低下がなかった．認知症の予後を考えると，ARDは断酒するだけで病勢が停止ないし改善するという利点があることになる．

2 萎縮や血流低下から考える鑑別点

　アルコール性認知症は，臨床的にはsubclinicalな経過をとることが多い[7]．そのため，前頭葉機能検査によって遂行機能障害が明らかになって初めてアルコール性認知症に気付くことになる[8]．またアルコール性認知症では両側性に前頭葉萎縮が目立つほか，全般性に大脳脳萎縮が起きることから，頭頂に萎縮が強く起きるADや前頭・側頭に限局した萎縮が生じる前頭側頭型認知症から鑑別される．また，アルコール性認知症では前頭葉の脳血流低下を示すが，筆者は内側前頭前野の血流低下[9]が特徴的と考えて，他の認知症との鑑別点としている．症例1，2では両側性に内側前頭前野の血流低下があったことから，アルコール性認知症の存在の確診になっている．また，症例3では左内側前頭前野に血流低下があったことで，アルコール性認知症の併存を疑わせた．

ビギナーが陥りやすいピットフォール

1 | 大量飲酒＝アルコール依存症？

　アルコールは依存性を有する中枢抑制薬であり，反復摂取することで耐性獲得とアルコールの強化作用によって脳内に依存の機構が型作られる．その型作られる速度は個体差が大きい．大量，長期であっても生来アルコール耐性の高かった症例3では，8合/晩酌が長年月続いていたが依存徴候が見当たらなかったことからアルコール依存症と言えない．しかし8合は通常の晩酌とは言えない大量であることから，アルコール乱用とした．これに反し，症例1は目立って多い摂取量ではなかったが，病的飲酒パターンからアルコール依存症と判断できた[10]．飲酒量の多寡でアルコール依存症か否かを判断しないようにしたい．

　アルコール依存症の診断には，ICD-10 や DSM-Ⅳがある（表6-3）．筆者は診断に飲酒パターン分類（表6-4）を用いてきた．臨床上の診断感度は DSM-Ⅳと同等以上という報告がある[11]．

　アルコール依存症の臨床経過は図6-4 に示したような経過をとる．図中のアルコール性脳障害の経過は，最初は傾斜が強く途中で傾斜が緩やかになる折れ線で示している．アルコールの反復摂取は，脳機能を抑制し軽度の意識障害を反復ないし持続させる．そのため記憶・学習障害は，アルコール摂取の中断で直ちに消失するとは限らな

表6-3　アルコール・薬物依存症の診断基準

DSM-Ⅳ	ICD-10
1：耐性の増大 2：退薬症状群 3：摂取行動の統制困難 4：物質使用中止・減量の欲求と失敗 5：物質獲得，物質の影響から回復に時間を要す 6：社会的・職業的・娯楽的活動への影響 7：罰効果への抵抗	1：強迫的，抗し難い欲求 2：摂取行動の統制困難 3：退薬症状群 4：耐性の増大 5：娯楽・興味喪失と物質摂取・作用から回復に時間を要す（薬物中心性） 6：明らかに有害な結果があるのに摂取を続ける（罰効果への抵抗）

12か月以内で同時に3項目以上満たした場合に診断できる．

表6-4　飲酒パターン分類

A型	機会飲酒	パーティや週末の集まりに限って飲酒する
B型	習慣性飲酒	晩酌や寝酒など，ほぼ毎日一定の時間に飲酒する
C型	少量分散飲酒	日常行動の合間合間に飲酒する，単独で2日以上にわたる
D型	持続深酩酊飲酒	飲酒に深く酩酊し覚めてまた飲酒，単独で2日以上にわたる

・飲酒量は耐性の高低で個体差が大きいので，考慮しないで摂取行動のみを分類した．
・C型とD型は強化された摂取行動ととらえ，病的飲酒パターンとし，アルコール依存症と診断する．
・C型，D型と分類したため，C型よりD型のほうが重篤に見えるが，そうではなく，C型もD型も病態水準は同じと考えてよい．
・「単独で」は周りに人がいても自分のみ飲酒する場合も含まれる．

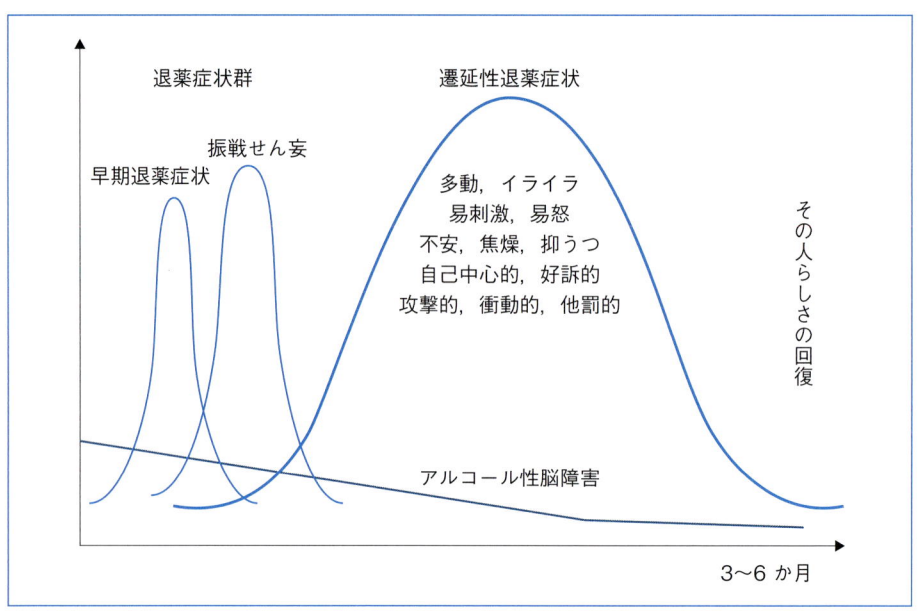

図 6-4 アルコール依存症の退薬後の臨床経過
退薬症状の出現の有無や強弱は，飲酒中断前の飲酒様態で異なってくる．遷延性退薬症状の強弱は個体差があるが，アルコール依存症が重篤であればそれだけ強く出現する．

い．アルコール依存症ではアルコールの反復摂取が高度な病的飲酒パターンになるため，軽度の意識障害が持続することになる．初めの傾斜が急な部分はアルコールによる軽度の意識障害の改善の経過を示している．軽度の意識障害は軽微な意識水準の低下で，了解の悪さや咀嗟の判断の混乱，計算や書字の円滑さのなさとなって現れる．症例1が少量分散飲酒になって認知症症状が急激に出現したのはこの軽微な意識水準の低下を考えるとよく理解できるが，アルコールに気付かないと認知症と見誤ることになる．

次の傾斜の緩い部分は，アルコールによる脳の器質障害の経過を示している．斜線が基線に戻らないのは，アルコール性認知症の経過を示している．

認知症の発症経過が鑑別診断上重要であることは，アルコール依存症との鑑別でも同様である．症例1の認知症の発症経過は，アルコール性認知症の緩徐な経過と異なって急速に記憶障害，高次機能障害が揃っている．急速な認知症の症状出現は，中毒性疾患が原因する認知症の特徴である．症例1は酩酊していたわけではないので「中毒性」とは言い難いが，少量分散型の病的飲酒パターンになっていたことから，軽度の意識障害が持続する事態になっていたと容易に推定される．その点から「中毒性」認知症と同質であったと考えてよい．初診から半年の期間で記憶障害の改善が見られたのは，断酒には失敗しても飲酒が大半抑制できた，すなわち「中毒性」物質から大半離れた結果の改善と言える．

2 原則は「断酒」

アルコールが他の認知症の促進因子や修飾因子になるので，いかなる認知症であっても飲酒を禁じるのが原則である．80歳を過ぎた高齢者の家族の中には「楽しみ」を奪うことはかわいそうだという心情を持つ者も少なくない．症例2で妻を強く説得し断酒したことで認知症水準の改善を見たのは，アルコール性認知症そのものが改善した部分と，合併していたADに促進的に作用していたアルコールの影響がなくなったことの2つの側面があったといえる．断酒することで，アルコールによる認知症の症状抑制，促進している部分が改善することは認知症の経過によい影響を及ぼすことを伝え，断酒の方針を明確にすることが治療者に求められる．

● 文献

1) 小阪憲司：アルコールによる痴呆．臨床精神医学 14：1165-1173, 1985
2) He J, Nixon K, Shetty AK, et al：Chronic alcohol exposure reduces hippocampal neurogenesis and dendritic growth of newborn neurons. Eur J Neurosci 21：2711-2720, 2005
3) Crews FT, Nixon K：Mechanism of neurodegeneration and regeneration in alcoholism. Alcohol Alcohol 44：115-127, 2009
4) 加藤元一郎：アルコール性痴呆—原発性アルコール性痴呆 (primary alcohol dementia) と考えられる一例を通して．日ア精医誌 5：15-24, 1998
5) Oslin D, Atkinson RM, Smith DM, et al：Alcohol related dementia：proposes clinical criteria. Int J Geriat Psychiatry 13：203-212, 1998
6) Oslin DW, Cary MS：Alcohol-Related Dementia *Validation of diagnostic Criteria*. Am J Geriatr Psychiatry 11：441-447, 2003
7) 安藤烝，沼倉泰二：中毒性脳症を中心としたアルコール症に伴う痴呆．老年期痴呆 2：63-71, 1988
8) 三ツ汐洋，小宮山徳太郎，村松玲美，ほか：アルコール依存症の前頭葉機能障害．日ア精医誌 3：41-48, 1996
9) Sekimoto M, Ohnishi T, Muramatsu E, et al：Single photon emission computed tomography and neuropsychological studies in long-term abstinent alcoholics. Society for Neuroscience, Abstract 25：1084, 1999
10) 小宮山徳太郎，三ツ汐洋：アルコール依存症の治療専門病棟の立場．日ア精医誌 6：41-48, 1999
11) 新井薫，堀達，今岡岳史，他：強化されたアルコール摂取行動に基づく依存症診断基準の検討．日本アルコール薬物医学会誌 42：396-397, 2007

〔小宮山徳太郎〕

第7章

薬　物

Case 1 ● ベンゾジアゼピンによる認知機能障害があった男性

処方カスケード

患者データ
- 初診時年齢：81歳.
- 性別：男性.
- 家族歴：特記事項なし.
- 主訴：記憶障害，体重減少．

生活歴
- 最終学歴大学卒，元サラリーマン．

現病歴
- (妻と娘同伴で受診，以下本人と家族からの問診) 2年前に転倒して，鎖骨を骨折した．その頃から活動性の低下と物忘れを家族に指摘されるようになった．半年前から物忘れがひどくなり，2か月前に近所の内科で相談したところ，認知症と言われドネペジル塩酸塩を処方された．ドネペジル塩酸塩を開始してから食欲が低下し，体重はこの2か月間に55 kgから51 kgへと減少した．胃粘膜保護剤レバミピドを併用するようになったが，体重は増えず，体力も衰えたことを心配して受診．記憶障害にも改善はみられないという．

初診時所見
- 意識清明．会話は普通に可能で，現病歴に関する本人の申告と家族の記憶に大きな齟齬はなし．体重51 kg (BMI 17.9 kg/m^2)．血圧124/66 mmHg，脈拍64回/分．やや小股歩行だが，杖なしでまっすぐに歩行可能．神経所見に特記すべき異常なし．

検査結果
- 改訂長谷川式簡易知能評価スケール (HDS-R) 20点 (表7-1) で，遅延再生，計算，言語流暢性で失点．頭部CTでは，前頭葉の軽度萎縮を認めるのみで，他には所見なし．

初期診断
- アルツハイマー病 (AD)：2か月前，他院での診断．

【治療経過と診断の変遷】

検査結果などからADと診断されていたが，既往歴についてよく確認すると，睡眠薬としてベンゾジアゼピン系薬剤のハロキサゾラム (半減期85時間) 5 mgを服用し

表7-1 改訂長谷川式簡易知能評価スケールの変化

	受診時	2か月後
年齢	1	1
日時の見当識	3	3
場所の見当識	2	2
単語記憶	3	3
引き算	1	2
数字の逆唱	2	2
遅延再生	0	6
物品記憶	5	5
言語流暢性	3	5
合計(点)	20	29

ていることがわかった．会社勤めの頃に抗不安薬として服用し始め，現在までその会社近くのクリニックで処方を受けてきたとのこと．同薬が認知機能障害，さらには転倒・活動性低下の原因となっていることも考えて，服用を中止してもらった．ただ，入眠障害の訴えはあるため，ゾルピデム2.5〜5 mgを頓服してもらうように処方した．また，食欲低下はドネペジル塩酸塩の副作用と考えて，ドネペジル塩酸塩を一旦中止することにした．

　2週間後には食欲が増加し始め，2か月後には体重が54 kgにまで回復した．自覚的および家族からみても元気になり，HDS-Rは29点(表7-1)と正常化した．レバミピドとゾルピデムは継続している．

【本症例のまとめ】
　高齢者に対する長時間作用型ベンゾジアゼピンで問題となる有害作用は，持ち越し効果による健忘症状と転倒・ふらつき，活動性の低下である．本症例に用いられていたハロキサゾラムは半減期が85時間と長く，フルラゼパム，クアゼパムなどとともに長時間作用型ベンゾジアゼピンとして，日本老年医学会による「高齢者に対して特に慎重な投与を要する薬物のリスト」に含まれており(表7-2)，高齢者に対する処方は基本的に避けたい．ハロキサゾラムの中止により認知機能障害が軽快したことから，認知機能障害は骨折後の廃用ではなく本薬剤に起因したと考えられる．同様に，転倒・骨折と活動性低下も薬剤性の可能性が高い．本症例は20年以上もハロキサゾラムを服用していたと思われるが，高齢者では加齢に伴って薬物の代謝・排泄能が低下してくるので，それまでは何の問題がなくても，突然有害作用が出現する可能性に注意するべきである．

　薬剤の副作用に対して新たな処方がなされ，さらにその副作用が次の処方につながるという連鎖を処方カスケードと呼ぶ．高齢者でたまに見受けるが，多くは副作用の認識がないまま次の処方がなされる点(気づけば連鎖を止められる)，その結果多剤処方になる点，そしてなによりも副作用が患者のQOLを損ねる点が問題である．高齢者の薬物有害作用は老年症候群として表現されることも多いので(表7-3)，発見しに

表 7-2 高齢者に対する処方は避けたい薬剤(睡眠薬, 抗不安薬)

系統	薬物(一般名)	理由, 主な副作用	代替薬
睡眠薬 (バルビツレート系)	ペントバルビタール	中枢性副作用, 依存性	非ベンゾジアゼピン系薬剤(ゾルピデム, ゾピクロン), 短時間作用ベンゾジアゼピン系薬剤(ロルメタゼパム), 抗うつ薬(トラゾドン)など
	アモバルビタール	同上	
	バルビタール	同上	
	合剤	中枢性副作用, 抗コリン作用	
睡眠薬 (ベンゾジアゼピン系)	フルラゼパム	過鎮静, 転倒, 抗コリン作用, 筋弛緩作用, 長時間作用	
	ハロキサゾラム	同上	
	クアゼパム	長時間作用型	
	トリアゾラム	健忘症状	
抗不安薬 (ベンゾジアゼピン系)	クロルジアゼポキシド, ジアゼパムをはじめとするベンゾジアゼピン系抗不安薬	過鎮静, 転倒, 抗コリン作用, 筋弛緩作用, 長時間作用	タンドスピロン, SSRI

日本老年医学会「高齢者に対して特に慎重な投与を要する薬物のリスト」(http://www.jpn-geriat-soc.or.jp/drug-list.pdf)から睡眠薬と抗不安薬を抜粋

表 7-3 薬剤起因性の老年症候群と主な原因薬剤

症候	薬剤
ふらつき・転倒	降圧薬(とくに中枢性降圧薬, α遮断薬, β遮断薬), 睡眠薬, 抗不安薬, 抗うつ薬(三環系), 抗てんかん薬, 抗精神病薬(フェノチアジン系), 抗パーキンソン病薬(トリヘキシフェニジル), 抗ヒスタミン薬
抑うつ	中枢性降圧薬, β遮断薬, H_2ブロッカー, 抗不安薬, 抗精神病薬, 抗甲状腺薬
記憶障害	降圧薬(中枢性降圧薬, α遮断薬, β遮断薬), 睡眠薬・抗不安薬(ベンゾジアゼピン), 抗うつ薬(三環系), 抗てんかん薬, 抗精神病薬(フェノチアジン系), 抗パーキンソン病薬, 抗ヒスタミン薬(H_2ブロッカー含む)
せん妄	抗パーキンソン病薬, 睡眠薬, 抗不安薬, 抗うつ薬(三環系), 抗ヒスタミン薬(H_2ブロッカー含む), 降圧薬(中枢性降圧薬, β遮断薬), ジギタリス, 抗不整脈薬(リドカイン, メキシレチン), 気管支拡張薬(テオフィリン, ネオフィリン), 副腎皮質ステロイド
食欲低下	非ステロイド性消炎鎮痛薬(NSAID), アスピリン, 緩下剤, 抗菌薬, ビスホスホネート, 抗不安薬, 抗精神病薬, トリヘキシフェニジル
便秘	睡眠薬・抗不安薬(ベンゾジアゼピン), 抗うつ薬(三環系), 膀胱鎮痙薬, 腸管鎮痙薬(ブチルスコポラミン, プロパンテリン), H_2ブロッカー, αグルコシダーゼ阻害薬, 抗精神病薬(フェノチアジン系), トリヘキシフェニジル
排尿障害・尿失禁	抗うつ薬(三環系), 腸管鎮痙薬(ブチルスコポラミン, プロパンテリン), 膀胱鎮痙薬, H_2ブロッカー, 睡眠薬・抗不安薬(ベンゾジアゼピン), 抗精神病薬(フェノチアジン系), トリヘキシフェニジル, α遮断薬, 利尿薬

くいという特徴がある. したがって, **新たな症状が出現した場合は, まず薬物有害作用を疑って服用薬剤をチェックすることが重要である**. この段階で見逃すと, 新たな処方, つまり処方カスケードにつながってしまう.

Case 2 ● 抗パーキンソン病薬による認知機能の変動を認めた女性

日中は眠くて考えがまとまらない

患者データ
- 初診時年齢：85歳.
- 現年齢：87歳.
- 性別：女性.
- 既往歴：白内障(手術).
- 家族歴：特記事項なし.
- 主訴：安静時振戦, 前傾姿勢.

生活歴, 生育歴
- 最終学歴は高等学校. 主婦. 67歳時に夫が他界し, その後は長女と2人暮らし.

現病歴
- 84歳：右手の安静時振戦から始まり, 徐々に両手の振戦, 前傾姿勢, 寡動が出現.
- 85歳：当科にて精査目的で受診. 入院精査を行った.

初診時所見
- 意識清明, 脳神経所見異常なし, 両手の安静時振戦, 前傾姿勢, 寡動, 両手首・肘筋強剛. 姿勢反射保たれる. Hoehn-Yahr 2度.

検査結果
- 頭部MRI異常なく, ^{123}I-MIBG心筋シンチで集積低下あり(H/M比：早期像…1.31, 後期像…1.03).

初期診断
- 症状と合わせてパーキンソン病(PD)と診断した.

【治療経過と診断の変遷】

初診時HDS-R 26点(数字逆唱-1, 遅延再生-1, 物品記憶-1, 言語流暢性-1), MMSE 28点(計算-1, 遅延再生-1). 抗PD薬(L-ドパ300 mg)を開始し, 安静時振戦に効果があったが, 眠気, 考えがまとまらない, 物忘れの訴えが増えてきた. 入院中, 突発性睡眠, 夜間睡眠障害はなかった. 終夜睡眠ポリソムノグラフィ検査で睡眠時無呼吸症候群は否定され, 周期性四肢運動障害(periodic limb movement disorder；PLMD)やレム睡眠行動障害(REM sleep behavior disorder；RBD)は認められなかった.

半年後, HDS-R 23点(数字逆唱-1, 遅延再生-1, 物品記憶-1, 言語流暢性-4), MMSE 27点(計算-2, 遅延再生-1)と言語流暢性の低下, 注意集中の低下が認められ, 記憶に影響している可能性が考えられた. L-ドパ開始以降の症状のため, 副作用を疑い, L-ドパを150 mgまで減量し, 眠気は自制内となった. 半年後, HDS-R 25点, MMSE 28点に回復. しかし, 安静時振戦が悪化し生活に支障をきたすようになり, L-ドパを150〜300 mgの範囲で, 夕方に多く内服する, L-ドパの種類を変えるなどの工夫をし, 副作用の眠気・注意集中の低下に注意しながら加療を行っている.

【本症例のまとめ】

　抗PD薬による眠気の問題は，しばしば遭遇する．コクランライブラリーのメタアナリシスの結果では，眠気の頻度はドパミンアゴニスト内服群で約20%，L-ドパ内服群で約15%と報告されている[1]．

　本症例では，L-ドパ開始と日中の眠気の訴えが同時期であり，眠気が抗PD薬で誘発されたと考えられた．日中の傾眠のため，日常生活やリハビリテーションが意欲的に行えない，注意集中障害のため，もの忘れが激しく家族とのコミュニケーションもスムーズにいかない，という問題が生じ，PD症状のコントロールがよいにもかかわらず，認知機能・ADL維持のためにL-ドパを減量せざるをえなかった．

　Matsuiら[2]は，日中傾眠を呈するPD患者の脳血流を検討し，大脳皮質血流が低下していることを報告している．本患者も，初診時の脳血流シンチグラム（SPECT）で大脳皮質血流がやや低下しており，中枢病変を反映している可能性がある．そこに薬剤によるドパミン系の刺激が加わり，傾眠が助長されたと考えられる．日中の眠気の危険因子は，高齢，男性，重症，長期，速い進行速度，自律神経不全，腎機能低下，夜間睡眠不良などが報告されている[3]．本患者は，高齢，速い進行速度が該当する．

Case 3　鎮痛薬・鎮痙薬の中止で認知機能が改善した症例

薬剤性のせん妄に見えるけれど…

患者データ
- 年齢：86歳．
- 性別：男性．
- 既往歴：マラリア（23歳），高血圧（69歳〜），心房細動（75歳〜），脳梗塞（80歳），腰部脊柱管狭窄症（86歳〜）．
- 家族歴：弟…肺癌．
- 入院目的：急速に出現した認知機能障害，異常行動．

生活歴
- アルコール：日本酒2合/日，タバコ：（−）．

現病歴
- もともと高血圧，心房細動で当科に十数年来かかりつけであり，やや神経質な性格ではあったが，認知機能は正常であった．最近，腰部脊柱管狭窄症に伴う腰痛で当院麻酔科併診となり，腰痛に対しては当初ガバペンチンを処方されていた．X年6月22日，麻酔科より下肢痛に対してバクロフェンの投与を開始された．6月25日には，食器棚に牛乳，マーガリンをしまう，便器の中に衣類をしまうなどの異常行動が出現した．6月26日に家族の判断でバクロフェンの内服を中止したところ，翌日より異常行動は消失．しかし，7月5日に頭がボーッとする，家族の連絡先がわからなくなるなどの症状が出現したため，当科救急外来受診．血液検査上Hb 9.7 g/dLと軽度の貧血を認めた．認知機能障害・異常行動精査を目的に7月8日当科入院

入院時所見
- 一般身体所見・神経学所見では特記事項なし．高齢者総合的機能評価では，Barthel index 80/100, Lawton IADL score 5/5, MMSE 25 点，HDS-R 26 点，GDS 5/15, Vitality index 10/10, 簡易転倒スコア(鳥羽) 13/13 と，易転倒性(腰部脊柱管狭窄症による)，軽度の認知機能障害，うつ傾向を認めた．ただし，入院後には一切異常行動を認めず，意識レベルの変動もなかった．

検査結果
- 頭部 MRI では，右中心前回，右前頭葉弁蓋部，右側脳室後角近傍の大脳白質に径 1 cm 程度の小さな梗塞巣を認めるが，陳旧性のものである．その他，硬膜下血腫，葉性萎縮なし．髄液検査・脳波検査では異常なし．脳血流 SPECT では，両側後方連合野に中等度の血流低下を認めたが，海馬領域の血流は保たれていた．頸動脈エコーでは，左右頸動脈とも狭窄性病変なし．血液検査では，RBC 331 万/μL, Hb 10.2 g/dL, Hct 32.1% と軽度の貧血を認める以外著変なく，フェリチン 12 ng/mL と低値を認め鉄欠乏性貧血があると考えられた．上部消化管内視鏡では，胃に散在するびらんが認められた．

初期診断
- 以上の検査結果より，急速に出現した認知機能障害・異常行動は被偽薬(バクロフェン)中止にて速やかに改善したため，薬剤性認知機能障害(せん妄)と診断した．また，軽度の貧血については，びらん性胃炎からの出血により鉄欠乏性貧血になったと考えられ，認知機能障害への関与は低いと診断した．ただし，認知症とは言えない軽度の認知機能障害や脳血流低下所見の原因は特定できなかったため，今後も認知機能の変化を評価する方針として，退院・外来経過観察とした．

【治療経過と診断の変遷】

その後，当科外来に通院してもらい，約 1 年経過した X＋1 年 8 月より，腰痛に対してガバペンチンを中止しプレガバリンの内服を開始．X＋1 年 9 月頃より，「朝の 4 時か 5 時頃に，眠りから覚めて，頭の中にお化けじゃないけど妖怪みたいなのがぐるぐる動いている」，また 10 月には「夜中に小人があわあわ群れていてうるさい」といった訴えが認められるようになったため，X＋1 年 12 月 7 日に再度心理検査を行った．その結果，HDS-R 20 点，MMSE 22 点で，時間や場所の見当識障害(軽度)，計算ミス(注意力低下)，言語流暢性低下を認めた．記銘力の低下は明らかではなかった．この時点でレビー小体型認知症(dementia with Lewy bodies；DLB)を疑い，MIBG 心筋シンチグラフィを施行．その結果，集積低下(H/M 比：早期像…1.79, 後期像…1.65)を認め，認知症，幻視，認知機能の変動および MIBG 心筋シンチグラフィの結果も含め，DLB と診断した．ドネペジル塩酸塩の内服を開始したところ，幻視は消失したが，その後今日に至るまで認知症の改善はない．今回の幻視のエピソードについては，X＋1 年 11 月受診時には，プレガバリンによる薬剤性認知機能障害(せん妄)を疑ったが，以前の脳血流 SPECT 所見より変性疾患も疑い，精査し上記診断に至った．ただし，もともと変性が潜在しており，それがプレガバリンの投与に伴う認知機能障害により，認知症の顕在化が起こった可能性は否定できない．

【本症例のまとめ】

バクロフェン，プレガバリンといった鎮痛薬・鎮痙薬による薬剤性認知機能障害を経験した．しかし，実際にはDLBが潜在していたと考えられ，**薬剤性認知機能障害でも，潜在する変性疾患や血管障害の除外は重要である**．薬剤性認知機能障害を起こしやすい薬物は，DLBにおける薬剤感受性亢進の影響を受け，DLBにおいてとくに認知機能障害を誘発しやすい可能性があるので注意が必要である．

Case 4 ● 腎炎の治療中に精神症状が出てきた女性
ステロイド精神病か，それとも認知症か

患者データ
- 初診時年齢：78歳．
- 性別：女性．
- 既往歴：胆嚢炎，精神疾患の既往なし．
- 家族歴：特になし．
- 主訴：物忘れ，異常行動，怒りっぽい，夜間せん妄．

生活歴，生育歴
- 女学校卒業．主婦．夫娘と3人暮らし．

現病歴
- X年(78歳)，不明熱で当科入院．炎症によるせん妄があり，HDS-R 25点，MMSE 22点．ANCA関連腎炎の診断で腎臓内科に転科し，プレドニゾロン30 mgを開始．一旦，炎症反応や尿所見は改善したが，再燃したため，ステロイドパルス療法・血漿交換を施行．プレドニゾロン30 mg内服を1か月継続し，腎炎は軽快．17.5 mgまで漸減し，外来加療となった(HDS-R 26点，MMSE 25点)．再燃予防のためプレドニゾロン10 mgを長期的に継続．
- X+1年，物忘れが目立つようになり，話のつじつまがあわない，ごはんの上におかずやみそ汁を全部かけて食べる，着衣失行，気分の変化が激しく易怒性，夜間せん妄，睡眠障害が出現．当科にて精査・加療目的で入院した．

初診時所見
- 落ち着かず，家人と病棟内を歩き回っている．着衣に乱れあり．礼節は保たれているが，声が大きく興奮している．性格変化，意味性失語(「銀行」という単語を聞いても意味がわからない)，保続が認められた．

検査結果
- C反応性蛋白(CRP)陰性，尿蛋白陰性で腎炎のコントロールは良好．血液生化学検査で特記すべき異常なし．Lawton IADL score 3/8，HDS-R 11点，MMSE 11点．頭部MRI・MRAで軽度萎縮性変化を認めるも，血管性病変は認めず．脳血流SPECTで前頭葉の血流低下を認めた．髄液検査は，本人と家族の同意が得られず施行していない．

初期診断
- 前頭側頭型認知症(FTD)が疑われ，また，ステロイドによる精神症状の影響も考えられた．

【治療経過と診断の変遷】

　プレドニゾロン 10 mg は腎炎再燃予防のために長期的に続ける必要があり，夜間せん妄，多動，攻撃性に対し，非定型抗精神病薬を投与．良好な睡眠が得られ，精神症状も安定してきたため，退院し外来加療となった．その後も，記銘力低下，着衣失行，多動は続いていた．X+2 年，プレドニゾロン 5 mg に漸減してから，多動・興奮もおさまり，非定型抗精神病薬は中止した．この段階で，失語や保続もなくなり，FTD ではなく，ステロイド精神病であったと診断できた．徐々に認知機能は改善し，話の理解は良好となり，Lawton IADL score 7/8 に戻った．X+3 年，HDS-R 24 点，MMSE 24 点，食事のメニューを決め，家人と買い物・料理ができるまでに改善した．

【本症例のまとめ】

　ステロイド長期投与による精神症状(気分障害，せん妄，認知・記憶障害)を経験した．精神症状の出現する危険因子として，女性，長期投与が挙げられる．腎炎の状態からステロイドの減量や中止が困難なため，少量の非定型抗精神病薬でコントロールをした．最終的にはステロイドを減量でき，認知機能の回復を確認することができた症例である．可逆性のステロイド精神病か非可逆性の認知症かは，ご本人およびご家族にとって予後や介護に対する心構えが異なるため，大変重要である．できるだけ早く，かつ安全にステロイドを減量することで鑑別することができたと考えている．

薬物による認知障害

　高齢者では若年者に比し，肝機能，腎機能の低下や血清アルブミンの低下により，一般に薬物の血中濃度が上昇しやすい．また，とくに中枢神経系では，加齢に伴い薬剤感受性も亢進するため，薬物有害作用が出やすいと考えられる．

　さらに，高齢者の特徴として，多病，非定型的症状出現，慢性化しやすい，個人差が大きい，病歴聴取が困難，アドヒアランスの低下などがあり，対症的投薬の増加や長期化，複数診療科・医療機関の受診の結果，多剤併用(polypharmacy)や投薬過誤が生じやすく，これもまた薬物有害作用の出現頻度を増すリスクとなっている．

　中枢神経系の薬物有害作用は多岐にわたるが，少なくとも現時点では，AD のような神経変性を促進することが明確になっている医療用医薬品はない．しかし中枢神経機能に影響する薬剤は多く，本章では健忘，傾眠，注意力低下，せん妄といった認知機能障害を引き起こす可能性のある薬物について解説する．多くの薬物有害作用は一過性で，被疑薬の中止により速やかに認知機能は改善すると考えられている．ただし，実際の臨床場面では，ベースに潜在的な神経変性や血管病変があり，そこに薬物有害作用が加わるため，結果的に永続的な認知機能障害の発症のきっかけとなる場合もある点に注意するべきである．

高齢者が認知機能障害を呈している際には，薬物起因性認知機能障害を必ず念頭におき，すべての服薬歴をチェックすることが必要である．

1 | 認知障害を引き起こす可能性のある薬物

認知障害を引き起こす可能性のある主な薬物(表7-4)として，頻度が高いものは，抗うつ薬，抗精神病薬，抗不安薬，抗PD薬といった神経系作用薬である．たとえば，高齢者の不眠に対してベンゾジアゼピン系薬剤を用いた場合，日中の意識レベル低下がよく起こり，認知症との鑑別が必要となる．一方，身体疾患の治療のために投与される薬物の中では，ヒスタミンH_1あるいはH_2遮断薬，ジギタリス製剤，β遮断薬などが精神症状を惹起しやすいとされている．経口血糖降下薬による低血糖も認知機能障害の原因となる．

後述する以外の薬物で注目しておきたいものをここで紹介する．まず，抗コリン作用をもつ薬物は，PD以外にも，過活動膀胱治療薬として，あるいは胃炎，過敏性腸症候群，胆石，尿路結石の際に使われる場合があるので，とくに連用には注意を要する．また，抗ヒスタミン薬は，エフェドリンなどの$\alpha\beta$刺激薬とともに市販薬の風邪薬に含まれていることが多く，いわゆる総合感冒薬は市販薬といえどもせん妄を惹起する可能性が高いものとして認識すべきである．

その他，せん妄を惹起する可能性があるものとしては，気管支拡張薬であるテオフィリン，モルヒネをはじめとする麻薬性鎮痛薬，筋弛緩薬(中枢性)である．いずれも過量でせん妄を惹起しやすいので注意する．

2 | 薬物による認知機能障害の機序と臨床像

薬物による認知機能障害の発症機序は，大きく分けて2種類あり，脳の神経伝達に影響を及ぼす場合と，薬物のもつ神経毒性を介する場合がある．

認知機能障害と関連のある神経伝達経路としては，アセチルコリン系が重要である．とくにマイネルト基底核から大脳皮質へ分布するコリン系は記憶障害と深く関与しており，コリン受容体の遮断により記憶障害や学習機能低下をきたす．そのため，抗コリン作用を持つ薬物は，いずれも認知機能障害を惹起する可能性があると考えてよい．

その他，ドパミン系，ノルアドレナリン系，セロトニン系，ヒスタミン系でも同様に認知機能に関連すると考えられているが，詳細は明らかでない．

(1)抗不安薬・睡眠導入薬(ベンゾジアゼピン系薬物)

ベンゾジアゼピン系薬物による認知障害の臨床像は多彩であるが，ほとんどの報告は，①一過性健忘，②急性せん妄，③長期服用による認知機能障害，の3つに要約される．まず，ベンゾジアゼピン系薬剤の服用から入眠するまで，中途覚醒時，翌朝覚

表7-4 認知障害を引き起こす可能性のある主な薬物

	薬物	主な精神症状
向精神薬	抗不安薬(ベンゾジアゼピン系) 抗精神病薬(特にフェノチアジン系) 抗うつ薬(特に三環系)	せん妄, 健忘, 依存(離脱症状) せん妄, 眠気 せん妄, 眠気
抗パーキンソン病薬	抗コリン薬 ドーパミン作動薬(レボドパ, アマンタジンなど)	せん妄, 眠気 せん妄, 眠気
抗てんかん薬	バルビツール酸系 エトスクシミド ゾニサミド	中毒濃度で出現 せん妄, 眠気, 易刺激性 幻覚, 妄想, 躁状態 不安, 抑うつ, 幻覚, 易刺激性
循環器用薬	降圧薬 β遮断薬 α_2刺激薬 α_1遮断薬 末梢交感神経抑制薬(レセルピンなど) 血管拡張薬(ヒドララジン) 抗不整脈薬(リドカイン) 強心薬(ジゴキシン)	 不眠, 抑うつ, 幻覚 せん妄, 眠気, 抑うつ 眠気, 不眠, 抑うつ 眠気, 不眠, 抑うつ 眠気, 抑うつ せん妄, 不安, 幻覚, 多幸, けいれん せん妄, 健忘
呼吸器用薬	$\alpha\beta$刺激薬(エフェドリン) キサンチン誘導体(テオフィリン) 麻薬性鎮咳薬(ジヒドロコデイン) H_1遮断薬	不安, 不眠, 幻覚, 妄想 不安, 不眠, けいれん, せん妄 不安, 興奮, せん妄 眠気, せん妄
消化器用薬	H_2遮断薬 制酸薬(アルミニウム製剤) 止痢薬(ビスマス)	せん妄, 幻覚, 抑うつ 長期投与時のアルミニウム脳症(認知症様症状, 性格変化, けいれん) 長期投与時のビスマス脳症(認知症様症状, 幻覚, けいれん)
泌尿器用薬	プロピベリン	せん妄
ホルモン剤	副腎皮質ホルモン 経口避妊薬 甲状腺ホルモン	ステロイド精神病(抑うつ, 躁状態, 幻覚妄想状態, せん妄) 不安, 抑うつ 躁状態, 抑うつ, 妄想
抗腫瘍薬	ヌトトレキサート, カルモフール, テガフール 植物アルカノイド(ビンクリスチンなど) L-アスパラギン	認知症様症状, けいれん(白質脳症) 不安, 抑うつ, せん妄 不安, 抑うつ, せん妄
抗ウイルス薬	インターフェロン(IFN) 抗HIV薬 アシクロビル アジスロマイシン(AZT)	抑うつ, 不眠, 躁状態, 幻覚妄想状態, 妄想 認知症様症状, せん妄 acyclovir脳症(せん妄, けいれん, ミオクローヌス) 躁状態, せん妄
抗結核薬	シクロセリン イソニアジド エタンブトール	不安, 抑うつ, せん妄, 幻覚 せん妄, 幻覚, 抑うつ せん妄, 不安
造影剤	ロパミドール	せん妄

醒後数時間などに一過性健忘が生じることがある．トリアゾラムなど高力価で短時間作用型のBZ系薬剤に生じやすい．次に，ベンゾジアゼピン系薬物の服用数時間後から数日以内に，明らかな意識レベルの低下，失見当識，注意・認知機能障害が，比較的急速に発症する場合で（急性せん妄），長時間作用型のベンゾジアゼピン系薬物でより頻度が高い．また，服用量が多いほど，高齢であるほど発症しやすいとされる．さらに，比較的長時間作用型のベンゾジアゼピン系薬物を長時間慢性的に服用することにより，とくに高齢者において潜在性の認知機能障害を呈することが知られている．

これらの障害とは別に，ベンゾジアゼピン系薬物では，退薬症状や奇異反応にも注意が必要である．退薬症状とは，長期間に服用を続けた後に中断したときに，いらいら感，不安，頻脈，発汗などの自律神経症状，稀ではあるが幻覚妄想，せん妄，けいれんなどが出現する場合もある．奇異反応とは，本来期待される臨床効果である抗不安作用とは反対に，敵意，易怒性，易刺激性が高まることであるが，発生頻度は0.2〜0.7％と多くはない．過量投与されている場合，精神疾患の既往，器質性脳障害のある例に出現しやすい．

ベンゾジアゼピン系薬物による認知機能障害の成因は，大脳辺縁系の機能抑制，ノルアドレナリン系の機能抑制，アセチルコリン系の機能抑制などが考えられているが，詳細は明らかでない．

(2) 抗精神病薬

定型抗精神病薬では，フェノチアジン系薬物（クロルプロマジンなど）のほうがブチロフェノン系薬物（ハロペリドールなど）より抗コリン作用，鎮静作用が強いため，認知機能障害を惹起しやすいと考えられる．一方，非定型抗精神病薬は，定型抗精神病薬と比較し認知機能障害をきたすリスクが少ないとされる．

(3) 抗うつ薬

抗うつ薬の中枢性抗コリン作用により，せん妄，幻視・幻聴，失見当識，健忘，精神運動興奮などがみられる．70歳以上の高齢者では，抗うつ薬によるせん妄の発症が有意に多くなり，投与薬物の中では三環系のアミトリプチリンが最も高頻度にせん妄を起こしやすいとされている．一方，トラゾドン，SSRI，SNRIなどの新規抗うつ薬では，抗コリン作用がほとんどないことが特徴である．

クロミプラミン，SSRIをはじめとしたセロトニン再取り込み作用の強い薬物の副作用として，セロトニン症候群が知られている．せん妄，高熱症，反射亢進，ミオクローヌスなどを呈し，ときに致死的な経過をたどるものもあり注意を要する．

(4) 抗PD薬

抗PD薬の中では，抗コリン薬による種々の記憶障害，失見当識，精神症状，前頭葉機能検査成績の低下が問題となっている．認知症のあるPD患者に抗コリン薬を投与すると，90％以上にせん妄を認めるとされており，認知症のあるPD患者では抗コ

リン薬の投与を避けるべきと考えられる．また，認知症のない患者であっても，抗コリン薬の投与により認知障害を起こし，抗コリン薬の中止により数週以内に改善することがある．

L-ドパによる精神症状は，躁状態，幻聴，被害関係妄想などの精神病状態や，幻視・失見当識を伴ったせん妄状態が主なものである．発現頻度は，通常の用量でも約15〜50%であるとされている．ブロモクリプチンで未治療のPD患者で投与開始から1年以内に，10%に幻視・錯乱などが出現し，アマンタジンは健常者に投与した際に15%にせん妄を含む精神症状が出現する．

抗PD薬は急に中止すると悪性症候群を引き起こすことがあり，せん妄を伴うので注意が必要である．

(5) 抗てんかん薬

抗てんかん薬の過剰投与で，急性の中毒症状として記憶障害が生じることがある．すべての抗てんかん薬は用量依存性に毒性を増すため，患者の行動が急に変化する場合には血中濃度をチェックすることが必要である．

(6) 循環器用薬

a β受容体遮断薬

β受容体遮断薬は，大きく脂溶性と水溶性に分かれ，主に脂溶性が中枢神経症状を惹起しやすい．プロプラノロール，ピンドロール，インデノロール，ブニトロロール，チモロールなどがそれにあたる．なかでもプロプラノロールは最も精神症状が多い．1960〜70年代の報告では20〜30%に抑うつ状態を認めたが，近年，プロプラノロールとプラセボの二重盲検試験で，うつ病の有病率に差がなかったとされている．β受容体遮断薬による精神症状は用量依存性で，うつ病の既往や家族歴のあるものに多くみられる．他に，入眠時あるいは覚醒直後の幻視やせん妄が生じることもある．

b 中枢神経抑制薬

αメチルドパは，中枢神経系においてノルアドレナリンの合成を競合的に阻害し，さらにセロトニンなどを減少させ抑うつ状態を惹起するといわれている．同様に，中枢交感神経抑制薬であるクロニジンもうつ病を惹起するといわれている．

c 抗不整脈薬

リドカインによる中枢神経系の副作用は6〜20%に起こり，たびたび見逃されている．リドカインによる精神症状は，多くはせん妄の形をとるが，せん妄に至る途中，抑うつ状態を示すことがある．I群の抗不整脈薬（ジソピラミドなど）は抗コリン作用により認知機能障害を呈する可能性がある．

d 強心配糖体

ジギタリスがせん妄を起こしやすいことはよく知られており，高齢者に多い．頻度は0〜48%と報告によりまちまちである．ジギタリスは治療量と中毒量の差が小さく，血中濃度のモニタリングを必要とする．ジギタリスせん妄の経過中に，精神運動

抑制，倦怠感，不眠，食欲低下を示す時期があり，うつ病と誤診されることも多い．中毒症状はジギタリスの中止により速やかに改善する．

- ⓔ Ca拮抗薬，ACE阻害薬，その他

ベラパミル，ニフェジピン，ジルチアゼムなどのCa拮抗薬は，躁うつ病に対する気分安定薬として二重盲験試験が行われ，ある程度効果が認められている．一方，血圧降下のためベラパミルを服用していた患者で，抑うつ，性欲低下をきたすことがある．

カプトプリルは気分を高める作用があり，場合によっては躁状態を惹起する．その他，サイアザイド系利尿薬の投与で，抑うつ状態が引き起こされたことがある．

(7) ヒスタミン受容体 H_2 遮断薬

シメチジン，ラニチジン，ファモチジンによる中枢神経症状として，せん妄や錯乱，見当識障害の報告が多いが，まれに抑うつ状態，躁状態，幻覚・妄想，けいれんなどがある．精神症状の頻度は，外来患者で0.2%以下といわれている．危険因子としては，大量投与，経静脈投与，重篤な肝障害，高齢者，抗うつ薬との併用などがある．危険因子に該当する患者の潰瘍治療には，精神症状をきたしにくいスクラルファートやプロトンポンプ阻害薬などの使用が勧められている．せん妄は服薬開始2日後と7日後にピークがあり，投与中止後1～2日で改善する．またシメチジンでは，肝臓における薬物代謝酵素チトクロームP-450の活性を阻害して，抗うつ薬などの半減期を延長させるので，他の薬剤と併用する場合には注意が必要である．

(8) 副腎皮質ステロイド

ステロイド精神病としてよく知られている．その頻度は基礎疾患やステロイドの種類により異なるが，2～数十%（平均5%前後）といわれている．危険因子として，女性，プレドニゾロン換算40 mg/日以上，長期投与，全身性エリテマトーデス，精神疾患をきたしやすい病前性格などが挙げられる．症状は，多弁，上機嫌，爽快気分，気分易変，思考のまとまりのなさなどの気分情緒面の障害が7割を占める．その他，幻覚・妄想，錯乱，せん妄など多彩である．

治療としては，可能な限りステロイドを漸減する．ステロイド中断後に感情易変や抑うつ状態などの離脱症状がみられるため注意を要する．

(9) 非ステロイド性消炎鎮痛薬（NSAIDs）

NSAIDsを不用意に高齢者に用いると，血圧の低下をきたすことによって一過性のせん妄状態を経験することがある．NSAIDsの中でも，インドメタシンは高齢者において，認知機能障害，抑うつ傾向，興奮などの中枢神経系副作用が多いとされている．

(10) 抗腫瘍薬

抗腫瘍薬の神経毒性によって引き起こされる脳症には2タイプあるが，第1は抗腫瘍薬投与に続いて急性または亜急性に頭痛，てんかん，意識障害，局所神経症状(片麻痺，失語など)を示すものである．第2は遅発性脳症として投与後，一定の潜伏期を置いて進行性の白質脳症が起こるものである．薬物の種類を問わずそれぞれの特徴はおおむね共通している．

抗腫瘍薬で脳症を起こしうるものとして報告があるのは，代謝拮抗薬(メトトレキサート，5-フルオロウラシル，カルモフール，テガフール，シタラビン)，アルキル化薬(シクロホスファミド，イホスファミド)が代表的であり，抗生物質製剤(マイトマイシンC，ブレオマイシン塩酸塩，アクチノマイシンD)では髄注後の壊死性脳症が，L-アスパラギナーゼでは大量静注後の急性脳症が，ビンカアルカロイド(ビンクリスチン)やシスプラチン，カルボプラチンでは多剤治療を併用下に行う場合に脳症発症の要因になる可能性が報告されている．

脳症発生の危険因子は全身大量投与，髄腔・脳室内投与，多剤併用，放射線治療併用であるが，脳症発生を予測するパラメーターは知られていないため，脳症の徴候がみられたら速やかに投与を中止する．

(11) 抗生物質

抗菌薬，抗ウイルス薬，抗真菌薬による中枢神経障害の発現は濃度依存性であり，高齢者や腎機能が低下した患者に対して，過量に投与された場合に起こることが多い．

βラクタム系抗菌薬やニューキノロン系抗菌薬による中枢神経障害は，GABA受容体を介したものであることが知られている．これらの抗菌薬は，$GABA_A$受容体に結合することによりGABAと拮抗する．ニューキノロン系抗菌薬による中枢神経障害の頻度は，めまいや頭痛，睡眠障害，せん妄，けいれんなどを含めて1〜2%程度とされている．

イソニアジドはビタミンB_6を減少させるが，ビタミンB_6はGABA合成酵素であるグルタミン酸カルボキシラーゼの補酵素であるため，イソニアジドの投与により脳内GABA低下が起こり，中枢神経障害が起こる．ビタミンB_6を補うことで予防できる．

(12) インターフェロン

インターフェロン(IFN)による精神障害も多彩であるが，最も多いのは抑うつ状態である．慢性肝炎患者の場合，IFNの中止や向精神薬などの対応が必要なものが5〜10数%にみられ，そのような対応の必要ない軽度の抑うつ状態は30%に及ぶ．抑うつ状態に次いで多いのはせん妄である．IFNによる抑うつ状態は全身倦怠感を伴い，意欲や活動性の低下を示すものが多いが，ときに強い不安・焦燥や攻撃性を伴い，急に衝動的な自殺企図に至る場合があるので注意を要する．危険因子としては，

表 7-5　多剤併用を避けるためのチェックポイント

1. エビデンスは？：若年者や前期高齢者で示されたエビデンスを目の前の後期高齢者や要介護高齢者にあてはめることは妥当か？
2. 対症療法は適当か？：他によい薬がないという理由で，症状の改善がみられないのに漫然と継続していないか？
3. 薬物療法以外の手段は？：患者の訴えに耳を傾けるのではなく，それほど効くとも思われない薬を処方することで対処していないか？
4. 優先順位は？

高用量（1日量），高齢者，重症身体疾患，精神疾患の既往，投与前の不眠傾向，神経症的あるいはうつ病親和性性格傾向，脳内器質病変などが挙げられる．精神症状が出現した場合，IFN を中止，減量すると，比較的速やか（約1週間以内）に症状は消失する．軽症うつ病の場合，SSRI やミルナシプランなどの抗うつ薬を併用する場合もある．

3　多剤併用による危険性

　高齢者は，合併疾患数の増加に伴って服用薬剤数が増加する．さらにその結果，複数診療科へ受診しているという現実がある．なかには 10 種類を超える薬剤を各薬効も理解せぬまま内服していたり，診療科・医療機関の連携が乏しい結果，同一作用機序の薬物を複数内服している症例も経験する．

　このような多剤併用（polypharmacy）の問題点は，医療費の増大，服薬に伴う QOL 低下，有害事象増加（服薬過誤，処方・調剤の過誤，薬剤相互作用）である．多剤併用への対処法の原則を表 7-5 に示す．この中で特に考慮するべき点は，薬剤の優先順位である．

　高齢者で有害作用が出やすく，効果に比べて安全性が劣るといった理由で，一般に高齢者にふさわしくないとされる薬物もある．わが国においては，日本老年医学会による「高齢者に対して特に慎重な投与を要する薬物のリスト」[6]が薬剤起因性の障害をきたしやすい薬剤と代替薬についてのリストであり，処方の参考となる．

　患者側の服薬アドヒアランスは，用法，薬効の理解，認知機能，薬剤容器の開封能力，処方薬剤数，最近の処方変更などと関係する．十分なアドヒアランスが保たれてこそ，初めて薬効が期待されるため，まずは高齢者総合的機能評価（comprehensive geriatric assessment；CGA）などを用いて，服薬管理能力と関連因子を評価することが大切である．きちんとした服薬指導により，死亡率が低下したとの報告もある．

　高齢者に処方する際には，まず明確な目標（効果の判定基準，中止の基準）をもって処方し，処方数・内服回数を最小限かつ単純化することが大事である．薬局，薬剤師による薬剤の一包化や服薬指導，疑義照会も検討される．かかりつけ医による処方の一元管理もアドヒアランスを良好にするカギとなり，各科連携をとりながら処方の一元管理を行うなど，総合的な高齢者の診療に精通した老年病専門医の養成が望まれる．

● 文献

1) Stowe RL, Ives NJ, Clarke C, et al : Dopamine agonist therapy in early Parkinson's Disease. Cochrane Database Syst Rev 16 : CD006564, 2008
2) Matsui H, Nishinaka K, Oda M, et al : Excessive daytime sleepiness in Parkinson disease : A SPECT study. Sleep 29 : 917-920, 2006
3) 長谷川一子：パーキンソン病の突発睡眠と日中過眠．山本光利（編）：パーキンソン病―臨床の諸問題 2．pp 170-182, 中外医学社, 2011
4) 西島英利：意見書の記載のために―地方に関する知識．主治医意見書記入マニュアル．pp 43-62, 日本公衆衛生協会, 2002
5) 梅田悦生：症状からひく薬の副作用．中外医学社, 2003
6) 伊東秀文, 平井俊策, 守田嘉男, ほか：薬物化学物質による痴呆症．痴呆症学 2（日本臨牀増刊号）pp 456-502, 日本臨牀社, 2004
7) 医薬品による精神障害．三好功峰, 黒田重利（編）：臨床精神医学講座 10―器質・症状精神障害．pp 487-501, 中山書店, 1997
8) 大坪天平：医薬品誘発による精神障害（ステロイドを含む）．別冊日本臨牀 領域別症候群シリーズ 40-精神医学症候群Ⅲ．pp 369-373, 日本臨牀社, 2003
9) 日本老年医学会（編）：高齢者の安全な薬物療法ガイドライン 2005．メジカルビュー社, 2005

〔秋下雅弘, 亀山祐美, 山口 潔〕

第 8 章

梅 毒

Case 1 ● 40代前半で認知機能が低下した男性

若年性アルツハイマー病と診断していたが…

患者データ	・44歳. ・性別：男性. ・利き手：右利き. ・既往歴・家族歴：特記事項なし. ・主訴：物忘れ.
生活歴	・出生，早期発育に問題なし．小・中学校での成績はよくなかった．中学卒業後は職業訓練施設へ進学し，17歳より建築関係の仕事に従事していた．発症までは熱心に仕事を続けていた．輸血歴，海外渡航歴はいずれも認めない．
現病歴	・X−1年頃より周囲から言われたことを忘れるようになり，仕事でのミスが目立ち始めた．ミスの回数が少しずつ増えたためA病院神経内科を受診したが，うつ病を疑われ経過観察されていた．しかし改訂長谷川式簡易知能評価スケール (HDS-R) において，その得点が徐々に20点台前半まで低下し，また脳画像検査でアルツハイマー病 (AD) を疑わせる所見を認めたため，X年4月，当科外来紹介受診となった．
初診時所見	・意識は清明．礼節は保たれ，自ら物忘れを訴えるなど物忘れに対する自覚はあった．発話の際に喚語困難ならびに軽度の呼称障害を認めたが，発話は流暢で言語理解も良好であった．神経学的には，瞳孔異常，感覚障害を含めて特記すべき異常はみられず，また明らかな精神症状，行動障害も認めなかった．
神経心理検査所見	・Mini-Mental State Examination (MMSE)：27点 (復唱，三段階命令，想起の項目で1点ずつの失点). ・リバーミード行動記憶検査：標準プロフィール点 (SPS) 13点，スクリーニング点 (SS) 5点． ・語列挙課題：動物7個/分，野菜4個/分． ・心理検査により，いずれも軽度ではあるが記憶障害，遂行機能障害，言語障害が確認された．

第 8 章 梅毒

| 画像検査所見 | ・頭部 MRI：大脳全体に軽度の脳萎縮を認め，萎縮は左頭頂葉と海馬に強く認められた（図 8-1）．
・^{123}I-IMP SPECT：左側優位の前頭・頭頂・側頭葉の血流低下を認めたが，後部帯状回の血流は保たれていた． |
| 初期診断 | ・臨床症状，画像所見から若年性 AD を強く疑い，ドネペジル塩酸塩の内服を開始した．なお，初診の時点では，血液検査などにより梅毒の有無は確認していなかった． |

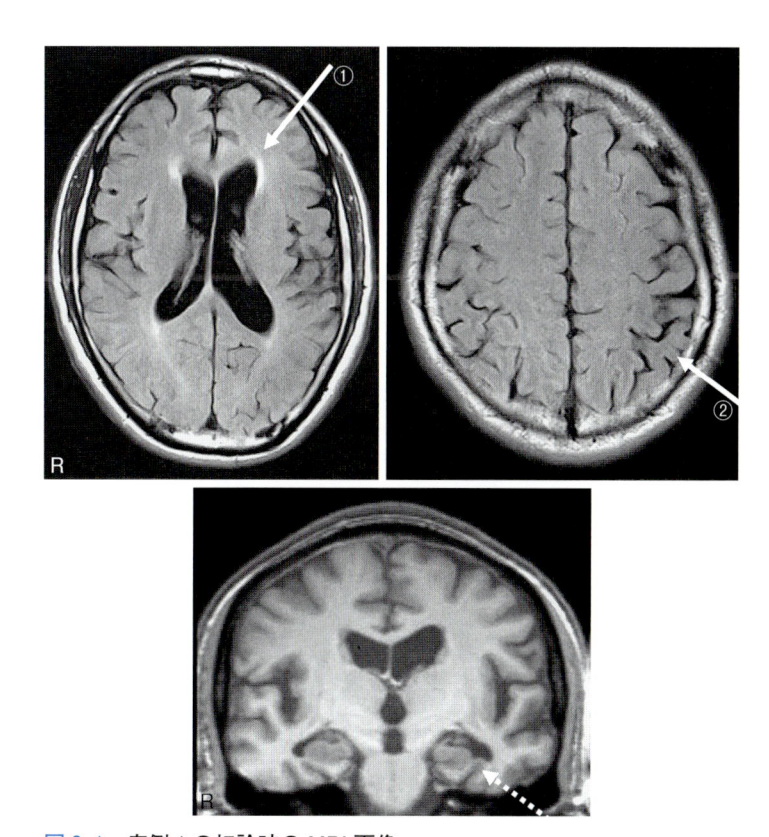

図 8-1 症例 1 の初診時の MRI 画像
上段は FLAIR 水平断画像，下段は MPRAGE 冠状断画像である．軽度の左側脳室の拡大（矢印①），左頭頂葉の脳萎縮（矢印②），左海馬萎縮（白破線矢印）を認める．R は右側を示す．

リバーミード行動記憶検査：リバーミード行動記憶検査（Rivermead Behavioural Memory Test；RBMT）は 1985 年に Wilson らにより開発された記憶評価バッテリーである．従来の検査バッテリーとは異なり，日常生活上で記憶障害患者が遭遇する状況を可能な限りシミュレーションできることが特徴である．評価は標準プロフィール点（SPS）とスクリーニング点（SS）で表され，40 代では，SPS が 17 点以上，SS が 8 点以上が正常範囲とされている．

語列挙課題：一定時間内に動物や果物など特定のカテゴリーに属する物や，「か」で始まる言葉などをできるだけたくさん列挙する課題である．一般的に，言語障害，遂行機能障害で低下するとされる．

【治療経過と診断の変遷】

その後，いったん通院が自己中断されていたが，その間にも職場の同僚の名前を忘れたり，通い慣れた仕事先への道順を忘れたりするなど症状は悪化し，仕事でのミスがさらに増えていると会社から指摘を受けていた．また以前は書けていた漢字を書けなくなっていることに妻は気づいていた．

X年11月になり，部屋のゴミを強迫的に拾い続ける，食べ物を手づかみで食べる，夜間突然家を飛び出し徘徊する，などの行動異常が急激に出現したため，当院を再診した．診察では日付や場所を尋ねても答えられず，簡単な計算もできないなど認知機能障害の進行が疑われた．また，診察中にもかかわらずマンガを読み出すなど脱抑制行動を認めた．再度妻から病歴を聴取し直したところ，「3年前の献血時に梅毒を指摘されたことがある」との情報が得られたため，神経梅毒を疑い当科入院となった．

入院時所見

意識は覚醒していたが会話は要領を得ず，医師の質問にも「はい，あ，いいえ…，はい」など曖昧な返答を繰り返した．言葉の出にくさや物忘れを訴えながらも，言った矢先にまるで他人事のように微笑むなど障害に対する深刻感は伴わなかった．神経学的には初診時同様，特記すべき異常はみられなかった．日付は全くわからず，病院に入院していることも理解できなかった．妻は認識できたが，両親はわからないなど，時，場所，人物いずれの見当識も障害されていた．診察や検査は幾度となく中断，休憩を要し，注意の持続性の障害が著しかった．その他，近時記憶障害，構成障害，語想起障害・書字障害を中心とした言語障害などの認知機能障害を認めた．MMSEは11点と低下していた．

精神症状については，上下逆さまに持った本を無意味にペラペラめくったり，周囲のゴミを熱心に拾いだすなどのまとまりのない行動がみられた．興奮や易怒性はみられず，むしろ多幸的であった．「家族が来ている」と訴えしばしば病棟内を徘徊し，また，「子どもが4人いる（実際は2人）」「主治医は福岡に住んでいる」などの作話もみられた．

検査結果

- 血液：TPHA 2,578倍，定性RPR（＋）．
- 脳脊髄液：細胞数58/3（単核球優位），TPHA 5,120倍，RPR 1倍．

再診断

急激な行動障害の悪化ならびに脳脊髄液所見から神経梅毒と診断した．

治療経過

ペニシリンG 2,400万単位/日×10日間（1クール）を3クール実施した．さらに3クール目の治療と並行して，認知機能の改善効果を期待し，本人ならびに家族に適応外使用であることを説明し，同意を得たうえでドネペジル塩酸塩を開始した．

表8-1に治療経過を示す．脳脊髄液検査は，第1クール終了後，細胞数は入院時の58/3から13/3と減少し，TPHA 2,560倍，RPR弱反応と改善がみられた．その後，

表 8-1 髄液検査，MMSE の推移

		初診時	入院時	1クール終了後	2クール終了後	3クール終了後	退院時
髄液検査	細胞数(/3)		58	13	11	6	
	蛋白(mg/dL)		39.9	54.7	42.8	40.3	
	TPHA(倍)		5,120	2,560	1,280	1,280	
	RPR(倍)		1	弱	弱	1	
MMSE	見当識(時間)	5	2	3	3	4	4
	見当識(場所)	5	3	3	5	3	4
	記銘	3	3	3	3	3	3
	Serial-7	5	0	1	1	5	5
	復唱	0	0	0	0	1	1
	三段階命令	2	1	1	3	3	3
	読字	1	0	1	1	1	1
	想起	2	0	1	3	2	3
	命名	2	2	2	2	2	2
	書字	1	0	1	0	0	1
	構成	1	0	1	1	1	1
	計	27	11	17	22	25	28

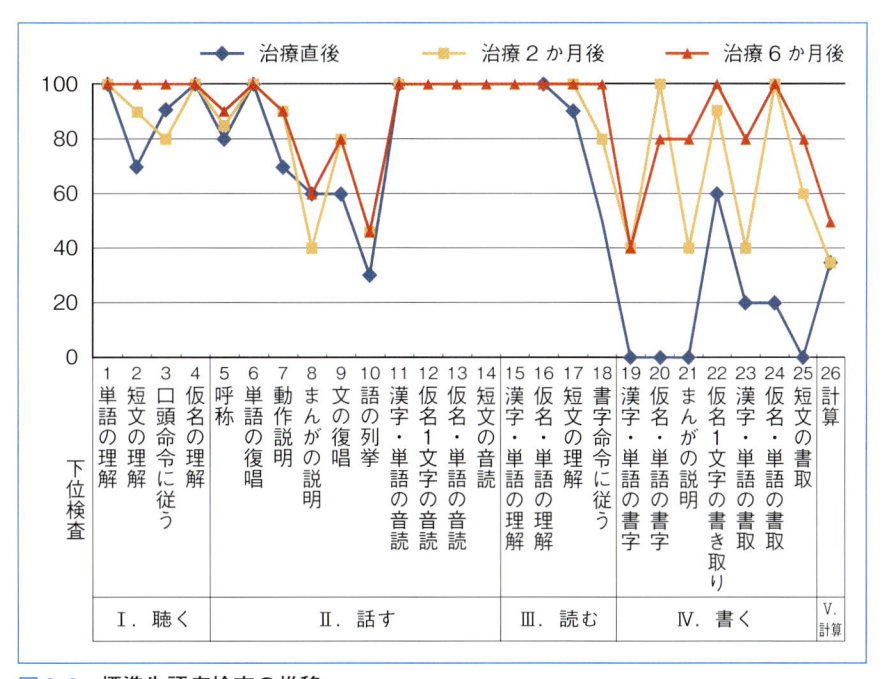

図 8-2 標準失語症検査の推移
治療 2 か月後においても呼称や書字の障害が残存していたが，6 か月後には書字機能を中心にさらなる改善が認められる．

細胞数は着実に減少し，第 3 クール終了後には 6/3 と正常化した．梅毒抗体価は，第 2 クール終了後から変化はみられなかった．認知機能については，治療前には 11 点であった MMSE 得点が退院前には 28 点まで改善した．一方，言語機能の経過については図 8-2 に標準失語症検査の推移を示すが，第 3 クール終了時点でも呼称や書字

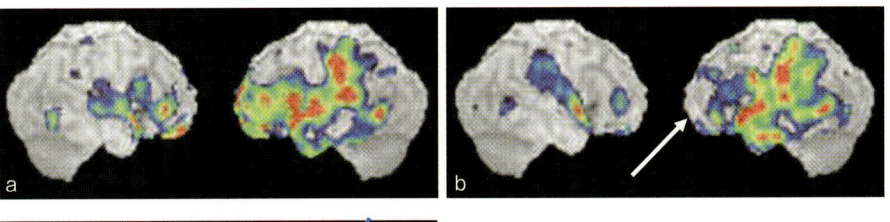

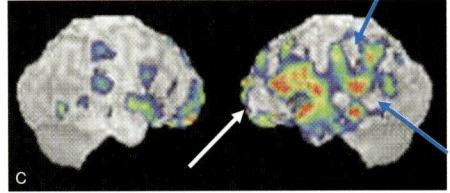

図 8-3 症例 1 の治療前後の ^{123}I-IMP SPECT 3D-SSP 解析画像

a は治療前，b は治療 2 か月後，c は治療 6 か月後の画像である．治療により前頭葉（白矢印），側頭頭頂葉に軽度の血流改善が認められる（青矢印）．

の障害が残存していた．そのため退院後もドネペジル塩酸塩の内服を継続し，さらに高次脳機能障害デイケアでの言語，計算を中心としたリハビリテーションを導入したところ，6 か月後には書字機能のさらなる改善が得られた．

　精神症状については，治療開始時には点滴ルートを触らないように説明していても数分後には状況を理解できなくなり自己抜針を繰り返したため，点滴中は常に見守りを必要とした．第 1 クール終了後も依然として検査や治療への協力は得られにくく，日中はテレビをぼんやりと眺めるなどして無為に過ごす姿が観察された．しかし第 2 クール途中よりスタッフの指示に対する理解が急速に改善し，検査や治療に協力が得られるようになった．また日中の過ごし方も，絵を描いたり折り紙を折ったりして家族に見せるなどの変化がみられ始めた．第 2 クール終了後には病気の父親に対する心配や子どもの話を主治医にするようになるなど，家族への関心がみられるようになった．第 3 クール終了時点では意思疎通は著明に改善し，入院前に認められた奇異な言動は全くみられなくなり，家族の評価でも言語障害以外は発症前と比較してほとんど変わらないとのことであった．

　図 8-3 に IMP-SPECT 3D-SSP 解析結果の推移を示す．治療により前頭葉，側頭葉，頭頂葉に軽度の血流改善がみられた．

【本症例のまとめ】

　臨床症状（記憶障害，言語障害，遂行機能障害）ならびに MRI 所見（びまん性大脳皮質萎縮），SPECT 所見（前頭葉，頭頂葉，側頭葉の血流低下）から若年性 AD と診断した．その後，認知機能の急激な悪化，著明な行動障害の出現により診断を見直し，詳細な病歴を再聴取した結果，梅毒の既往が判明．血液，髄液検査で梅毒感染（中枢神経系を含む）を確認し神経梅毒の診断を下した．駆梅療法により，認知機能，精神症状，SPECT 所見のいずれも改善したが軽度の書字障害が残存している．

　寺田らは自験 5 例とともに 1990 年以降におけるわが国での進行麻痺 48 例を検討し，神経学的異常を伴い認知機能障害あるいは精神症状を有する例では，神経梅毒を強く疑う必要があり，変性疾患と比較すると進行が速く，亜急性に進行する精神神経

症状を呈する場合にはとくに重要な鑑別疾患の対象となるとしている[1]．本症例においても，初診半年後から亜急性の認知機能障害，言語障害の悪化を認め，さらに著しい行動障害を伴っており，このような経過と症状を認める疾患では，積極的に神経梅毒を疑うべきである．ただし本例では神経所見は伴っておらず，瞳孔異常などの神経所見を欠くからといって神経梅毒を否定すべきではない．

それでは緩徐に記憶障害が進行し，行動障害も目立たなかった初診の時点で神経梅毒を鑑別することは可能であろうか．臨床症状や脳画像所見はADとして矛盾はなく，臨床症候，画像所見のみから神経梅毒を疑うことは困難と考える．本例で唯一，初診の時点においてAD以外の疾患を疑う手がかりは，発症年齢が43歳ときわめて若かったことであろう．ADに限らず変性性認知症が40代前半で発症することはきわめて稀であり[2]，この点にしっかりと目を向けていれば，非変性疾患を念頭に置いた病歴聴取や脳脊髄液検査などを実施し，初診の時点で神経梅毒と診断できていた可能性はある．しかし，神経梅毒が50代以降に発症することも少なからずあり，高齢の認知症患者では，梅毒スクリーニング検査をルーチンに実施する以外には診断は困難であろう．

＊本症例は「精神医学」に発表した症例をもとに執筆した[3]

Case 2 ● 40代後半に浪費行動が出現した男性

行動障害といえば前頭側頭型認知症！

患者データ
- 48歳．
- 性別：男性．
- 利き手：右利き．
- 既往歴・家族歴：特記事項なし．
- 主訴：浪費．

生活歴
- 出生・早期発育に問題なし．高校卒業後，実家のパチンコ店の経営を引き継いでいた．X－6年頃からネットオークション代行を営み，大きなトラブルはなかった．X－4年頃以降はパチンコ店の経営不振のため，ネットオークション業のみで生計をたてていた．妻とはX－1年11月に離婚(事業への投資が原因)，その後実家で両親と3人で生活していた．輸血歴はなく，海外渡航歴は30代の頃にあり，旅行時に現地で性交渉を行ったことがある．

現病歴
- X－1年11月，12月に居眠り運転による自損事故を2度引き起こした．事故時に頭部を打撲したものの明らかな脳外傷は認めなかった．しかし同時期から，周囲の反対にもかかわらず集客の見込めない地域に飲食店を開店させると言い張り，店の内装や従業員の確保のため多額の資金を投資した．なんとか店は開店したものの経営

は全く成り立たず，多額の借金により店は1か月で閉店となった．従業員は他店に引き受けてもらったものの，本人は事業の失敗について，「従業員を他店から引き抜かれたから失敗した」と逆恨みし，自らの経営判断の誤りを振り返ることはなかった．借金を返済するために新たな商売として家電製品の販売業を始めたが，製品を無計画に大量購入しては，近所を1軒ずつ回りながら販売するような非効率な販売方法であったため，思うように収益があがらなかった．すると在庫を消費するために仕入れ価格を下回る金額で販売したり，前の製品は人気がなかったのだと考えて別の製品を再び大量に仕入れたりし，さらなる借金を抱えることとなった．それでも本人は商売に失敗しているとは考えず，家族の制止も聞き入れず次々と商品を入荷しては仕入れ価格を下回る金額で販売することを繰り返した．

- 患者の無計画な投資行動は何らかの精神疾患による症状ではないかと疑われ，X年1月，B精神科病院に入院となった．入院時の血清梅毒反応が陽性であったため，ペニシリン内服による治療が行われた．一方，行動変化については，交通事故時の頭部打撲による高次脳機能障害や，前頭側頭型認知症 (fronto-temporal dementia；FTD) が疑われたため，精査加療目的にX年3月，当院入院となった．

入院時所見
- 意識清明で疎通性は良好，礼節も保たれていた．金銭面に関する憂慮を訴えるが，深刻さはなく，抑うつ気分，爽快気分などの気分の変調は認めなかった．病棟生活では明らかな脱抑制的言動もみられない一方，仕事については，「仕入れた商品は売れているから，今の商売は順調．早く退院して仕事に戻らなくては」「借金は仕事のために必要」と正当性を主張するなど，病識は欠如していた．また，借金返済のため新たにコンビニエンスストアの出店を計画し，出店に反対する家族の意見を聞き入れる素振りはなかった．「早く退院したい」と繰り返し訴えたが，治療のためしばらく入院が必要であることを説明すると素直に聞き入れ，診察や処置にも協力的であった．瞳孔異常，感覚障害を含め神経学的に特記すべき異常はみられなかった．

神経検査結果
- MMSE：30点．
- RBMT：SPS 13点，SS 5点．
- Wisconsin Card Sorting Test (WCST) 🔑：達成カテゴリー数は0と，遂行機能障害を示唆する結果であった．
- アイオワギャンブリングタスク 🔑：リスクを考えず高い報酬を得ようとするなど，抑制低下がみられた．

画像検査所見
- 頭部MRI：大脳全体に軽度の脳萎縮があり，とくに右側優位に前頭葉・側頭葉の萎縮が目立った (図8-4)．
- ^{123}I-IMP SPECT：右側優位に両側前頭葉外側面・下面ならびに側頭葉の血流低下を認めた (図8-5)．

検査所見
- 血液：TPHA 120,480倍，定性RPR 16倍．

🔑 Wisconsin Card Sorting Test (WCST)：色，数，形がそれぞれ異なる記号が書かれたカードを被験者に提示し，被験者がどのように分類していくかをみる検査である．この検査は前頭葉機能障害に対して感受性をもつことから，遂行機能 (executive function) の評価法として有効であるとされている．

🔑 アイオワギャンブリングタスク：できるだけ多くのゲーム通貨を得ることを目的に4枚のカードの中から1枚を選択していく課題である．その成績は，衝動性や社会性の低下などの前頭葉眼窩皮質の機能障害と相関するとされている．

第8章 梅毒

- 脳脊髄液：TPHA 2,560 倍，RPR 2 倍，細胞数は正常であった．

診断
- 行動障害を主徴とする臨床症候，前頭葉優位の脳萎縮ならびに髄液梅毒反応が陽性であったことから，神経梅毒と診断した．

【治療経過と診断の変遷】

ペニシリン G 2,400 万単位/日×10 日間（1 クール）を 2 クール実施した．2 クール目開始後より，両前腕部の発赤，腫脹，38〜39℃台の発熱が出現し，血液検査にてペニシリン G に対するアレルギー反応を疑われたため，治療は 2 クール目の途中で中止とした．

治療効果については，髄液所見，SPECT 所見に治療前後で明らかな変化はみられ

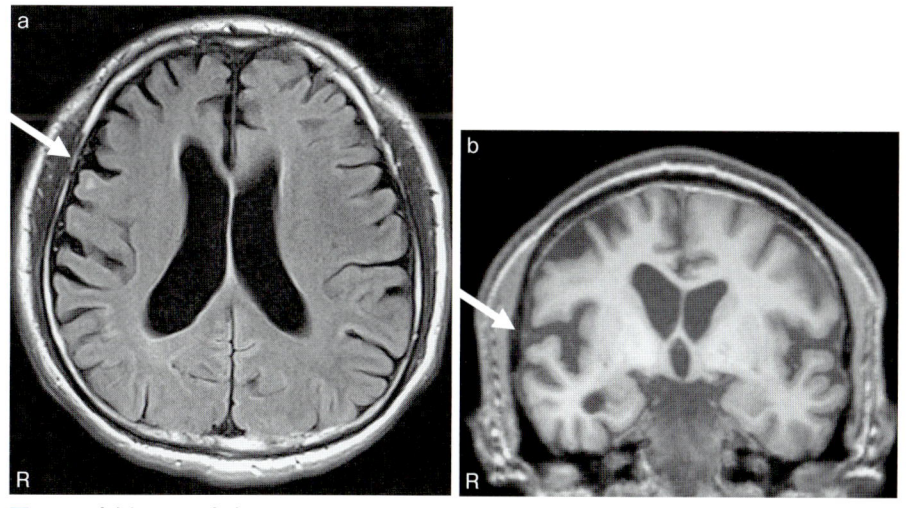

図 8-4 症例 2 の入院時の MRI 画像
a は FLAIR 水平断画像，b は MRRAGE 冠状断画像である．右側前頭葉萎縮（矢印），右側優位の側脳室の拡大，側頭葉萎縮を認める．R は右側を示す．

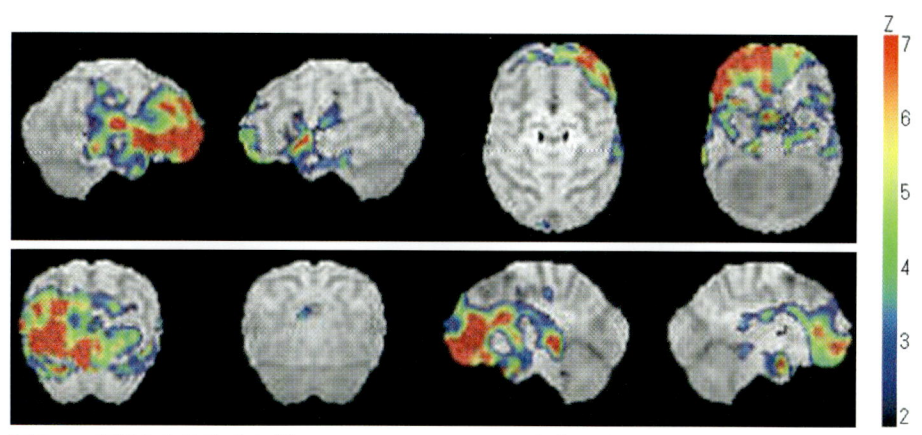

図 8-5 症例 2 の入院時の ^{123}I-IMP SPECT 3D-SSP 解析画像
右側優位に両側前頭葉，側頭葉の血流低下を認める．

表 8-2 髄液検査の推移

		入院時	1クール終了後	2クール終了後
髄液検査	細胞数(/3)	3	1	1
	蛋白(mg/dl)	40.8	34.1	32.0
	TPHA(倍)	2,560	2,560	2,560
	RPR(倍)	2	2	2

なかった(表 8-2)．認知機能については，WCST，アイオワギャンブリングタスクいずれも成績は治療前と変わらず，遂行機能障害の改善はみられなかった．また，治療後もコンビニエンスストアの出店に対する意欲を語るなど思考内容の変化も認められなかった．さらなる借金を重ねることが予想されたため成年後見人の申請を行い，自己判断のみで投資や多額の金銭取引を行わないよう繰り返し指導のうえ，数回の試験外泊を繰り返した．外泊中に知人に会いコンビニエンスストアの経営に関して相談したところ，「経営は厳しい」と指摘されたため，新たな事業を行う計画を撤回し，「退院後は就職先を探したい」と話すようになった．X 年 6 月に退院し，以後外来通院を継続しているが，2 年を経た時点でも行動障害の再燃はなく，福祉就労を検討中である．

【本症例のまとめ】

　浪費を中心とした行動障害が前景に立ち，精神疾患，交通事故による高次脳機能障害や FTD が疑われていた症例である．血清梅毒反応が陽性であったため，髄液検査で中枢神経系の梅毒感染を確認し神経梅毒と診断した．駆梅療法では，髄液検査や SPECT 所見は不変で，遂行機能障害も改善はなかった．2 年経過後も浪費などの行動障害の再燃はない．

　本例では，MMSE で 30 点と全般的知的機能が保たれていたこと，浪費が主症状であったことなどから，躁病などの精神疾患も鑑別に挙げられる．しかし入院時点で，爽快気分，多動，行為心迫，不眠などの躁状態を示唆する症状は認めず，さらに脳画像検査で明らかな異常所見を認めたことから，内因性精神疾患は否定的であった．

　交通事故による頭部打撲の既往があり，行動障害の出現時期と事故の時期が一致していたことから，脳外傷による高次脳機能障害も前医では疑われていた．頭部打撲による前頭葉損傷後に，人格変化や行動障害をきたすことはよく知られているが，本例の MRI 所見は脳萎縮が中心で脳挫傷を示唆する所見ではなかったことから，脳外傷後遺症も否定された．

　40 代後半に行動障害がみられるようになった場合，最も疑う疾患は FTD である．本例でも，右側優位に前頭葉，側頭葉の脳萎縮ならびに脳血流低下を認めており，FTD との鑑別が重要となる．しかも，神経梅毒では主として前頭葉および側頭葉の皮質・皮質下白質が侵されることから，本症例のように頭部画像所見のみでは FTD

と鑑別が困難な症例は少なくないと考えられる．しかし，臨床症候を詳細に観察すれば，本例では FTD に特徴的とされる食行動異常や常同行動は認められず，脱抑制行動も浪費以外はみられていない．また2年経過した時点でも行動障害の再燃がみられていないことから，進行性の経過をたどる FTD は否定的である．

誤診を防ぐために

1 | 神経梅毒とは

　神経梅毒（neurosyphilis）は，梅毒スピロヘータとして知られている *Treponema pallidum* が中枢神経に感染し，髄膜，血管さらに脳実質を侵す一連の病態であり，梅毒未治療患者の 4～6％ が発症するとされる[4]．わが国では 1986～87 年をピークに初期梅毒の流行がみられ，それから 20 年あまりを経過した現在，進行麻痺などの晩期梅毒の流行を示唆する報告もあり[5]，認知症や精神症状で発症することが多い神経梅毒は精神科医にとって絶えず念頭におくべき疾患と考えられる．適切な治療を行わなければ末期は重篤な身体症状とともに著明な人格低下，知能低下を引き起こし，発症から数年で死に至るが，一方で早期に治療を開始すれば社会復帰率は高いとされており[6]，本疾患を見逃すことは患者のみならずその家族にも多大な不利益を及ぼすことになる．

2 | どのように見極めるか

　前述したように，神経学的異常を伴い亜急性に認知症が進行する症例や，脱抑制などの行動障害が前景に立つ症例であれば神経梅毒を疑うことは可能かもしれないが，今回紹介した2症例のように比較的初期の段階であれば，神経学的異常所見を伴わない例も少なくない．また神経梅毒は，ほとんどすべての精神症状，神経症状を生じる可能性があり，他疾患に非常に似通った病像を呈するため，great imitator と呼ばれることもあるなど[7]，臨床症候のみでは診断が困難な場合がしばしばある．このような場合，採血での梅毒のスクリーニング検査を行い，神経梅毒を除外することが重要となる．常岡らは，将来 AIDS 患者の増加に伴い進行麻痺が増加することが予測される一方，社会的には独居者の増加や神経梅毒に関する知識の浸透が低くなっていることなどにより，他者からの医療機関受診の勧めを受ける機会が減るだけでなく，受診時にも十分な病歴聴取ができないケースが増えてくる可能性を指摘し，初診時における神経梅毒のスクリーニング検査の必要性はさらに高まるとしている[8]．少なくとも認知症を鑑別する場合は梅毒のスクリーニング検査は必須とすべきであり，さらに，治療に反応しにくい精神症状や，非典型的な精神症状を認めた場合は，一度は神経梅毒を疑う習慣が必要であろう．

治療のポイント

1│駆梅療法の効果

　2症例ともに大量ペニシリン静脈注射による駆梅療法を実施し，症例1ではMMSEは11点から28点へと著明に改善し，奇異な行動も消失した．MMSE得点の推移からは表面的には認知症が改善したように見えるが，入院時の状態は，覚醒はしているものの疎通困難で言動がまとまらず，著しい注意力低下，見当識障害を伴っていたことから，症候学的にはconfusional stateにあったと解釈することが妥当であり，治療によるMMSEや行動障害の改善は，主として意識障害の改善によってもたらされたものであろう．実際，SPECTでの治療前後の脳血流の変化は，MMSEの改善を説明するほどの変化ではなかった．さらに，喚語困難，書字障害を中心とした言語障害は治療後も持続しており，言語障害については脳実質の変性によって引き起こされており，駆梅療法では改善しなかったと考えられた．鉾石ら[9]や石川ら[10]の報告でも認知症様症状で発症した進行麻痺に施行した駆梅療法が，脳実質の炎症に伴う意識障害を主とする知的機能低下の改善に奏効した一方で，器質化した脳の形態学的・機能的変化に伴う症状は残存したとしている．症例1を含めて駆梅療法の奏効例については，その多くは意識障害の改善をとらえている可能性があり，梅毒による脳の変性によって引き起こされた障害に対しては効果が得られにくいと考えられる．右前頭側頭葉に明らかな萎縮を認めた症例2で遂行機能障害の改善がみられなかったことも，同様の機序で説明が可能であろう．

　長期的な治療効果についてであるが，症例1では入院から6か月後のSLTAで言語障害のさらなる改善が得られている．症例2においても，神経心理検査や画像検査結果では変化は得られていないものの，治療数か月後には周囲の意見を聞き入れ投資をあきらめることが可能となったことから，衝動コントロールや思考の柔軟性の面で若干の改善が得られた可能性がある．中西らは進行麻痺8症例について検討を行い，知的予後に関し発症から治療までの期間についておよそ半年を目安として言語機能の予後に差があったとしている[11]．また全般的な知能障害の改善に遅れて残存する認知機能障害が改善した例は他にも報告されている[8,12]．本例ならびにこれらの症例報告から，梅毒により変性した脳実質でも，早期に駆梅療法を行うことで脳実質の変性過程の進行が抑えられ，周囲組織の代償機構や脳血流の改善が起こり，長期的には機能回復が得られる可能性が示唆される．

2│ドネペジルは効くのか？

　われわれの知る限り進行麻痺に対するドネペジル塩酸塩の効果に関する報告はないが，脳卒中後に失語をきたした患者に対し二重盲検試験を行い，プラセボ群よりもドネペジル塩酸塩を使用したほうが言語機能の回復がみられたとする報告があり[13]，ド

ネペジル塩酸塩が大脳皮質の神経回路の修復や脳血流の改善に働く可能性が指摘されている．症例1での言語症状の改善が自然経過によるものか，それともドネペジル塩酸塩の効果によるものかは鑑別が困難であるが，神経梅毒においてもドネペジル塩酸塩が認知機能障害に対して一定の効果を示す可能性が考えられた．しかし，FTDにドネペジル塩酸塩を使用し，行動障害が悪化したとの報告もあり[14]，多彩な精神症状・行動障害を呈する神経梅毒患者にドネペジル塩酸塩を使用する際には細心の注意が必要であろう．

● 文献

1) 寺田整司, 家守紀光, 横田 修, ほか：進行麻痺―自験5例のまとめと近年の報告例について．臨床精神医学 30：169-178, 2001
2) Ikejima C, Yasuno F, Mizukami K, et al：Prevalence and causes of early-onset dementia in Japan：a population-based study. Stroke 40：2709-2714, 2009
3) 松崎志保, 橋本 衛, 小田篤介, ほか：病初期にアルツハイマー病類似の症候を呈した神経梅毒の1例．精神医学 54：899-905, 2012
4) 佐橋 功：痴呆と鑑別すべき内科疾患．綜合臨牀 151：110-118, 2002
5) 上野豊吉, 松尾 正：精神分裂病様症状を伴った進行麻痺の1例と免疫学的指標．精神医学 32：667-671, 1990
6) 荒川直人：進行麻痺の臨床予後に関する研究．精神経誌 67：698-711, 1965
7) Fichtmer CG, Weddington WW：Suspicion of somatoform disorder in undiagnosed tabes dorsalis. Br J Psychiatry 159：573-575, 1991
8) 常岡俊昭, 板垣太郎, 内田充彦, ほか：駆梅療法によって認知機能の改善が認められた神経梅毒の1症例．精神科 13：245-250, 2008
9) 鉾石和彦, 小森憲治郎, 池田 学, ほか：駆梅療法の奏功した進行麻痺例の神経心理学的検討．精神医学 40：1001-1003, 1998
10) 石川智久, 鉾石和彦, 森 崇明, ほか：駆梅療法後も脳血流量の改善がみられなかった進行麻痺の1例．精神医学 46：749-752, 2004
11) 中西かおる, 亀井雄一, 中嶋常夫, ほか：進行麻痺8例における初期症状と知的予後．精神医学 44：1287-1293, 2002
12) 山本英樹, 小久保羊介, 山縣 文, ほか：進行麻痺における神経心理学的所見と脳血流所見の経時的変化．老年精神医学雑誌 20：199-204, 2009
13) Berthier ML, Green C, Higueras C, et al：A randomized, placebo-controlled study of donepezil in poststroke aphasia. Neurology 67：1687-1689, 2006
14) Mendez MF, Shapira JS, McMurtray A, et al：Preliminary findings：behavioral worsening on donepezil in patients with frontottemporal dementia. Am J Geriatr Psychiatry 15：84-87, 2007

〔松崎志保, 橋本 衛, 池田 学〕

第9章

神経疾患における認知症様症状

　認知症外来診療においては，軽度認知障害（mild cognitive impairment；MCI），アルツハイマー病（Alzheimer's disease；AD），レビー小体型認知症（dementia with Lewy bodies；DLB）など病型診断やその診断基準に注目が向けられていることが多いが，認知症を呈する他疾患と遭遇する場合も少なくない．その際に他の神経症状に先行して，認知症が出現した場合には，認知症性疾患との違いに「気づき」，さらなる検討を行う臨床判断を下すことが必要であるが，それは必ずしも容易ではない．その中でも，血管性認知症（vascular dementia；VaD），正常圧水頭症（normal pressure hydrocephalus；NPH），慢性硬膜下血腫（chronic subdural hematoma），クロイツフェルト-ヤコブ病（Creutzfeldt-Jakob disease；CJD）などは，すべてではないが臨床診断でその「気づき」がなくとも画像検査で救われることが多い．またビタミン欠乏，甲状腺機能低下症，神経梅毒などもその検査所見から診断につながる場合もあると思われる．

　認知症診療が注目された現代において，血液検査，画像所見を確認しないまま認知症診断を行うことはあり得ない状況になったため，これらの疾患の見逃しは少ないと思われる．しかし，あくまでも現病歴や臨床症状の中からその「気づき」の臨床力を養うことは常に必要であり，これを怠ると思わぬ症例に対応できなくなることがある．このような診断技術を磨く努力のうえで，病歴の詳細と，軽微であっても神経学的症候を見逃さない努力も大事である．その中で筆者らが経験した，見逃しがちな症例を5例提示する．

Case 1 ● 亜急性の経過で進行するアルツハイマー病とおぼしき男性

物忘れに加え四肢の運動失調と眼球運動障害が出現

患者データ
- 初診時年齢：72歳．
- 性別：男性．

- 家族歴：特記事項なし．
- 主訴：探し物，同じことを尋ねる，思い出せない．

生活歴
- 飲酒歴：なし，食生活：問題なし．

現病歴
- 生来健康であったが，X年11月頃から徐々に探し物が多くなり，家人に同じことを何度も尋ねるようになった．話し始めても，自分が何を話そうとしたのか途中でわからなくなり，昨日のできごとも思い出せないために，12月12日，紹介にて当科の物忘れ外来を受診した．

初診時所見
- 近時記憶障害，見当識障害．

検査結果
- 心理検査所見：MMSE 19点（見当識，遅延再生で減点）．
- 神経学的所見：眼球運動にて両側軽度の外転障害，継ぎ足歩行や蹲踞姿勢でふらつくなどの軽度の運動失調が疑われた．
- 一般血液検査：明らかな異常なし．
- 頭部MRI検査(初診時)：明らかな占拠性病変なし．海馬の萎縮も目立たず．

初期診断
- アルツハイマー病(AD)．

【治療経過と診断の変遷】

　診察の結果，亜急性経過を示す認知症ではあったがADが疑われた．外来にて経過をみることとしたが，その後さらに健忘症状が悪化し，朝からずっと家族に質問を繰り返し，歩行時のふらつきも出現し，5日後に再度受診した．その際の神経学的所見では，立位は介助が必要であり，歩行は開脚歩行でバランス障害が著しく，足をそろえての起立は困難だった．四肢の運動失調が明らかとなり，眼球運動では両側外転障害がより明らかになり，注視方向性眼振もみられた．臨床症状よりウェルニッケ脳症を疑い入院．すぐにビタミンB_1の血中濃度を測定後に補充治療を開始した．入院7日後に施行した頭部MRIでは，拡散強調画像，FLAIR法において両側乳頭体，視床内背側部，中脳水道周囲に高信号を認めた(図9-1)．治療後，臨床症状は少しずつ軽快し，眼球運動障害・眼振は消失，杖歩行可能な状態まで回復した．後にビタミンB_1血中濃度は17.6 ng/mLと低値であることが判明した．見当識障害と近時記憶障害は残存した．

【本症例のまとめ】

　本症例はこれまで認知症を示唆する病歴がなく，認知機能低下で始まり，亜急性の経過で認知機能低下，眼球運動障害，運動失調が出現し，原因はビタミンB_1欠乏によるウェルニッケ脳症と考えられた症例である．

　ウェルニッケ脳症は意識障害，眼球運動障害，運動失調を三徴とし，栄養障害を基礎として直接的にはビタミンB_1欠乏によって発症する．現代社会においては稀であるが，飲酒によりビタミンB_1が消費されることから，慢性大量飲酒者に発症することが多く，妊娠悪阻，胃癌，食道癌などの悪性腫瘍，外科手術後，長期中心静脈栄養管理中の患者などに生じる非アルコール性ウェルニッケ脳症も知られている．非アル

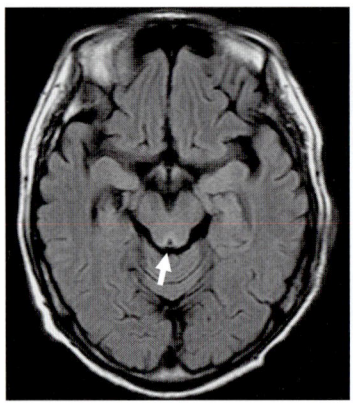

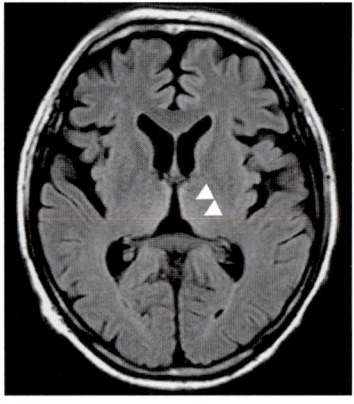

図 9-1　症例 1 で 2 回目に施行した頭部 MRI-FLAIR 画像
中脳水道周囲灰白質（矢印），視床内背側（矢頭）に高信号を認めた．同部位は拡散強調画像でも高信号を呈していた．

コール性ウェルニッケ脳症では基礎疾患によるビタミン B_1 の消費増大と吸収障害の両者が原因で発症すると考えられるが，筆者らの症例では基礎疾患や栄養障害をきたす要因の明らかでない非アルコール性ウェルニッケ脳症であった．

　このような稀ではあるが基礎疾患やアルコール摂取歴のないウェルニッケ脳症があることが知られており，その診断には認知症の存在に加え，神経学的徴候とともに注意しなければならない疾患であると考えられた[1]．さらに剖検時にはじめて診断がつく場合もあり，この疾患が見逃されていることが指摘されている．その際に，認知機能低下のみを呈することが多く，眼症状や運動失調が目立たない[2]．またこの疾患は必ずしも脳画像診断の感受性が高くない．本症例のように，診断を疑った時期に明らかではなかった画像所見が，のちに明らかになる場合もある．

　以上から，稀に基礎疾患のない高齢者にウェルニッケ脳症を発症する場合があり，鑑別には詳細な神経症候をもとに注意を要する．

Case 2 ● 頭部 CT で血管性認知症が疑われた女性

動脈硬化のリスクはなさそうだけれど…

患者データ
- 初診時年齢：74 歳．
- 性別：女性．
- 家族歴：父…胃癌，母…高血圧．
- 主訴：物忘れ，意欲の低下，歩行困難．

生活歴
- 飲酒歴：機会飲酒，喫煙歴：なし．

現病歴
- 元来，健康で家事は全般にこなしていた．さまざまな行事に参加し，活発な性格で

あった．X年10月頃より，家事をする意欲がなくなり，1日中ぼんやりして過ごすことが多くなった．11月頃から表情がなくなり，12月頃から直前に聞いたことが思い出せなくなり，同じことを何度も聞き直すことが多くなった．同月下旬頃から歩行がゆっくりとなり開脚歩行も出現した．ガスの火を消し忘れてぼや騒動となったり，鞄と財布がなくなったといい警察を呼んだりしたこともあった．X+1年1月より着衣の際に袖に首をいれたり，靴下を履くのに1日かかるなど着衣困難となり，物をどこに置いたか忘れる頻度が増え，携帯電話や箸の使い方がわからなくなった．そのため1月15日当科を紹介受診した．

初診時所見
- 意欲低下，無表情，近時記憶障害，歩行障害，遂行機能障害，着衣失行．

一般身体所見
- 血圧：134/83 mmHg．
- 脈拍：74回/分で整．

検査結果
- 心理検査所見：HDS-R 19点 (見当識，計算，逆唱で減点)．
- MMSE 19点 (見当識，計算，遅延再生，図形模写で減点)．
- FAB 9点．
- その他かなひろいテスト，Verbal Fluency Test，Trial Making Testも異常あり．構成障害あり．
- 神経学的所見：意識は清明．脳神経では瞳孔に異常はなく，眼球運動も正常で眼振はみられなかった．四肢の運動麻痺はなく，筋緊張は下肢に抵抗症を認めた．歩行が軽度開脚で小刻み歩行を呈した．四肢の腱反射は活発であった．歩行はやや開脚で小刻み歩行であった．
- 一般血液検査：明らかな異常なし．甲状腺機能は正常，抗TPO抗体陰性，抗MPO-ANCAも陰性．
- 髄液検査：蛋白50 mg/dLとやや高値，ミエリン塩基性蛋白は陰性．
- 頭部CT：両側脳室周囲白質にびまん性に低吸収域を認めた．海馬萎縮は軽度．
- 頭部MRI検査：両側大脳白質にT2WI/FLAIRで広範な浮腫様高信号を認めた．高信号は皮質直下まで認められた (図9-2)．

初期診断
- 血管性認知症 (VaD)．

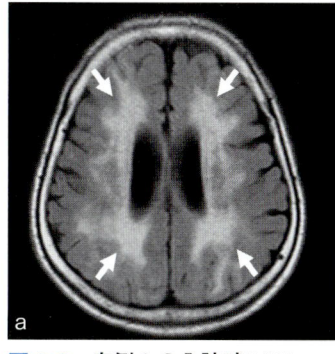

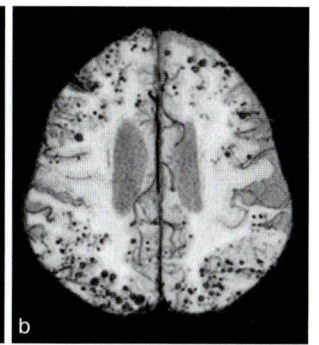

図9-2 症例2の入院時MRI
a：脳MRI-FLAIR画像．両側大脳白質に広範な浮腫様高信号を認める．高信号は皮質直下まで認め，特に前頭葉や側頭葉，後頭葉の信号上昇が強い．
b：脳MRI-SWI画像．皮質下に多数の小低信号域(micro bleeds)が散在している．

【治療経過と診断の変遷】

　初診時の検査ではMMSE，HDS-Rともに19点と低下しており，記憶障害や見当識障害に加えて歩行障害を認め，頭部CTで両側脳室周囲白質にびまん性に低吸収域を認めたことから，当初はVaDが疑われた．しかし，本症例は糖尿病や高血圧，高脂血症などの動脈硬化性のリスクはなく，経過が早いことから頭部MRI検査を施行したところ，両側大脳白質にT2WI/FLAIRで広範な浮腫様高信号を認め，高信号は皮質直下まで認められた(図9-2)．

　以上より，白質脳症もしくは可逆性後白質脳症候群(posterior reversible encephalopathy syndrome；PRES)を考え，ステロイドパルス療法を施行した．その後認知機能障害は徐々に改善し，MMSEでは19点から26点まで上昇した．また頭部MRIで認めた白質の高信号は軽減した．さらにMRI-Susceptibility-weighted imaging (SWI)法では両側大脳半球に多数の微小出血と思われる低信号域が認められた．

　最終診断は脳アミロイド血管症(cerebral amyloid angiopathy；CAA)に伴うPRES様の病態と考えられた．

【本症例のまとめ】

　PRESは一般に臨床症候として急性の頭痛，意識障害，痙攣，視覚異常を呈し，脳画像上，後頭葉白質を中心に浮腫性と思われる可逆性の病変を認める疾患で，本来，高血圧，免疫抑制薬，子癇，膠原病など多くの原因が挙げられるが，悪性高血圧など血圧上昇を伴う例が多い．

　一方，CAAはアミロイド蛋白が脳血管壁に沈着するもので，多くは孤発性であるが，ときに家族性に発症する場合がある．CAAは高齢者の皮質下出血の原因としてよく知られているが，ADにおいてほぼ全例にCAAが併存することが知られている．またCAAが必ずしもADをきたすわけではないが，一方で脳の小血管にアミロイドが沈滞すると血管の炎症を引き起こすことがあり，白質病変が強くなり神経症状も亜急性の悪化をみることがある[3]．CAAはさらに脳葉型微小出血(microbleeds；MBs)を呈しやすく，その場合，本症例のように画像上にMBsが多発してみられる場合が多い[4]．すなわち，この症例はCAAがもとにあり明らかな血圧の変動なく亜急性のPRES様の病態あるいは血管炎様の病態呈した症例と考えられた．この疾患は高齢者にみられ，アミロイド蛋白沈着は前頭葉，頭頂葉，後頭葉に強く，小脳歯状核にみられることもある．アミロイド沈着のみられる血管は血液脳関門(blood-brain barrier；BBB)の障害があり，全身血圧の変動などに対する抵抗が弱く，大きな血圧の変動がなくともPRES様白質病変をきたすことが知られている[5]．一般に血圧のコントロールのみで症状の改善は期待できるが，ステロイドの効果を示唆する報告もあり，このような症例に出くわしたときは降圧に加え，BBBの早期修復を期待してステロイド治療を行うことが勧められている[6]．

Case 3 ● パーキンソン症状などからレビー小体型認知症と思われた女性

画像所見の左右差をどう考えるか？

患者データ
- 初診時年齢：74歳．
- 性別：女性．
- 家族歴：兄が糖尿病，神経疾患の同胞なし．
- 主訴：物忘れ，動作の緩慢さ，左手の使いにくさ．

生活歴
- 飲酒歴・喫煙歴なし．

現病歴
- 元来健康であった．X年3月頃より左手で物を持つと落としたり，洋裁をしているときに糸が結びにくいことに気づいた．X+1年頃より左手が勝手に動き，左手で握った物を離そうとしても離れないといった症状や，右手の動作も若干鈍くなったと感じた．X年3月頃より物忘れが多くなり，呼びかけに対する反応が遅く，お茶を入れたりご飯をよそうなどの動作が困難となった．X年に入り，家事をしなくなり，徐々に意欲が低下して促さなければ何もしなくなった．X+2年5月，当科に精査のため入院した．

初診時所見
- 無欲状顔貌，意欲低下，動作緩慢，振戦，記憶障害．

検査結果
- 心理検査所見：MMSE 18点．
- HDS-R 24点．
- 神経学的所見：意識は正常で，無欲状の顔貌．明らかな運動麻痺はなく，左上肢に筋固縮と抵抗症がみられた．両上肢の軽度の姿勢時振戦があり，左上肢挙上時にミオクローヌス様の動きがみられた．感覚障害はなく，協調運動も異常はみられない．腱反射は左上肢に亢進がみられたが，バビンスキー徴候は陰性であった．また観念運動失行（左手でキツネ不可・じゃんけんは可能）や肢節運動失行（左手で物を持てない・巧緻作業ができない）がみられたが，観念失行（両手で敬礼やバイバイ・両足でボールを蹴る真似やタバコを消すしぐさは可能）は認めなかった．失認は認めず，歩行は軽度の小刻み歩行で，歩行時に右に傾き，左上肢はジストニー肢位がみられた．膀胱直腸障害は認められなかった．
- 血液検査・髄液検査：明らかな異常所見なし．
- 頭部MRI：右頭頂葉を中心に脳溝の拡大がみられた．海馬萎縮は明らかではなかった．
- 脳血流SPECT：右頭頂部に血流の低下がみられた（図9-3）．
- MIBG心筋シンチ：後期相の取り込み低下なし．

初期診断
- レビー小体型認知症（DLB）．

【治療経過と診断の変遷】

当初は進行性の認知機能障害とパーキンソン症状を認めたことから，幻視はないもののDLBを疑っていた．しかし，自律神経障害や意識の変容はなく，SPECTでの

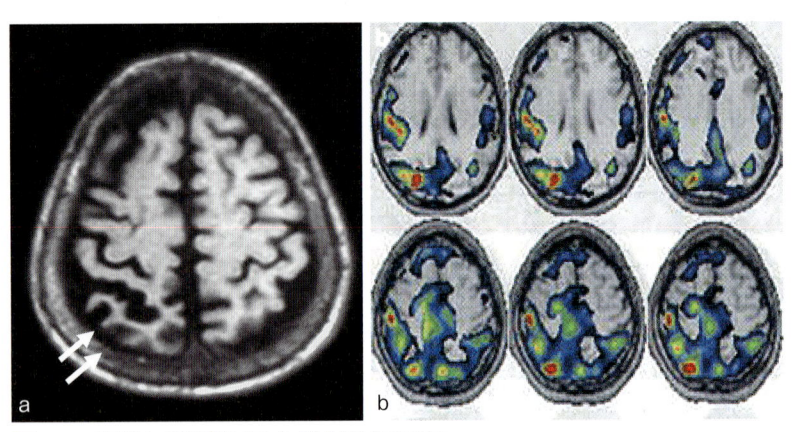

図 9-3 症例 3 の頭部 MRI と脳血流 SPECT
a：頭部 MRI-T1 強調画像．頭頂葉を中心とした，右大脳皮質の局所的萎縮を認める（矢印）．
b：脳血流 ^{99m}Tc-ECD SPECT の easy Z-score Imaging System (eZIS) 解析画像．
　eZIS 解析画像では左前頭頭頂葉のより広範な領域に血流低下が認められる．

後頭葉の血流低下や MIBG 心筋シンチでの後期相の取り込み低下も認められなかった．また左右差のあるパーキンソニズムを認め，さらに左側に観念運動失行や肢節運動失行，いわゆる Alien hand を認め，頭部 MRI で左右差のある大脳皮質の萎縮，脳血流 SPECT で左右差のある血流低下を認めたことから，大脳皮質基底核変性症（corticobasal degeneration；CBD）と考えられた．

【本症例のまとめ】
　CBD は比較的最近に確立した疾患概念であるが，臨床病理的に独立した疾患である．剖検例の蓄積によりそれまでに考えられていたより臨床症状が多彩であることが判明し，大脳皮質基底核症候群とされ，臨床的に診断した症例でも剖検で CBD 以外の疾患であることが判明することも多く，認知症で発症し，剖検において CBD であったという報告があるなど，まだその診断基準や検査所見の感受性，特異性といった部分で課題が多く残っている疾患である[7]．CBD は通常，一側優位の失行を主体とした大脳皮質症候と固縮，無動，ジストニアなどの錐体外路症候を併せ持つことが特徴で，前頭葉症状や認知症で発症する場合もあり，注意を要する．CBD の高次機能障害では失語などの言語障害が最も多く，遂行機能障害などの前頭葉機能障害がほぼ 6 割に認められる．本症例のように利き手ではない左手の失行は前頭葉症状も加わり，本人の病識や訴えが乏しい場合があり注意を要する．
　本症例は CBD が疑われる大脳皮質基底核症候群と呼ぶのが正確であると考えられる．本症の画像上の特徴として，MRI において左右差のある比較的限局型の皮質萎縮が特徴であり，特に運動野，運動前野，補足運動野，島の萎縮がみられる．進行すると側頭葉，頭頂葉，前頭葉および基底核にも萎縮が明瞭になってくる．脳血流 SPECT では一側優位に中心溝付近の血流低下がみられる．診断は上記のように典型的な大脳皮質基底核症候群以外の認知症で発症し進行する場合が難しい．一側優位の

失行や，進行すると言語障害が出現しやすく，さらに筋強剛，動作緩慢，上肢のジストニー肢位，ミオクローヌスなどの神経症状が診断のきっかけとなる．

Case 4 ● 自己免疫性脳炎の治療後に悪化した軽度認知障害疑いの男性

造影MRIを行ってみたところ…

患者データ
- 初診時年齢：74歳．
- 性別：男性．
- 家族歴：特記事項なし．
- 主訴：物忘れ，幻視，手の震え，体重減少．

生活歴
- 飲酒歴：機会飲酒．

現病歴
- 生来健康であったが，3か月前より物忘れが出現し，日時の誤りや，時間の勘違いが多くなった．同時に歩行時のめまい感や右方向に傾く症状がみられた．2か月前より「誰かが部屋の中に入ってきた」のような幻視，あるいは誰かにみられているような錯覚を訴えた．コップを持つ手の震えも出現し，探し物が多くなり，家人に連れられて外来を受診した．この3か月で体重が4kg減少した．

初診時所見
検査結果
- 近時記憶障害，見当識障害，めまい，幻視，錯視，振戦，体重減少．
- 心理検査所見：MMSE 22点（見当識，遅延再生，計算で減点）．
- 神経学的所見：意識は清明で，失語や失行症状を認めなかった．運動麻痺はみられず，めまいを訴えながらも歩行は可能，継ぎ足歩行に軽度のふらつきがみられた．指鼻試験，踵膝試験で明らかな運動失調はみられなかった．腱反射は正常で病的反射はみられなかった．
- 一般血液検査：明らかな異常なし．
- 髄液検査：蛋白：57 mg/dL，糖：65 mg/dL，細胞数の増加はなし，細胞診も陰性．
- 頭部CT：明らかな占拠性病変なし．
- 頭部MRI：明らかな脳萎縮所見なし．2回目の造影MRIにて多数の皮髄境界を中心に多発する増強効果を示す病変がみられ，一部はリング状増強効果を示した（図9-4）．

初期診断
- 軽度認知障害（MCI）．

【治療経過と診断の変遷】

本症例は亜急性の認知機能低下を認め，生活障害も明らかでなくMMSEも22点であり，MCIの診断で経過を観察したが，その後も着衣に介助を要し，トイレの場所がわからなくなるなど症状の進行がみられた．1か月後，ふらつきがあり歩行困難となった．食事に介助を要し，発語が減少し嚥下障害も出現した．MMSEの評価は不可能であった．再度頭部CTを施行したが明らかな所見がなく，髄液所見も変化がみられなかった．自己免疫性脳炎を疑いステロイドパルス療法を行ったところ，反応

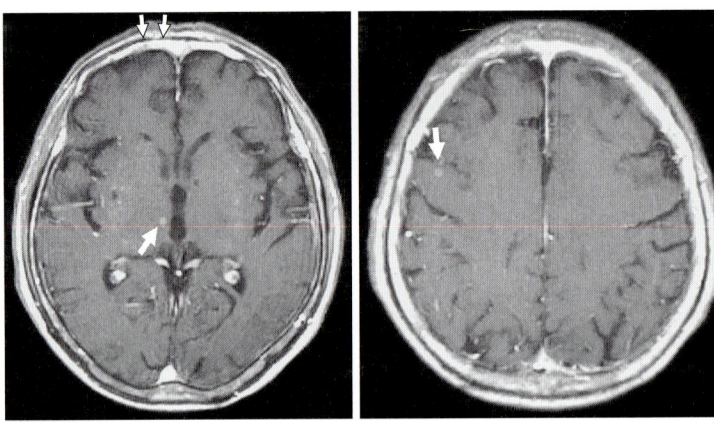

図9-4 ガドリニウム（gadolinium：Gd）造影頭部 MRI-T1 強調画像
広範な脳軟膜の増強効果と脳実質内に微小な増強効果を認める．一部はリング状の増強効果を示す．

がしっかりとして，食事の自力摂取が可能となった．ステロイドパルス療法2コースを行い，認知機能は安定したが，その後徐々に幻覚，手指振戦が再び悪化して，誤嚥性肺炎がみられた．このとき，造影 MRI にて多数の皮髄境界を中心に多発する増強効果を示す病変がみられ，一部はリング状増強効果を示したことより，転移脳腫瘍と診断した（図9-4）．全身精査を施行したが原発癌は不明であった．しかし，その後意識障害，痙攣重積となり状態は悪化した．

【本症例のまとめ】
　本症例は亜急性の認知機能低下を呈し，早期の画像診断や髄液検査では診断がつかなかった．ステロイド治療が一過性に奏効したが，経過とともに反応が悪くなり，その経過中に播種性の転移性脳腫瘍と判明した．
　脳実質への転移性腫瘍の多くは血行性転移であり，単発あるいは多発で，大脳の皮髄境界にみられるのが一般的である．一方で，播種性の転移は稀であり，小転移病巣が主に血管周囲にみられ，通常の転移性腫瘍のように周囲の浮腫や占拠効果があまりみられないという特徴があり，癌性脳症（carcinomatous encephalitis）と呼ばれることもある．その臨床症候は多彩であり，非特異的な認識機能の低下，あるいは精神症状を伴うことも多く，ときに運動麻痺や失語症，てんかん発作などが生じうる．本症例のように原発癌が明らかになる前に初発症状として脳症が生じることも多く，その診断に苦慮する場合が多い．診断時には原発癌を発見しても根治にいたる例はなく，予後も不良である．診断が難しく，また脳脊髄液検査では非特異的所見であることが多い．本症例のように蛋白の増加を呈することも多く，細胞診では診断できないことが多い[8]．
　この症例も初期の画像では全く異常が認められず，再検査においてようやく微小な病変が確認できた．一般的に脳画像において，CT では播種性小病変の描出は不可能で，造影 MRI ではじめて描出されることが多いとされているが，必ずしもその初期

に増強効果が明らかでない例も散見される．また，ときに病巣が石灰化を呈したり，小出血を伴ったりする場合もあり参考になる．したがって本疾患が疑わしい場合は，全身検索とともに造影 MRI を繰り返し行うべき必要がある[9]．

Case 5 ● 抑うつ，不眠などから仮性認知症を疑った男性

遺伝子検査でなければわからないことは？

患者データ
- 初診時年齢：64 歳．
- 性別：男性．
- 家族歴：父…肺癌．
- 主訴：物忘れ，眠れない，やる気が出ない．

生活歴
- 飲酒：1 日ビール 350 mL．

現病歴
- X 年 8 月に不眠傾向がみられ，徐々に無気力で無口になり，笑顔が少なくなった．近医でうつ病の診断を受け，内服治療が開始された．その後，物忘れが多くなり，夜間に覚醒すると人が見える幻視症状が出現した．抗うつ薬の内服を中断したところ，幻視は消失したが，徐々に不眠が悪化して，自発語の減少がみられたことから，12 月に当科を受診した．

初診時所見
- 物忘れ，不眠，無気力，抑うつ，自発言語減少．

検査結果
- 心理検査所見：MMSE 26 点 (遅延再生で減点)．
- GDS 9 点．
- 神経学的所見：意識は清明．運動麻痺や感覚障害はなし．歩行も正常．協調運動にも異常がみられなかった．
- 一般血液検査：明らかな異常なし．
- 脳波検査：びまん性の徐波．明らかな周期性同期性放電 (PSD) は認められず．
- 頭部 MRI：拡散強調画像で両側大脳皮質に広範に高信号が認められた (図 9-5)．
- 脳血流 SPECT 検査：両側の帯状回後部から頭頂葉にかけての血流低下を認めた．

初期診断
- 仮性認知症．

【治療経過と診断の変遷】

不眠や抑うつがあり，他院でうつ病の診断を受けており，その後に物忘れの出現を認め，当初はうつによる仮性認知症や MCI などを疑い，経過観察を行っていた．X＋1 年 5 月には喚語困難が目立ち，歩行時，とくに歩き出しや方向転換時にふらつきがみられた．両手に不規則な姿勢時振戦様症状がみられたが，他の神経学的所見はみられなかった．髄液検査は拒否したが，頭部 MRI は施行することができた．拡散強調画像で両側大脳皮質に広範に高信号がみられた (図 9-5)．脳波ではびまん性の徐

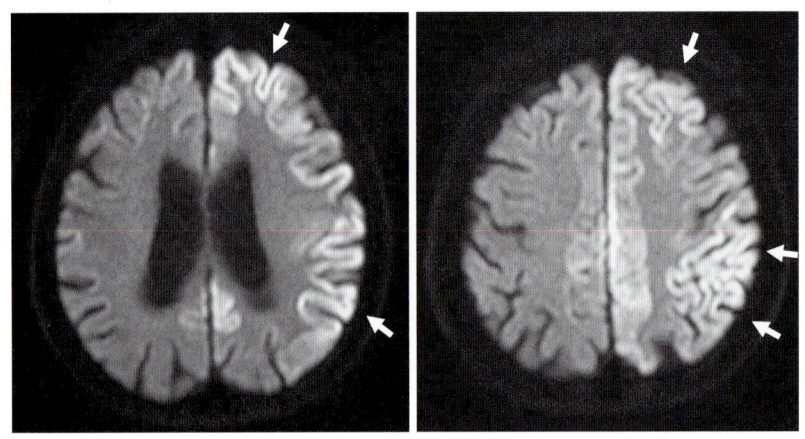

図9-5 頭部MRI拡散強調画像
左半球を中心に皮質に限局した広範な高信号領域を認める．

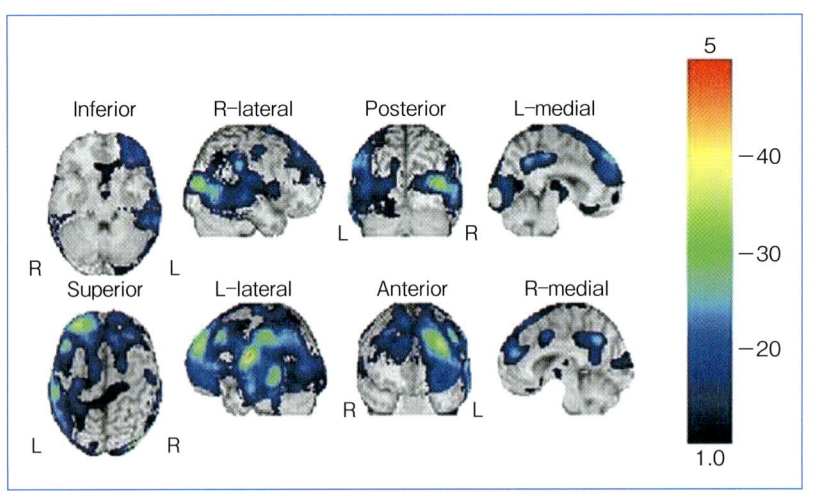

図9-6 脳血流 99mTc-ECD SPECT の easy Z-score Imaging System (eZIS) 解析画像
左大脳皮質に強く，頭頂側頭葉を中心とした，右大脳皮質の広範な血流低下を認める．

波で，PSDはみられなかった．脳血流SPECTでは両側の帯状回後部から頭頂葉にかけての血流低下を認め(図9-6)，ADとの問題となるが，プリオン蛋白遺伝子検査においてV180Iの点変異がみられた．以上より，クロイツフェルト-ヤコブ病(CJD)と診断した．

【本症例のまとめ】
　CJDは一般に急速進行性の認知症と運動障害が進行し，数か月の経過で寝たきりで無動無言に陥ることが典型的である．プリオン蛋白遺伝子の点変異V180IはCJDを呈することが知られているが，その臨床特徴は典型的CJDとは異なり，高齢発症で一般の孤発性CJDに比べて進行が緩徐であること，失語や失行などの大脳皮質症

状を呈することがあり，視覚異常や小脳性の運動失調は病初期には目立たない[10]．また孤発性CJDに多くみられるミオクローヌスや脳波上のPSDもみられない．同じく孤発性CJDの診断基準に含められた脳脊髄液中の14-3-3蛋白も陽性にならないことが多い．したがって臨床症状は非特異的で，かつ診断上有用な検査が乏しいことから，その可能性に気づいてプリオン蛋白遺伝子検査を施行しなければ診断ができない疾患である．その中でMRI画像はとくにその拡散強調画像が診断の補助になることが知られている．まずはMRIの拡散強調画像における大脳皮質の広範な高信号を確認することが優先されると考えられる．

神経疾患と認知症の鑑別ポイント

　本章では，ADやDLB，VaDなどの代表的な変性性認知症と鑑別を要する神経疾患を取り上げた．症例1はADとの鑑別として経過が速く，認知障害以外に眼球運動障害や運動失調などの神経症状を伴うことが鑑別のポイントであり，またMRIでの特徴的所見やビタミンB_1測定とともに本症例を疑った際には早期のビタミンB_1の投与が重要である．症例2は，前頭葉機能を含む認知障害に加え，意欲低下や歩行障害を認め，CT所見からも血管性認知障害を疑ったが階段状進行の経過ではなく，経過が早く頭部MRIで広範な浮腫性高信号が認められ，またステロイドの反応が良好であったことが鑑別のポイントと考えられた．症例3は，認知障害とパーキンソニズムからDLBを疑ったが，DLBではパーキンソニズムに左右差を認めないことが多い．本症例のように左右差のあるパーキンソニズムや観念運動失行や肢節運動失行を認め，頭部MRIや脳血流SPECTで左右差のある萎縮や血流低下を認めた点が，鑑別のポイントである．症例4の鑑別のポイントは，やはり播種性の転移性脳腫瘍では早期に髄液検査や画像検査では異常が出ない点であり，本症例を疑った際には反復して細胞診を含めた髄液検査と造影MRI検査を実施することが望まれる．症例5は，不眠やうつ症状で発症してCJDの診断となったが，CJDは初期にうつ症状で発症する症例もあり，認知症症状に加えて非特異的な症状がある．とくに経過が速い場合は本症例を疑って，MRI検査を施行する際に通常の画像に加えて拡散強調画像での皮質高信号の有無を診ることが重要と考えられる．

● 文献

1) 津川　潤，藤野泰祐，福原康介：基礎疾患を伴わない高齢者に発症した非アルコール性Wernicke脳症の1例．神経内科 67：365-369, 2007
2) Harper CG, Giles M, Finlay-Jones R：Clinical signs in the Wernicke-Korsakoff complex：a retrospective analysis of 131 cases diagnosed at necropsy. J Neurol Neurosurg Psychiatry 49：341-345, 1986
3) 冨本秀和：血管性認知障害　高血圧性脳小血管病とアミロイド血管症をめぐって．BRAIN and NERVE 64：1377-1386, 2012
4) Dierksen GA, Skehan ME, Khan MA, et al：Spatial relation between microbleeds and amyloid

deposits in amyloid angiopathy. Ann Neurol 68:545-548, 2010
5) Sarazin M, Amarenco P, Mikol J, et al:Reversible leukoencephalopathy in cerebral amyloid angiopathy presenting as subacute dementia. Eur J Neurol 9:353-358, 2002
6) 岩永 健, 兼子宜之, 西村広健, 他:副腎皮質ステロイドが奏功した脳アミロイドアンギオパチー関連白質脳症の1例. 臨床神経学 52:585-588, 2012
7) 饗場郁子:Corticobasal syndrome 最近の進歩と今後の課題. BRAIN and NERVE 64:462-473, 2012
8) 太田 聡, 土谷邦秋, 安野みどり, 他:Miliary brain metastases の1剖検例. 脳と神経 58:161-165, 2006
9) Nakamura H, Toyama M, Uezu K, et al:Diagnostic dilemmas in oncology:case 1. Lung cancer with miliary brain metastases undetected by imaging studies. J Clin Oncol 19:4340-4341, 2001
10) Jin K, Shiga Y, Shibuya S, et al:Clinical features of Creutzfeldt-Jakob disease with V180I mutation. Neurology 62:502-505, 2004

（合馬慎二, 坪井義夫）

■索引

和文

●あ

アイオワギャンブリングタスク　162
アルキル化薬による認知機能障害　153
アルコール症と認知症の鑑別　125
アルコール性認知症　135
アルツハイマー病
　――のSPECT　17
　――の関係，ダウン症と　116
　――の鑑別，アルコール性認知症と　135
　――の鑑別，うつ病と　44
　――の鑑別，双極性障害と　44
　――の初発症状　52
　――の診断　9

●い

インターフェロンによる認知機能障害　153
インドメタシンによる認知機能障害　152
意識障害　14
　――を伴う疾患　70
意味性認知症　12
一過性全健忘　112
一過性てんかん性健忘　112
飲酒パターン分類　137

●う

ウィリス動脈輪閉塞症　65
ウェルニッケ-コルサコフ症候群　135
ウェルニッケ脳症　169
うつ症状の特徴，DLBの　38
うつ病
　――とADの鑑別　44
　――とDLBの鑑別　37
　――とFTDの鑑別　41
　――と認知症の鑑別　26

●か

可逆性後白質脳症候群　172
仮性認知症　14, 70
家族歴　7
画像診断　14
　――，DLBの　39
回転課題，手指の　10
鑑別診断の必須事項　22
癌性脳症　176

●き

気分障害の鑑別，FTDと　10, 43
奇異反応　150
既往歴　7
既視感　106
吸引反射　12
強心配糖体による認知機能障害　151
強制把握現象　12
強迫性障害　87
　――と認知症　95
筋緊張，上肢の　10

●く

クロイツフェルト-ヤコブ病　178
　――の画像所見　16
駆梅療法　166

●け

軽度認知障害　93
血液脳関門　172
血管性認知症　5
血流低下，アルコール性認知症における　136
検査上の注目点　8
幻覚，脳器質性疾患における　53

●こ

コタール症候群　38
コルサコフ症候群　7
誤診の原因　3
誤診のリスクが高い症状精神病　64
誤診パターン　4
語列挙課題　157
行動パターンの変化　21
抗PD薬による認知機能障害　150
抗PD薬による眠気　144
抗うつ薬による認知機能障害　150
抗コリン薬による認知機能障害　150
抗腫瘍薬による認知機能障害　153
抗生物質による認知機能障害　153
抗精神病薬による認知機能障害　150
抗てんかん薬による認知機能障害　151
抗不安薬による認知機能障害　148
抗不整脈薬による認知機能障害　151
後頭葉機能の評価　14
高齢者に対する処方は避けたい薬剤　142
高齢発症の双極性障害　57
構音障害　21
構成課題，手指の　10

●し

ジギタリスによる認知機能障害　151
ジャーゴン　12
嗜銀性顆粒型認知症　73
失語　21
失敗学，精神疾患診断の　2
失敗パターン　3
手指の回転課題　10
手指の構成課題　10
循環器用薬による認知機能障害　151
処方カスケード　140
初発年齢，精神症状の　19
症状，FTDの　42
症状精神病とせん妄　62
情動不安定　14

心気症と認知症の鑑別　77
心気症の分類　95
心原性認知症　7
心的外傷後ストレス障害　90
　——と認知症　96
身体診察　8
身体表現性障害と認知症　94
身体不定愁訴　89
神経学的検査　8
神経原線維変化型老年期認知症　72
神経疾患における認知症様症状　168
神経心理学的検査　10
神経梅毒　165
進行性核上性麻痺　4, 57, 71
　——のハミングバードサイン　17
診断基準，FTD の　41
診断プロセス　5, 7

● す

ステロイド精神病　147
遂行能力　20
睡眠導入薬による認知機能障害　148

● せ

セロトニン症候群　150
せん妄，症状精神病と　62
性格の変化　21
精神疾患診断の失敗学　2
精神症状　14
　——, L-ドパによる　151
　——, 初期 AD の　94
　——, 認知症の　93
全般性不安障害と認知症　93
前頭葉機能の評価　11
前頭側頭型認知症　41
　——と気分障害の鑑別　10, 43
　——の SPECT　18
　——の画像所見　15
前頭葉機能の評価　11

● そ

双極性障害
　——, 高齢発症の　57
　——と AD の鑑別　44
　——と FTD の鑑別　41
　——と認知症の鑑別　54
　——と認知症の共存　4
　——の合併，FTD と　33
相貌失認　12
側頭葉機能の評価　12
側頭葉てんかん　114

● た

タウオパチー　74
他人の手症候群　9, 174
多剤併用による問題点　154
代謝拮抗薬による認知機能障害　153
退薬症状　150
大うつ病の診断，DSM-Ⅳ-TR による　37
大脳皮質基底核症候群　174
大脳皮質基底核変性症　9, 174

● ち

知的障害がある人のための認知症判別テスト　120
知的障害と認知症の鑑別　116
遅発性パラフレニー　52
　——と認知症の鑑別　48
中枢神経抑制薬による認知機能障害　151
注意力　20

● て

てんかん（発作）　108
　——とダウン症の関係　117
　——と認知症の鑑別　99
　——との鑑別，高齢者の　110
　——の危険因子　110
てんかん閾値を下げる薬物　111
転移性脳腫瘍　176

● と

ドネペジル，神経梅毒に対する　166
統合失調症と認知症の鑑別　58
頭頂葉機能の評価　11

● に

二次性躁病　57
認知障害を引き起こす可能性のある薬物　148
認知症の診断プロセス　7
認知症様症状，神経疾患における　168
認知症を疑う着眼点　19

● ね・の

眠気，抗 PD 薬による　144

脳アミロイド血管症　172
脳器質性疾患における幻覚・妄想　53
脳症，抗腫瘍薬の神経毒性による　153
脳葉型微小出血　172

● は

ハミングバードサイン，進行性核上性麻痺の　17
ハンチントン病　4, 64
パーキンソン症状を伴う疾患　70
パーキンソン病　37
パニック障害と認知症　96
パニック発作　89
梅毒と認知症の鑑別　156

● ひ

ヒスタミン受容体 H_2 遮断薬による認知機能障害　152
ピック病　41
非アルコール性ウェルニッケ脳症　169
非ステロイド性消炎鎮痛薬による認知機能障害　152
非定型精神病　70
肥厚性硬膜炎　65
病識，認知症の　86
病的飲酒　126

● ふ

プロプラノロール　151
不安障害と認知症の鑑別　77
副作用，DLB に対する薬物療法の　39
副腎皮質ステロイドによる認知機能障害　152

● へ

ベンゾジアゼピン系薬物による認知機能障害　148
辺縁系認知症　74
変性性認知症，老年期の　71

● ま・み

マルキアファーヴァ-ビニャミ病　135
幻の同居人妄想　52

未視感　105

● も

もの忘れ　20
もやもや病　65

妄想，脳器質性疾患における　53
問診，認知症を疑ったときの　20
問診での注目点　7

● や・よ

薬剤起因性の老年症候群　142
薬剤性認知機能障害　146
　── と認知症の鑑別　140
薬剤性の精神症状　65
薬剤性パーキンソニズム　70
薬物療法の副作用，DLBに対する
　　　　　　　　　　　　39

要素性幻聴　53

● り

リドカインによる認知機能障害
　　　　　　　　　　　　151
リバーミード行動記憶検査　157

● れ

レビー小体型認知症　4, 84
　── とうつ病の鑑別　37
　── のSPECT　18
　── の診断　9
　── の診断基準　28
レム睡眠行動障害　111

● ろ・わ

老年期精神病　48
老年症候群，薬剤起因性の　142

我が道を行く行動　31, 42

索引

欧文

● ギリシャ

αメチルドパによる認知機能障害　151
β受容体遮断薬による認知機能障害　151

● A

ACE 阻害薬による認知機能障害　152
alcoholic-related dementia（ARD）　136
alien hand syndrome　9, 174
Alzheimer's disease（AD）
　── の SPECT　17
　── の関係，ダウン症と　16
　── の鑑別，アルコール性認知症と　135
　── の鑑別，うつ病と　44
　── の鑑別，双極性障害と　44
　── の初発症状　52
　── の診断　9
applause sign　9

● B

Blessed Dementia Scale の介護者スケール　116
Block Design　13
blood-brain barrier（BBB）　172

● C

Ca 拮抗薬による認知機能障害　152
carcinomatous encephalitis　176
cardiogenic dementia　7
cerebral amyloid angiopathy（CAA）　172
corticobasal degeneration（CBD）　9, 174
Creutzfeldt-Jacob disease（CJD）　178
　── の画像所見　16

● D

déjà vu　106

dementia with Lewy bodies（DLB）　4, 84
　── とうつ病の鑑別　37
　── の SPECT　18
　── の診断　9
　── の診断基準　28
DSQIID　120

● F

frontotemporal dementia（FTD）　41
　── と気分障害の鑑別　10, 43
　── の SPECT　18
　── の画像所見　15

● G・H

Godot 症候群　93
going my way behavior　31, 42
great imitator　165

Huntington 病　4, 64

● I・J

IFN による認知機能障害　153
induced rigidity　10

jamais vu　106

● K・L

Korsakoff syndrome　7

L-ドパによる精神症状　151

● M

Marchiafava-Bignami 病　135
MCI　93
microbleeds（MBs）　172
MRI　15

● N

Neuropsychiatry　2
neurosyphilis　165
NPH の画像所見　15

NSAIDs による認知機能障害　152

● P

Parkinson's disease（PD）　37
PET　16
Pick's disease　41
posttraumatic stress disorder（PTSD）　90
　── と認知症　96
posterior reversible encephalopathy syndrome（PRES）　172
probable DLB　28
progressive supranuclear palsy（PSP）　4, 57, 71

● R

REM sleep behavior disorders（RBD）　111
reversible dementia　135
Rivermead Behavioural Memory Test（RBMT）　157

● S

semantic dementia（SD）　12
SPECT　16

● T

temporal lobe epilepsy（TLE）　114
Trail Making Test　13
transient epileptic amnesia（TEA）　112
transient global amnesia（TGA）　112
treatable dementia　135

● V・W

vascular dementia（VaD）　7

Wisconsin Card Sorting Test（WCST）　162